ハイパーアクティブ：
ADHDの歴史はどう動いたか

著
マシュー・スミス

訳
石坂好樹
花島綾子
村上晶郎

星和書店

Hyperactive

The Controversial History of ADHD

by

Matthew Smith

Translated from English

by

Yoshiki Ishisaka M.D.

Ayako Hanashima, Ph.D.

Akio Murakami, M.D.

Hyperactive: The Controversial History of ADHD by Matthew Smith was first published by Reaktion Books, London, UK, in 2012.

Japanese translation rights arranged with Reaktion Books Ltd. through Japan UNI Agency, Inc., Tokyo

はじめに

歴史家は研究している事柄と個人的結びつきを持つ必要はない。しかし、もし結びつきがあるなら、そのことが吟味されるよう明らかにされていることが適切である。もし、ある人がイギリスの社会史を取り上げるのなら、その著者が特定の政党とのつながりを持っているかどうかを知ることは有益である。一冊のイスラエルの歴史本を読む際に、その著者の新しいイスラエルの入植地の建設についての意見が、妥当なものであってほしい。そしてもしある人が医学史の本、特に健康と医学の歴史を文化的、社会的および政治的脈絡で考察することに興味のある歴史家によって書かれた本を読んでいるなら、その本の著者である私自身の研究の周辺状況が明確になっていることが適切である。では、なぜ私は多動症に興味を持つのだろうか。

私は、成長過程で学童期だった一九八〇年代に、このようなことを知らなかった。私は問題児を覚えているし、時には私もそうであったかもしれない。しかし、私の記憶の中では、このような子どもが多動症と言われたり、あるいは何らかの障碍《しょうがい》があるとラベルづけされることはなかった。悪ガキは単に悪ガキであった。少なくとも私に関するかぎりはそうであった。障碍児が普通学級に在籍していた時代に学校に通っていた時、私たちや教師が「遅れている」といっていた子どものことを、私は覚えている。しかし、このような子どもは誰一人として特に多動症であるとは思えなかった。今私は、これらの多くの子どもがダウン症候群や脳損傷や重い学習障碍であったことを知っている。我が家では、私が幼稚園児であったとき親子面談の席に坐っていた母親のことも、一つの逸話として残っている。私が鋏《はさみ》を上手に使えないし、平均台の上でまっすぐに立てないので、母親は私に学習障碍があると告げられたのだ。この面談は私の母親には功を奏さず、私は別の学校で一年生になった。そこの学校では、私がいわゆる学習障碍であることはずっと秘密にされていた。

　多動症だと知った上で最初の多動症児に会ったのは、私が大人になってからである。彼は、多くの理由で、私の記憶の中でことさら際立っている。それは私たちが同じ名前であり、六歳か七歳の彼がその年齢の時の私にいささか似ていたからである。私はごく普通の小学校で実習する神経質な教育実習生であった。彼は私の生徒の一人であった。そして、彼が活潑《かっぱつ》な小さな少年であったことに間違いない。もし好きにしていいなら、マシューは楽しそうに教室をはねまわり、鉛筆を削り、窓の外をながめ、すべての他の子どもの靴を履いてみて、そして隅っこの戸棚の中の物を調べる。たいてい、校長の朝の挨拶の放送時間から終業のベルまで、絶え間なく動きつづける機器のように活動しつづけたであろうと、私は確信する。静かに机に向かって坐ることは、彼にとって呪いであり、なんとしても避けたい忌まわしい状況のようであった。

そのクラスの担任であったとき、私はマシューのとっぴな行動にそれほど悩まなかった、と認めねばならない。どもをひどく困らせることはなかった。教室中を歩きまわるので、彼は自分の課題を終えることができなかったが、誰も彼を強制的に椅子に坐らせようとはしなかった。机に向かってじっと坐っているようにと厳しくマシューに命じても、彼はもっとも厳しいうるさ型の教師を除く皆にとって印象深い奇妙なねじれた姿勢になるだけであった。彼は椅子の四本の足のうちの一つでバランスをとり、その上に坐り、人さし指だけを机につけて体を支えるのであった。彼は坐るようにとの指示に従えたようであったが、自分の解釈に基づいて従っているようであった。私は彼のしたいようにさせ、彼と個別に課題をおこなうわずかな時間を見つけ出すことで満足していた。しかし、私の指導教師がそれに満足していないことは明らかであった。いつもは穏やかで、やさしく、なかなか癇癪を起こさないその女性の先生は、シルクド・ソレイユ*にふさわしいと思えるアクロバットを実演している生徒のマシューと、それを見て見ぬふりをしている教育実習生のマシューを見て、突然叫んだ。「マシュー、何をしているの」。私は私たちのうちのどちらのマシューに向かって彼女がそう言ったのか分からなかった。

実習期間が終わり、教育学学位取得に必要な理論面の学習を修了するために、私は大学にもどった。そして、教育心理学科で提示された行動上の問題へのいろいろなアプローチの矛盾に当惑した。ある教授は厳格に正と負の強化子を用いる行動療法的手法を徐々に浸透させることが、唯一の実施するに値する技法であると述べるし、別の教授は子ども中心の人道的接近法を推奨した。また発達的認知理論を好む教授さえいたのである。一カ月後、教えたクラスをもう一度訪れたとき、私は別のアプローチがあることを発見した。私は教室に入って最初に、マシューが他の生徒とは違う机に坐っていることに気がついた。机と椅子が別々になっている机の代わりに、椅子を溶接した机が、彼に与えられていた。もうサーカスのまねごとはできなかった。もう一つ印象深かったことは、マシューがじっと静かに坐って、黒板の字を眺めている姿であった。他の子どもと違ってマシューは私に気づいていないようであった。たぶん自分自身の小さな世界に留まりたかったのであろう。「マシューは今日静かですね」と、私は指導教師に思いきって言ってみた。「そうよ」と彼女は答えた。「彼はリタリンを飲んでいるの。多動症のためにね。最近はずいぶんあつかいやすくなったわ」。私は頷いた。だが、目撃したことが好きかどうかはっきりしなかった。確かに彼は静かでじっとしていて、誰もわずらわせていなかった。しかし彼のエネルギー、躍動感、生命力はどこに行ったのか。思わず笑える子どもはどこに行ったのか。美術の時間には創造的で体育の時間にはすぐれた能力を発揮していたあの子どもは、どこにいるのか。なるほど彼の行動は以前ほど破壊的ではなくなった。でも、私はそうでないマシューを見たかった。私は二度とその教室を訪れることはなかった。

私が再び多動症に出会ったのはそれほど以前のことではない。教育実習後に自信を失って、私はＹＭＣＡの青年カウンセラーの職を選んだ。中途退学した十歳代の子どもを助ける仕事だ。私の仕事の大部分は、これらの若者が学校に復帰できるために、行政の基金の利用を手助けすることだった。複雑な基金の構造をうまく利用する工夫をするうちに、基金の申込み者が障碍者と診断されていたら、承認を得る可能性が高くなるだけでなく、学業を進めていく上でもっと余裕を与えられることが、すぐにわかった。障碍者としての診断は、まぎれもなく苦境から抜け出す証明書であった。すぐに私の日々の仕事の大部分は、このような障碍をもっているかもしれない若者を見つけ出すことにあてられた。多動症は私たちが一番多く見つけた障碍であった。

＊（訳注）カナダのモントリオールに本部があるサーカス集団。動物を使った曲芸はおこなわず、人間の自在なパフォーマンスを主体とするエンターテイメントを見せ物にしている。

ほとんどの場合、私はこの方策になんら問題を感じなかった。私の仕事は問題を抱えた若者を助けて彼らの生活を改善することであった。彼らは虐待を経験しており、薬物や犯罪やギャングと関わりを持っており、そしてしばしばホームレスであったり刑務所に入ったことのある若者である。多動症の診断はお役所仕事の潤滑油であった。私たちが診断名をつけた若者が多動症であるかどうかは、私にとってほとんどどうでもよかった。彼らがまともな生活にもどりさえすればよかったのである。その上私たちはその診断に該当する候補を見つけるために、認められている診断基準を単純に採用した。そして私は心から精神保健の専門家を信用していた。彼らは最終的には必ず公式に診断を下し、そして薬物を処方したからである。彼らもまた、彼らがこれらの問題を抱えた若者の多くに救命策を与えている、と信じていた。私は、私や同僚の多くの者が、診断用チェック項目のほとんどにあてはまることがとてもおもしろく、そしてチェック項目を満たしてもそんなに問題とならないことも発見した。ラリーのように私をびっくりさせる奇妙な若者もいた。彼は十八歳でいわゆる障碍をもっているにもかかわらず、六つの新聞の配達の仕事をこなせたし、自分でつくったロールプレイング・ゲームのために五百ページものマニュアルを書いた。しかし、とどのつまり私の関心は、私のクライエントを援助することであって、そのシステムを疑うことではなかった。

二年後にこの仕事を辞めて、私が歴史学の修士号を取得するために大学にもどったとき、すべてが変わった。私の当初の計画はイギリスの自然哲学の歴史を研究することであった。特に科学と宗教の関係に対するボイルの講演の影響を調べることであった。私は完璧なテーマだと考えた。しかし、科学史のコースの歴史的文献を苦労して読み進め、カール・ポパー、ルードヴック・フレック、トマス・クーン、ミッシェル・フーコー、ポール・ファイアーベンド、イムル・ラカトシュ、ブルーノ・ラトゥールおよびハリー・コリンズのような人々と格闘している間、私はYMCAでの経験と多動症の概念を絶えず思い出していた。なぜ私は成長した多動症のことを耳にしたことがなかったのだろう。なぜ多動症はあれほど遍在するようになったのだろう。なぜ私たちは多動症の治療のために、認知行動療法を用いないで、すぐに薬物を使用したのだろう。なぜ私たちは彼らの行動や対人関係や教育上の問題を説明する際に、複雑な経歴を無視し、一方で生活上の問題を遺伝や神経学的異常によってさっさと理解することを好んだのだろうか。私は多動症の歴史を調べることがこのような疑問に取り組むための最良の方法であると判断した。そして学位取得コースが始まって三カ月足らずで、私はロバート・ボイルを捨て、バート・シンプソンに乗り換えた。

この本を書いている間に、私は子どもの行動を解釈するための別のレンズを手に入れた。私は今非常に活潑な七カ月の男の子の父親である。ダッシェルが活潑であると皆は言う。彼はジョリー・ジャンパー*に坐って飛び跳ねることが好きである。父親と激しくダンスをするし、お風呂では大喜びで水を跳ね飛ばす。彼は新しい物が目の前に置かれるとすばらしい集中力を示すし、父親よりも器用であるが、じっとしているのが嫌いなのは明らかであった。彼が母親に連れて行かれる赤ちゃんクラブのほとんどの赤ん坊は、乳母車に坐って静かに外をながめることで満足しているように見えるが、ダッシェルは母親の膝の上で飛び跳ねたがった。喫茶店ではすべての人と目を合わせようと試みた。将来のどこかの時点で、誰かがダッシェルは多動症だと言う可能性はある。私はその時点では意見を述べることを控え、そのかわりにこの本を買うように勧めるための手段を所持していたい。

このはじめにの文は、多動症の歴史への私の取り組みに関して何を伝えているのだろう。いずれにしても、私はこの主題に客観的な観察者として取り組んだのではないことだけは言っておきたい。私は多動症を多くの違った視点から検討したつもりである。多くの人々と同様、私もまた、多動症の概念が複雑で、この障碍の妥当性についての決定的な解答や治療の最善の方法がなく、しばしば混乱したものであることを知っている。しかし、このことは、多動症や問題を抱える子どもが示す問題への取り組み方を、よりよく、そしてより精巧に理解することが不可能であることを意味しない。多動症の歴史と真正面から取り組むことが、多動症理解の改善を可能にするし、またそのための第一歩なのである。

＊（訳注）幼児が坐って飛び跳ねることのできる小さなパイプ椅子。

もくじ

＊文献・参考文献、索引は後ろからお読みください。

序論　なぜ多動症か

多動症の人はわれわれの周りのどこにでもいる。現在の推定値を信じるならば、たとえば、アメリカでは二パーセントから一八パーセントの子どもが、多動症か注意欠如《けつじょ》・多動性障碍《しょうがい》（ADHD）である。最近の世界規模の有病率調査では、全世界で五・二九パーセントの子どもがこの障碍を有すると言われている。(1) われわれの大半が多動症の子どもや、現在増えつつあるそのように診断される大人を知っており、たとえ知らなくても、おそらくきわめて正確にそのような人を思い描くことができるだろう。多動症の子どもは、過活動であるだけでなく、不注意で衝動的であり、しばしば反抗的で攻撃的でもある。彼らは学校で困難を抱え、対人関係で問題を有し、結局は職業上で苦闘するだろう。障碍はまた、高い割合で収監、薬物およびアルコールの濫用、そしてその他の精神的な病気、特にうつ病とも関係している。

よく知られた多動症児の描写は男児である傾向にあり、それは巷に溢れている。たとえば、脅威のデニスや、続き漫画『カルバンとホッブス』のカルバンであり、そしてもっとも有名なのがバート・シンプソンである。『ザ・シンプソンズ』の一九九九年に放映された「兄の小さな助手」と題された回で幼いバートが発見するように、リタリン（メチルフェニデート）などのアンフェタミンが多動症に対するもっとも一般的な処方であり、それはこの半世紀の間ずっとそうであった。バートは父のホーマーに騙されて、「フォーカシン」と称するリタリン類似の薬を飲む。彼はあっという間に模範的な生徒になるが、妄想も発症し、通常よりもずっと風変わりに振舞いはじめる。その回の終わりまでに、両親はリタリンに切り替える。バートが『ポパイ・ザ・セーラーマン』の節に合わせて「くだらないことをやめられない時、僕はただリタリンを飲み、飛び出して航海する、男だ！」と歌って、その回は終わる。多動症と診断される他のテレビ・キャラクターには、ソプラノ一家の子アンソニー・ジュニアがいる。『ザ・ソプラノズ』の一九九九年放映の「首をひっこめろ」と題された回で、アンソニー・ジュニアは学校心理士に多動症と診断される。父のトニーは、障碍というのは「こうした心理学者たちが私腹を肥やすため」以外の何物でもなく、「アンソニー・ジュニアに必要なのは頭をぴしゃりと叩くことだけだ」と思っている。けれども、妻のカルメラはびっくりして、「あなたは具合が悪い人を叩くの。小児麻痺の子を叩くの」と詰問する。

トニーとカルメラのやりとりは、議論を二分する多動症の性質を巧妙に浮き彫りにする。ある水準では、多動症は公認された精神医学的疾患である。「精神疾患の診断と統計の手引き」（DSM）には、一九六八年以来多動症がなんらかの形で採用されており、二〇一二年に発行が予定されているDSM－5でも、また間違いなく採用されるであろう。* 多動症の病因は時に複合的で多因子的なものとされるが、ほとんどの研究者は、おそらくは神経伝達物質の不均衡に起因する脳の実行機能に影響を及ぼす遺伝的な病態であると、基本的には考えている。この広く知られた神経学的説明をある程度理由にして、アンフェタミン類の使用もまた医学界のほとんどで承認されている。リタリンは路上で販売されている薬物であり、そしてまた、リタリンや他の多動症の治療薬が憂慮すべき副作用を引き起こしうるという事実にもかかわらず、それらの副作用の先例や

＊（訳注）DSM－5は二〇一三年に発行された。ADHDとしての病名および診断基準はDSM－Ⅳと同じである。ただし、発症年齢が十二歳までに引き上げられたこと、大人にも適応可能であり、その際子どもより少ない症状数でよいこと、自閉症でも診断基準に合致すれば、この障碍と診断してよいといった変更が加えられている。

行動を統制するために子どもに強い作用を持つ薬物を与えることの胡散臭い倫理に触れないまま、リタリンの使用が承認されているのである。多動症の治療薬の売り上げを考えれば、ほとんどの医師と教師と多動症児の親は、障碍そのものによってもたらされる危険の方が、そのような薬物によってもたらされるリスクよりも遥かに重大であると信じていることは明白である。言い換えれば、多動症は、医学界や教育界の支配層からは、医学的管理と薬物治療を必要とする重篤で神経学的基盤を持つ精神医学的異常とみなされているのである。

しかしながら、皆がこの見解を受け容れているわけではない。アメリカ精神医学会のような医学協会や、ＣＨＡＤＤ（ＡＤＤの子どもと大人の会）のようなロビー活動団体による、多動症およびその原因と治療に関する公式見解にもかかわらず、多動症は医学界や教育界および、親の会において著しく論争を引き起こす主題であり続けている。多動症と遺伝学を結びつける最近の研究に対する一連の反応は、この障碍がいかに争いの種になりうるかを示す興味深い例である。二〇一〇年の九月、新学年が始まろうとするまさにその時に、ＢＢＣ（イギリス放送協会）のウェブサイトに、「『ＡＤＨＤは遺伝と関連する』と新研究が主張」との見出しが大々的に流れた。そこには、『ランセット』誌に掲載された研究論文の著者であるカーディフ大学教授アニタ・セイパーのこの研究は、「ＡＤＨＤの遺伝との直接的関連を初めて」認めたものであるとする見解が引用されていた。この研究結果は、子どもの問題行動が自分のせいだと自責の念を持つ多動症児の親が直面する汚名を減じるのに役立つにちがいない、と彼女は論じた[2]。反論が出現するのに長くはかからなかった。

子ども臨床心理士で放送人であるオリバー・ジェイムズは、BBCに論評を求められ、その研究を酷評した。「研究結果はもっとも非道なやり方ででっちあげられている」と述べて、そして、遺伝子は「なぜある子どもはADHDで他の子どもがそうでないのかを何ら説明しない」と主張した[3]。BBCの健康部門担当記者であるファーガス・ウォルシュもまた、「この新しい研究を過剰に読み取る危険性がある」と警告し、「大胆な主張は実際の研究論文によって裏づけられているようには思えない」と付け加えた[4]。その後数日にわたってウォルシュのブログに登場した二百四十五件のコメントの中で、その研究は、ジェイムズの批評と同様に、称賛されたり罵《のの》られたりした。多動症は手に負えない行動上や学習上の問題の本質を明らかにする説明であるとして記述されるか、架空の診断であり、怠惰で無責任な振舞いの言い訳として片づけられるかのどちらかであった。懐疑主義者たちは、多動症の有病率の増加を、粗末な食事や不適切な養育といったものから、外で十分な時間を過ごさないことや暴利を貪る製薬会社のよこしまな販売戦略まで、あらゆることのせいにした。反対に多動症児の親は、多動症は神経学的異常で、家族内で伝達される正真正銘の医学的問題とする説を否定するいかなる提言をも強く非難した。二百四十五件の投稿によって明らかになった点は、多動症についての議論が幅広い種々の激しい見解を必ずや呼び起こすが、同意や洞察はほとんど得られないことであった。

過去半世紀にわたり多動症に関する論争を追ってきた者にとっては、このような論評の中で生み出されている熱情は驚くべきものではない。一九五〇年代後半に北アメリカで普通に診断されるようになり、一九六〇年代前半にリタリンが初めて使用されるようになってから、ずっと多動症は論争の的になる診断であり続けた。一九七〇年代前半に出版された二冊の本は、多動症の精神医学的診断としての正統性をめぐって、いかに意見が二分されうるかの例となる。最初の本は、カリフォルニアで世界最大の女性刑務所の主任精神科医として従事したカミーラ・アンダーソンの著作である。彼女は自らが微細脳損傷と呼んだ多動症が、犯罪や薬物濫用および福祉依存の主要因であると考えた[5]。多動症によってもたらされる危険がそのようなものであるなら、優生学的解決が許されると彼女は主張した。その解決策の中には「選択的人口調節の必要性」や「中絶に関する古来の法や価値観を変えること」、「『ピル』、子宮内避妊器具（ＩＵＤ）、避妊手術や、そのほかの信頼できる病気をもたらさないあらゆる技術」による強制的な「家族制限」が含まれていた[6]。

論争のもう一方は、新聞記者のピーター・シュラッグとダイアン・ディヴォキーである。彼らはその挑発的なタイトルの本『多動症児の神話：そして子どもをコントロールする他の手段』において、多動症は十分根拠のある医学的診断ではなく、威圧的な社会統制の一例であると論じた。彼らによると、診断は若者世代全体が

自分の本能を信用せず、承認された規範に基づく狭小化された基準からの逸脱を病気とみなし、国家の諸制度や、「健康」を定義して操作する技術に頼る原因となった。(7)

障碍の普及に果した製薬会社の役割を強調するシュラッグとディヴォキーにとっては、多動症を同定して診断し治療するのに用いられる手段は、「すべて個人よりも制度の力を合法化し肥大化させる目的にかなう」(8)。どちらの本を読むかによって、多動症は国家の福祉に対する実在する脅威とも、どうにか子どもを統制し製薬会社に利益をもたらす神話ともみなされうる。

アンダーソンやシュラッグとディヴォキーの見解は、連続体の対極に位置するように見えるかもしれないが、その後多動症について書かれた何百という本もまた、極端な見解と強固な持論のもとに書かれ、意見や対処法で妥協がみられることはほとんどなかった。精神科医ピーター・ブ

レッギンのような何人かの論評者は、「『ADHD』は生物学的あるいは神経学的障碍であるという概念はまったくのでっちあげであり」、「冷酷で異常な診断」に等しいと主張した。[9] まったく対照的に、そのような診断は、「生活のすべてにおいてずっと苦闘しており、他の学習障碍と診断されたり、失敗と挫折の体験から傷ついた自己像に今も悩んでいるかもしれない」子どもや大人に、膨大な利益をもたらしうると提唱した者もいる。[10]

言い換えれば、多動症はまことしやかで誤解を招きやすい有害なレッテルであり、子どもたちを助けるよりはむしろ傷つけると考える保健の専門家がいる一方で、苦闘する子どもや大人を救済する資源とみなす者もいる。

しかしながら、医学的病態としての多動症の実在を認めている専門家の間でも、障碍の要因については必ずしも合意があるわけではない。遺伝的、神経医学的仮説が流布しているが、型破りな多動症の説明もあり、考えうる説明はどんなものでもある。バンクーバーの医師で評論家であるガボール・マテのように、多動症は早期児童期の体験に基づく強い発達的要因を持つと示唆する者もいる一方で、もっとも知られたところではサンフランシスコのアレルギー専門医ベン・ファインゴールドのように、この障碍は食品の化学物質、特に合成着色料や着香料や、保存料によって引き起こされると論じる者もいる。[11] 砂糖、蛍光灯、テレビ、化学洗剤、抗生物質、殺虫剤、そして鉛のような重金属もまた、ビタミンやミネラル、あるいは脂肪酸の缺乏《けつぼう》と同様に、多動症の環境要因や食物要因として取り上げられる。また、運動不足や広々とした外で過ごす時間が十分でないことも、原因として仮定されることもあった。カイロプラクティック療法師までもが言いたいことを言い、背骨のずれが問題であると示唆した。(12)

社会的な事柄に基づく説明も多くあるが、それらは互いにかなり異なっている。心理学者リチャード・ドゥグランプルは、多動症がアメリカ合衆国の「矢継ぎ早や文化」の帰結であり、それは「スピードや、スピードが作り出す意識変容効果を疑似体験させる中枢神経刺激剤にからめとられた国家を創り出し」たと考えている。(13) 他方、精神分析家で放送人であるトム・ハルトマンは、多動症児者は、狩猟採集社会から農耕に基づく文明社会に向かった人類の中で取り残された狩人であると、強く主張する。言い換えると、「狩人」の遺伝子を持つ人は過去も現在も、狩猟採集者として生きる人々にとっては不可欠《ふかけつ》であったと思える特徴を備えている。それは、絶えず周囲を監視し（転導性）、危険を冒すことを厭《いと》わず、また実際に冒すことができ（衝動性）、特定の目標物を精力的に追跡可能である（多動性）といった特性である。(14) これに対して「農民」は、専心して物事に取り組み、忍耐強さを見せ、生活に対して用心深い接近法を用いることが可能である。このような属性は、これらの人々が農耕的環境だけでなく、教室や会社の中でうまくやっていくのにも役立つ。だから、従来の神経学的説明に抵抗しようとするなら、選択できる仮説はたくさんあるのである。多動症は神経学的な機能障碍であるかもしれないし、進化上の過去の遺物や、増え続ける化学物質に囲まれた環境の表示物の一つかもしれず、ストレスに満ちた家族関係の産物あるいはスピードに耽溺し現実の時間に対処できない文化の一つの症状であるかもしれない。

ある水準で見れば、これらの説明の多くは理解できるものである。ある視点からは、多動症を遺伝的、神経学的な機能障碍であるとみなせるのと同じく、別の視点に立てば、社会統制の手段と解釈できる。もしわれわれが、脚気のようにある種のビタミン缺乏が情動障碍の原因になりうると知っているのなら、他の物質の缺乏もしくはそれへの曝露が多動症を引き起こすかもしれないと、どうして考えてはいけないのか。第一世代の抗精神病薬や抗うつ薬がコールタール染料から誘導されると知っているなら、同様の系統の化学的誘導体である食品色素もまた行動に影響しうると、推測し難いだろうか。同様に、家族の苦境が行動上の問題として現れていると解釈するのは、驚くほどのことではない。それは、さまざまな学習環境や職業環境に役立ったり役立たなかったりする特性を、われわれは多かれ少なかれ生まれつき持っているとしても、びっくりするほどのことではないのと同じである。

しかしながら驚くべきことに、ほとんどの多動症の理論家は、多動症が当然ながらさまざまに解釈しうる複雑な概念であることを、頑なに受け容れたがらない。多元主義は、彼らの語彙《ごい》にはまったくないようである。この理由の一つは単純である。論争の的になる現象の多元主義的で相対主義的説明の本は、論争的で単元的な説明の本ほど売れないからである。しかしながら別のもっと重要な理由は、多動症を治療してきた医師や多動症児の親や教師、そして多動症児者のほとんどに加えて、多動症を論評し理論化するほとんどの人々が、その歴史についてほとんど知らないことである。その上、彼らがその歴史について信じていることは、しばしば不正確で誤解をもたらす。このような無知の結果、過度に単純化された説明や治療が跋扈《ばっこ》する。本書はそれを変える試みである。

多動症の歴史が詳細に検証されれば、もっとずっと微妙な色合いの、説得力のある有益な物語が浮かび上がり、複雑な事柄についての洞察が現れる。それによって、文化や社会的期待、人口統計学、専門的な政治、経済学、イデオロギー、そして忍耐強い現状改革主義が、何が精神的な病気であり、それをどう治療するのかに関するわれわれの理解を作り出し、具体化しつづける。物語のある側面は、つまるところ、精神科医デイヴィッド・ヒーリーがありふれた精神医学的疾患としてのうつ病の急増について述べた話によく似ていて、医学の専門家や製薬会社が、特定の知的イデオロギーと向精神薬を推進するために、新たな精神医学的状態をはっきりと作り出したのではないにしても、どのように精力的に売り込んだかを語るものである。[15]

とはいえ、多動症の出現は単に医学的陰謀であったと主張するのは間違いであろう。多動症児についての関心もまた、歴史家マーク・ジャクソンが非常に適切に記述した後期ビクトリア朝とエドワード七世時代のイギリスにおけるいわゆる精神薄弱児に関する懸念によく似て、国政と、国家および若者の知的適合度に関する恐れを基盤にしている。[16] 同様に、多動症の普及を、医師や政治家や、製薬会社の経営者といった有力者のみの責任と決めてかかるのは誤りであろう。心的外傷後ストレスという概念の構築と再構築によく似て、人類学者アラン・ヤングが詳述したように、医学的および文化的概念としての多動症の発展もまた草の根的な現象であり、それは患者のロビー活動団体や障碍者の権利団体によっても形成されてきた。[17] そうは言いながらも、特定の患者が精神疾患をどのように体験してきたかを分析すればするほど、このような体験はますます多様なものになるのもまた真実である。歴史家アリ・ハゲットによる戦後のイギリスの主婦の精神保健に関する知見と同様に、多動症についての個々人の理解と経験は非常に多様であり、それらはその人がその障碍をどのように概念化し、その人にとってその障碍が表象するものは何で、またそれをその人がどうあつかうかによって違うのであった。[18] 最後に、慣習的なものであれ慣習的でないものであれ、多動症児に提供されてきた治療を大変厳しく判定する前に、そのような治療法がどのように、そしてなぜ出現したのかを考察することはきわめて重要である。歴史家エリカ・ディックがサスカチュワン州のＬＳＤ治療実験に関する興味津々の研究で示し、ジャック・プレスマンが精神外科学の調査で見事に論証したように、精神疾患の治療は、臨床的に有用であるとみなされるのと同じだけ、政治的、経済的、イデオロギー的、倫理的に受け容れられるものである必要があった。(19)

はっきり言えば、多動症のような精神障碍の医学的、文化的、教育的、社会的含意を深く把握する唯一の方法、さらにはそれらに効果的に対処するためのわれわれの能力の発揮を妨げてきた、しばしば始末の悪い論争を解決するための唯一の方法は、歴史的な接近法を用いることである、と私は主張する。具体的に言うと、なぜ多動症がそのような現象になったのか、そして、その出現が精神疾患を理解し治療するわれわれの方法にひそむ致命的欠陥を指し示すかどうかを把握しようとするなら、われわれは過去五十年間多動症の理解を形成してきた社会的、文化的、経済的、政治的要因の広がりを探求しなければならない。精神疾患の研究へのそのような接近法を採ることには、それ相応の利益があると私は思う。精神保健の専門家にとっては、多動症の歴史は、精神疾患に対するより洗練された、多元主義的で、しかも社会的に情報が与えられた接近法が必要であり、短絡的で還元主義的で柔軟性を欠《か》いた思考しか生み出さない窒息したイデオロギーを再考する必要があることを示している。あらゆる医学的知識がいかに複雑な構造物であり、文化的、社会的、政治的、技術的、科学的要素からなる集合体であって、それらは絶えず変化しており、しかもいつもより良いものへと変化するとは限らないことを認めることは、精神保健の専門家への警鐘となり、保健の歴史家への注意喚起となるにちがいない。教育者にとっては、多動症の歴史は、われわれが子どもをどう教えるかだけでなく、急速に変化する世の中における教育の究極の目的は何かについての問題を提起する。最後に、多動症児の親と、そう診断された当事者にとっては、本書はいくぶん異なった意味がある。保健の意味、特に精神保健の意味がわれわれ自身の関与なしにますます変化する社会にあって、多動症は、人々がもっと情報提供された上で、自分と子どもの精神保健について自己決定することを助けることができる物語となるはずである。

この序論の最後に、私が、最近はADHDあるいは注意欠如・多動性障碍と称されているものを記載するのに、多動症という用語を用いていることをよく考えてほしい。これには多くの理由がある。第一には、多動症という用語は歴史的にADHDという頭字語よりも一貫している。ADHDは一九九〇年代に突出して用いられるようになったにすぎない。多動症はまた、大多数の親や医師が今日も、そして半世紀前にも理解していた用語である。言い換えれば、多動症は一九五七年に初めて多動衝動性障碍と診断され、二〇一二年にはADHDと診断される子どもを記載するための、もっとも一般的に、そして一貫して使用されてきた用語なのである。私が多動症と称する状態を記述するのに用いられる他の用語のいくつかは、次のようなものである。多動衝動性障碍、器質的脳症候群、行動化、微細脳損傷、児童期の多動性反応、微細脳機能不全、注意欠如障碍（ADD）、そして最後にADHDであるが、これですべてではない。

これらの用語は、多動症が一九五〇年代に出現して以来、この状態が医学界でさまざまに認知されてきたことを示している。多くの点で多動症を記述するために用いられた最初の用語である多動衝動性障碍は、もっとも正確な用語であった。多動症が過活動の障碍であるだけでなく、衝動統制の問題を含む障碍であることを、それは反映しているからである。その用語を作った精神科医は、ロードアイランド州にある子どもの精神医療施設であるエムマ・ペンドルトン・ブラッドレー・ホームで仕事をした。そして、学術的に聞こえるこの用語は、その精神病院が生物学的精神医学を重視したことを反映している[20]。反対に行動化は、多動で衝動的な子どもを記述するために、一九六〇年代に精神分析家によってしばしば用いられた用語であり、そのような行動はしばしば家庭や学校の問題に起因する内的緊張の外的な表出であるという彼らの信念を表していた[21]。他の用語、たとえば微細脳損傷は、一九四〇年代にアルフレッド・シュトラウスとハインツ・ウエルナーによって最初に用いられ、後に多動症の子どもを記述するのに使用されたかなり総称的な用語であり、多くの医師が多動症の根本にあると信じているもの、すなわち出生前後に生じる神経学的外傷を表している。患者のすべてがそのような外傷歴を持つわけではないことが臨床医にとって明らかとなると、この用語は微細脳機能不全に変えられた。この用語は同じく多動症の神経学的起源を強調するが、特定の原因に関する手がかりを与えるものではなかった。

一九八〇年代に一般化した多動症を記述する用語であるADDもまた、この障碍についてのなにか特別なことを強調するために用いられた意図的な構成概念であった。多動を伴うあるいは伴わない注意欠如障碍、もしくはADDとしてDSM-Ⅲ（一九八〇）に最初に使用され、医学的文献でも一般向け文献でも用いられたADDは多動症のまったく異なる側面を重視したものである。過活動を強調する多動衝動性障碍あるいは多動症と違って、注意欠如障碍は不注意を強調した。多くの研究者は、それが障碍の核心であると考えていた。不注意の重視は、教師や臨床医が、過活動で破壊的な子どもだけでなく、すぐに気が散り、教室で明らかな問題を起こすことはないが、日がな一日夢想に耽っている子どもの存在を認知するよう促した。術語のこの変化によって、こうした専門家たちは、男の子と比べると診断されることの少なかった女の子においても、次第にADDに気を配るようになった。多動症の出現率の性差は、多動症の社会的側面を軽視し、なぜ男の子は女の子の二・五倍も多く診断されるのかを不思議に思う理論家を混乱させてきた[22]。不注意を強調することによって、そのような差異が説明されただけでなく、ずっと多くの子どもだけでなく、だんだんと大人もＡＤＤと診断される可能性が出てきて、結果として多動症の有病率が一九八〇年代と一九九〇年代を通して上昇した。

一九八七年にＤＳＭ－Ⅲの改訂版が発行され、ＡＤＤは注意欠如・多動性障碍もしくはＡＤＨＤとなり、もう一度多動が障碍の中心となった。この伝染力の強い頭字語は、何百万の子どもや大人に見出しうる幅広い行動だけでなく、そのような頭字語がしばしば与える科学的正統性や権威の感覚も内蔵していた。微細脳損傷や多動症よりも適切で、行動化や微細脳機能不全よりも善悪の判断が少ない印象を与えるので、ＡＤＨＤはすぐに医学の領域を越えて、あるタイプの子どもや大人を記述する日常語の仲間入りをした。彼らの学校教育、職業、あるいは社会的状況への適応困難は、彼ら自身やその親のせいではなく、むしろ家族内で伝達され、薬物で治療されるまだ明らかにされていない神経学的障碍によるとされたのである。多動症は三十年にわたって認識されてきたけれども、この障碍が流行の域に達し、北アメリカだけでなく国際的な事象となったのは、ＡＤＨＤという用語が作られてからであった。もちろんそのような展開は名称のみによるのではないが、ラベルの力、とりわけ何百万の人々がそう名づけられて嬉しいと思うラベルの力を知ることは重要である。

それゆえ、本書をＡＤＨＤの歴史と呼ぶのはいくぶん誤解を与える。歴史とするには年表的な本ではないし、また、未だに論争の的になって議論が戦わされている、脱構築を必要とする概念に、不適切な正統性を与えることにもなるからである。言い換えれば、ＡＤＨＤとしての多動症に言及することは、多動で不注意で衝動的な行動が、かつても今も病的であり、神経学的で遺伝的起源を持つことを認めることであり、医学的介入を正当化することなのである。それはまた、『ニューヨーク・タイムズ』の健康欄の評論家が最近論じているように、なぜこのような特性が問題とみなされるのかを理解する助けとなる社会的分野の考察が、この用語にはほとんどないことを示している。[23] 大部分の医学歴史家が論じるように、それほど真実とかけ離れた話はない。多動症の歴史は、医学の物語であると同時に、政治的、文化的、科学技術的、家庭的、教育的環境における変化の物語である。

第一章　多動症以前

多動症に関心を持つ誰かが、無数にある教科書や自助に関する本、医学論文、新聞記事、患者に焦点を当てたウェブサイトのいずれか一つを見たら、多動症の歴史はほとんど必要ないと思うだろう。多動症の歴史が面白くないからでも役に立たないからでもなく、むしろすでに書かれていると思うからである。そして、ある程度まで彼らは正しい。多動症の歴史はいくつか書かれており、それらは多動症の本や論文の多くに掲載されている。これらの歴史物語はまったく同じではないが、同じ様式を踏襲し、皆同じ目的を持つ。つまり、人間に固有の、社会環境とほとんど関係のない遺伝的、神経学的病態として、多動症を描写することである。(1) 医学、とりわけ精神医学と精神保健の歴史に精通した者にとっては、これはなんら驚くことではない。歴史というのは、医学における現在の実践を説明するだけでなく、非難するか正当化するためにもしばしば用いられてきた。このことは本質的には間違いでないが、それが精神病患者の収容治療の批判であろうと、ロボトミーのように議論の的になる実践の理屈づけであろうと、その論争点がまっとうな歴史学的方法論であつかわれることを保証することが、歴史家の責務である。不幸にも、ほとんどの多動症の教科書の歴史にはこれが当てはまらない。

そうした教科書の歴史が語る物語は、以下のような経過を伝える。この病態は、十九世紀半ばにドイツ人医師ハインリッヒ・ホフマンによって最初に認知された。彼は一八四四年に『もじゃもじゃ頭のペーター』（英訳 Shaggy Peter）と題するわらべ歌の流行歌集を記した人物である。ホフマンの創作の一つがフィジェッティ・フィリップ（落ちつきのないフィリップ）であり、彼は夕飯の食卓に大混乱を巻き起こす。そこから話は半世紀後のロンドンに移る。ここで小児科医ジョージ・スティルが初めて、子どもの多動行動を臨床的に観察し、後に『ランセット』誌に発表した。スティルと同時代の一人、トーマス・クロウストンの臨床報告に言及する多動症の歴史もいくつかあるが、大半のものは再びそこからすばやく前進し、今度は一九二〇年代の脳炎後遺症の出現に至る。一九一七年と一九一八年の脳炎の流行後、生存者を苦しめる神経学的病態に医師は困惑した。症状の多くは、そうした歴史によれば、多動症にみられるものと同様であった。

多動症の歴史は、その後、一九三七年におけるロードアイランドのエムマ・ペンドルトン・ブラッドレー・ホームでのチャールズ・ブラッドレーによるアンフェタミンが入院患者の学業成績を改善させるという発見で、見かけ上は終わる。ブラッドレーのアンフェタミン使用は、他の中枢神経刺激剤の使用、特に二十五年後のリタリンの使用の予示とみなされる。

以上が、うわべの多動症の歴史である。著名な多動症研究者ラッセル・バークレーが書いた一章のように、もっと詳細に論じ、過去五十年間の科学的進展を検討する論文もある一方で、最近のウィキペディアの「注意欠如・多動性障碍の歴史」への寄稿を含め、他の報告は一九一七―一八年の脳炎流行後については何も論じていない[2]。このことは、過去数世紀の間の多動症の研究が停止していたことを意味するわけではない。最近では、たとえば十八世紀のスコットランドの医師で、化学者で鉱物学者でもあったアレクサンダー・クリックトンが、スティルの『ランセット』誌における観察報告よりも丸一世紀以前に、「精神的な落ちつきのなさ」と彼が称する多動症を記述したため、先駆者とみなされている[3]。多くの医師が後方視的な診断に熱中し、オリバー・クロムウェル、ウォルフガング・アマデウス・モーツアルト、バイロン卿、ウィンストン・チャーチルといった人物が多動症の症例であったと主張してきた。このような著名人の診断は、これらの著名人の個人的な欠点のいくつかを説明するのに役立つだけでなく、多動症はいつでも存在してきたと主張する人々にとっても、この障碍が歴史的に長命であることとの根拠となる。また、多動症と診断されても歴史の本に登場する人物になれないことはないことをもほのめかしている。[4] しかし、これとは対照的に、なぜこの障碍が過去六十年間でこんなにも流行するようになったのかは、多動症の教科書の歴史のどこにも書かれていない。

教科書でみられる接近法には二つの初歩的問題がある。その第一は、教科書の歴史が、特に近年と比較すると、医学的、教育的、文化的実体としての多動症がまったく重要でなかった時期に、焦点を当てていることである。多動症のような状態が描写された一九五〇年代以前の医学文献で、ほとんど注目されていない症例を見つけることはできるであろう（これらは以下に示すようにずっともっと注意深く分析されなければならないが）。しかし、そうした例は限りなく稀である。その上そうした症例は、この半世紀と異なり、教育的あるいは大衆的文献において、論じられることも反響を呼ぶこともない。そのような子どもを取り上げた大衆文化の作品を見つけるのも難しい。バート・シンプソンやアンソニー・ソプラノ・ジュニアはどこにも見つからない。あからさまに言うと、教科書の歴史はもっとも重要な事柄を省略している。それは、アメリカとロシアの関係の歴史を書いて冷戦に言及しないことに似ている。あるいは、医学的な例を用いれば、エイズの歴史を描いて、アフリカにおけるそれによる死者数を調査しないようなものである。多動症はいつでも存在したという根拠を求めて、遠い過去を探し回ることは、本質的には間違いでないが、特にこの障碍がより最近になっていかに影響力を持つようになったか、そしてそれについていかに多くが書かれているかを前提にすると、心得違いである。

過去の数世紀や数十年多動症の歴史が探索されてきた理由は、そのような行動が社会環境となんら関係がないという考えを補強するためであった。つまり、遺伝に基づく神経学的要因がすべてであり、それゆえ時代を超越して普遍的だというのである。そこにはそのような行動についての対抗する説明は、まったくもって欠けている。たとえば、多動症が一九五〇年代より前に医学雑誌で取り上げられることは稀であったが、それはどちらかと言うとアレルギー、とりわけ食物アレルギーと結びつけられた。デトロイトの小児科医B・レイモンド・フーブラーは、食物アレルギーがいかに子どもを落ちつきなく、怒りっぽく、苛立ちやすく、そして眠れなくさせるかを述べ、T・ウッド・クラークは「IQ一三九を有するけれども、あまりに過活動で手に負えないので家ではあつかえず」、アレルギーの原因が同定され治療されるまで、「養護学校に送られなければならなかった十歳女児の症例」について論じた(5)。こうした論文の多くの題名は、「食物アレルギーによる『神経発作』の考察」、「子どもの疲労、焦燥、行動上の問題を引き起こす要因としてのアレルギー」、「子どもにおける性格上の問題とアレルギーの関係」などであり、多動症の教科書にある歴史に引用される論文と同じだけ示唆に富むが、しかしながら教科書の歴史で言及されることは決してない。(6) そのような歴史の著者は、こうした書物と出くわさなかった可能性はある。しかしながら、多動症アレルギー原因説は、教科書の歴史が支持しようとする遺伝的、神経学的仮説の土台を崩すことになるのだ。

食物アレルギー学者によって記述される子どもの行動が無視されるのは皮肉である。それらは教科書の歴史に引用される観察報告よりもずっと多動症を想起させるからである。実際、多動症の教科書の歴史が持つ第二の問題は、それらが提供する例が全然説得力のないことである。ホフマンやクロウストンやスティルやその他の医師の論文を分析すると、彼らが記述するものと、ずっと後に多動症として知られるようになるものとの間には、深刻な差異があることが明らかになる。そのような観察者の記述が間違いである(言い換えれば、彼らが目撃した子どもは多動症であったが、われわれが理解している観点では記述されていない)と論ずることも可能であろうが、しかし、これはあまりにも現在中心の見方で過去を見ているように思われる。歴史家は、分析する資料を現行の世界の見方で色づけられたレンズを通して見るのを慎むべきである。われわれが知っているような多動症の歴史は、遠い過去にまで遡ると有意味なものでなくなり、ずっと最近の現象であるにすぎないことを示すために、いわゆる多動症の行動の記載としてもっともよく取り上げられる六事例を、この章では検証する。これらには、アレクサンダー・クリックトンの「精神的な落ちつきのなさ」についての記述、ハインリッヒ・ホフマンによる十九世紀中頃のわらべ歌の登場人物、フィジェッティ・フィル、二十世紀の変わり目のイギリスの医師トーマス・クロウストンとジョージ・スティル卿の臨床観察、一九二〇年代の脳炎後遺症の出現、そして最後に、アンフェタミンと児童期の行動に関する一九三〇年代中頃のチャールズ・ブラッドレーの研究が含まれる。それらは多動症の歴史におけるきわめて重要な瞬間として繰り返し引用されてきた事実にもかかわらず、これらのエピソードを分析すると、十九世紀および二十世紀初頭にホフマンやスティルや他の医師によって記述された児童期の行動は、多動症が医師や教育者、そして一般大衆にとって長く関心事であり続けてきたとの主張を、いささかも支持しないことが明らかとなる。それらは、なぜ多動症がごく最近の数十年間に流行し、こんなにも論争の的になったかという疑問に取り組むのに何の役にも立たない。その疑問に対する答えが、今日われわれがこの障碍をもっとよく理解するのに役立つにもかかわらず。

このことは、子どもも大人もこの半世紀でのみ多動症の行動を呈してきたと言っているのではない。過活動で注意散漫で衝動的である人、特にそのような子どもは、いつでもいたし、こうした特性が親や教師にとって問題となってきたことは自明である。しかし、そのような特性は、教科書の歴史が主張することに反して、医学的注目と薬物治療を必要とする病的なものと、いつもみなされてきたわけではない。トム・ソーヤーと現代の精神科的病態に関する最近の記事が示すように、トムは

明らかに注意欠如・多動性障碍であるという事実にもかかわらず、……〔彼は〕最後には素晴らしい結果を得る。十九世紀のミズーリ州では、学校で飽き飽きして落ちつきのない衝動的な子どもにとっても好機はまだいっぱいあった。彼をそこまでやっかいな子どもにさせてしまうまさにその性質、好奇心、多動性、向こう見ずさが、まさしく彼に恋人をもたらし、財宝をもたらし、ヒーローにする性質なのである。(7)

言い換えれば、ある脈絡において病的と思われる行動は、他の脈絡では積極的とみなされうる。それゆえ、多動症のような障碍の出現を理解するためには、行動それ自体以上にとは言わないまでも、それと同等に十分に脈絡を調べることが不可欠である。多動症の教科書の歴史はこれをしていない。すなわち、歴史家で精神神経科医であるジャーマン・ベリオスが主張してきたように、次のことを認め損なっている。

異常行動を選別する社会的基準と、行動を異常と同定するための脳の刻印は、時代とともに変わる。このことは、歴史を超越した研究対象（すなわち永久不滅の精神障碍）がないことを意味するが、今日の精神医学は十九世紀以前に「狂気の現象」を管理した学問とともに、あるいは今後それらを管理するために構築されるであろう学問とともに、それを共有しようとしている。[8]

多動症の教科書の歴史は、そのかわりに、障碍についての理解を形成する利害関係者によって、いかに歴史が食い物にされうるかを示す。彼らはより科学的根拠のある歴史を創造するが、その歴史たるや社会的、文化的、政治的側面を無視することによって、容認可能な程度に医学が操作した歴史なのである。

アレクサンダー・クリックトンと「精神的な落ちつきのなさ」

多動症の歴史に関する大半の報告は、ジョージ・スティルあるいはハインリッヒ・ホフマンをこの障碍の最初の記述者としているが、エリカ・パルマーとスタンリー・フィンガーの論文は、多動症がスコットランド人医師アレクサンダー・クリックトン(一七六三―一八五六)によって、もっと以前に記述されたと主張する。[9] クリックトンは一七九八年の著書『精神錯乱の本質と起源の探求』の結び付近で、「注意とその病気」と題した章を設けた。これがパルマーとフィンガーや他の者が、多動症の記述だと主張するものである。[10] クリックトンは次のように述べた。

必要な程度の持続性をもってなんらかの一つの対象に注意を向けられないことは、ほとんどいつも神経の異常なあるいは病的な敏感さに起因する。その敏感さのために、この注意機能はある印象から他の印象へ絶え間なく移る。それは生得的であるかもしれないし、偶発的な病気の影響かもしれない。生得的である場合、人生の最早期にそれが明らかとなり、非常に好ましくない影響をもたらす。教育のいかなる対象にも持続して注意を向けることができないからである。[11]

彼は次のように続ける。

この注意の病気においては、病気と言うことがふさわしいとして、あらゆる印象が心をかき乱すように見え、異常なまでの精神的な落ちつきのなさをもたらす。そのような患者は、あらゆる印象によって興奮させられるのと同様に、部屋を歩き回る人々、テーブルを動かすとか突然ドアを閉めるとかといったちょっとした物音、ちょっと暑すぎたり寒すぎたりする温度などすべてのことで、持続的な注意が妨害される。……もし人々がこのような状態にある時、彼らは大変しばしばそういう状態にあるのだが、彼らの神経の状態は特別の名前を与えられており、それは彼らの感情状態を十分に表現している。彼らは落ちつきのなさを有すると言われるのである。[12]

クリックトンが記述したものは、おそらく多動症の教科書の歴史で書かれている他のいかなる報告よりも、多動症のように思える。彼が過活動よりもむしろ注意に焦点を当てたのは、注意欠如障碍という用語が一九八〇年代に導入され、不注意が初めて強調された時の多動症の概念化の様式に特に似ている。しかし、クリックトンの注意とその病気に対する考えと、二十世紀中頃になされるようになった考えとの間には違いもある。これらの違いは、何がある個人の注意を損ない、集中しようと苦労する人の注意をどう改善するのかを巡ってのものである。きわめて重要なことに、クリックトンは個人やその欠陥にはあまり焦点を当てず、むしろ注意に強い影響を及ぼす環境や多くの要因に焦点を当てた。精神的な落ちつきのなさへの対処は、単に人々の集中力を改善するだけでなく、彼らがそこにおいて成長しうる教育および職場環境を、はっきりと理解する助けにもなる。

今日医師はさまざまな程度の多動症があることを認識しているが、基本的にはこの障碍は固定した医学的状態とみなしている。言い換えれば、子どもは多動症を有するか否かであり、有するならば一生有するのである。それは、良かれ悪しかれ継続してかつ永久に個人に貼られるラベルであり、子どもの行動を観察するための色眼鏡なのである。これとは対照的に、クリックトンは、注意はきわめて変化しやすいと考えていた。注意は当然ながら人ごとに違うだけでなく、個人の集中する能力もまた、多くの要因に応じて増減する。とりわけ、疲労や病気といったものからこってりした食事に至るまでの諸要因が、人の集中に影響し、一連の思考への集中は、連合する観念を自然に生じさせるか、さもなくば稲光や突然の音や肉体的な痛みといったより強力な刺激によって中断させられる(13)。そのような集中の妨害に耐える能力もまた、クリックトンによれば、意欲や意志の力に依存しており、その力もまた人によって異なるのであった(14)。この点において、注意に関するクリックトンの議論は、本質的には医学的なものであるのと同時に哲学的でもあった。

意欲と注意の関係は、人が自由意志を持つと考えるか否かという哲学的問題に左右されると、クリックトンは説明した。クリックトンにとって、哲学は注意の問題と密接に結びついていたのであり、そこには今日の多動症の専門家が考慮しないでいる何か、この障碍についてのわれわれの理解に大いに欠けている何か、がある。

多動症を薬物で治療することを好む今日の医師とは異なり、クリックトンは個人の注意の力がより良い教育で改善すると考えていた。彼は、多くの子どもが「単なることばの用語数を記憶に詰め込むためのうんざりする課題に何年もとぎれることなく縛りつけられて」いることを嘆いた[15]。そのような子どもは「精神的消耗の犠牲者となるか、さもなければ授業にすっかり愛想を尽かす[16]」。しかしながら、クリックトンにとってそれ以上に重要なのは、「ある種の主題や対象物に対して、それ以外に対してよりも注意を向ける大いなる準備性」を認識することであった[17]。クリックトンにとって次のことは明らかであった。

特定の特異体質あるいは個々人の気質には、ほとんど注意が向けられることがない。このゆえに、多くの天与の才能を有しているにもかかわらず、若者の多くが人生の早期においてまぬけのままでいることがよくある。彼らが後に改善するなら、それは独学によるか、あるいは新たな願望を目覚めさせ、心の中にあった好奇心の炎に火をつけるような科学の対象に、幸運にも偶然出会えたためである。[18]

クリックトンは続けて論じる。

すべてのパブリック・スクールの教師は、多くの生徒にとってラテン語やギリシャ語の文法が無味乾燥で難しいのであまりにも嫌気がさしてしまって、鞭打ち《むちう》の恐怖によっても優しい懇願という甘やかしによっても、彼らの注意をそれらに向けさせられないことを知っていなければならない。このような気質の男の子が、生まれつきの理解に決して欠陥がないことがわかったなら、なぜ無意味な試みによって多くの年月を浪費すべきであろうか。[19]

さらに、教師は生徒の注意力がさまざまであることを知って、それに応じて教育方法を調整すべきである。そのような子ども中心の教育哲学は、ルソーの『エミール』（一七六二）に影響を受けていたかもしれない。その本の中では、非効果的な教育方法の危険性がはっきりと示されていた。クリックトンによれば、多くの者が青年期に賢明なあつかいを受けていたら、家族の誉《ほま》れとなり、社会の有用な一員となっていたかもしれない。しかし早期に勉強にうんざりしてしまい、誤った願望と欲求、すなわち健康と幸福についての大いなる偏見の犠牲者となってしまった[20]。

興味深いことに、クリックトンはそのような不注意が「下層階級」ではほとんどみられないことを観察した。彼らの注意は「おびただしい数の欲求により十分に刺激され、欲求の圧迫が激しい願望を刺激して、その能力を活性化したからである[21]」。それゆえ、社会環境や教育環境は人の注意力を決定づけるのに大きな役割を果したのである。

クリックトンは外的要因を強調したにもかかわらず、精神的な落ちつきのなさがいかに神経障碍に起因するかをも論じた。クリックトンはある人々がそのような「病的な神経過敏」をどのようにして持って生まれたかを論じた。だが、彼はまず第一に、他の病気、特に神経システムの病気だけでなく、熱病や呼吸器および消化器の病気が、いかに注意の障碍を引き起こすかに焦点を当てた[22]。彼はまた、精神的な落ちつきのなさを持って生まれても、「それが全体としてあらゆる教育を妨げる程度にまでひどいことは稀であり、大変幸運にも大概年齢とともに軽快する」と述べ、読者を安心させた[23]。最後にクリックトンは、そのような欠陥に対処する最善の方法は、生徒中心の教育実践を通して得られると主張した。

それゆえ精神的な落ちつきのなさは、クリックトンにとってきわめて複雑な問題であり、教育的、社会的、哲学的、そして医学的側面を併せ持つ問題であった。おそらくこの複雑さが、多動症の専門家ラッセル・バークレーが、クリックトンの書いた一章はジョージ・スティルによって一世紀後に書かれた論文（後記参照）よりも、「科学的」、「学術的」な点で劣る、と述べるにいたった一つの理由であった[24]。異なる歴史的時期にあって、何が科学的で学術的となるかという疑問はさておき、クリックトンの見解、とりわけ教育をあつかった見解は、単純化された多動症の神経学的記述を明らかに複雑なものにしている。彼の書いた章のある一節を取り上げて文脈から切り離すと、クリックトンが多動症に似た障碍を記載したように見える。しかし、一章を丸ごと読むと、精神的な落ちつきのなさについてのクリックトンの分析と予防法は、多動症の教科書の歴史の主旨とはかなりかけ離れている。彼の分析は注意とその病気を、もっとずっと全体論的および社会的に検討した上で理解することを要求するからである。クリックトンが多動症の教科書の歴史に登場したのがこれほど遅かったのも、おそらくそれほど驚くことではない。

最初の多動症児は誰か

クリックトンは生徒の精神的な落ちつきのなさについて論じたが、彼が記載した二つの症例は大人のものであって、子どものものではなかった。そして、教科書の歴史によれば、その半世紀後にいわゆる最初の多動症児が記載されることになる。この子どもは医学的な症例研究や教育学の論文で取り上げられたのではなく、わらべ歌の中の虚構のキャラクターであった。フィジェッティ・フィリップは

……静かに坐っていようとはしない
身をよじって
くすくす笑い
そして、なんとまあ
前に後ろに揺れ動いて
倒れるほどに椅子を傾ける

まるで揺り木馬のよう――
「フィリップ様のお通りだ！」

腕白《わんぱく》で落ちつきのない子どもを見てごらん
どんどん無作法で野蛮になっていく
椅子がすっかり倒れるまではね
フィリップは力の限り悲鳴を上げ
テーブルクロスを掴んだはいいが
成り行きはもっと悪くなる
すべては落ちる、床の上
コップも皿も、ナイフもフォークもみんな
ママはどんなにいらいらして眉をひそめたか
ひっくり返されたものを見て
パパはこんな顔をしたよ！
フィリップは悲しいかな面汚《つらよご》し(25)

既述したように、フィジェッティ・フィリップはドイツ人医師ハインリッヒ・ホフマン（一八〇九―一八九四）の創作した子どもで、彼の子ども向けの本『もじゃもじゃ頭のペーター：愉快な話とおかしな絵』（ドイツとイギリスで一八四〇年代に出版された）に描かれている。ホフマンはフランクフルトの精神病院で精神科医として働いたので、そのため人々がホフマンの詩を多動症の行動を最初に同定したものとして引用するに至った、と思われる。しかし、ホフマンが、他にも「指吸い小僧の話」や「ハリエットとマッチの悲惨な話」など九つのわらべ歌を含む『もじゃもじゃ頭のペーター』を書いた意図は、多動症を含めた子どもの病的な行動を描写することではなかった。彼は児童文学の質に満足がいかなかったので、自分の幼い息子を楽しませようと詩を書いた。児童文学の専門家ジャック・ザイプスは述べる。「『もじゃもじゃ頭のペーター』は良識的な楽しい手引き書である。……子ども、特に中流階級の子どもに、言われたようにしないとどうなるかを生き生きと詳細に教えている(26)」。ホフマンの言葉ではこうなる。

良い子にしていたなら
つまり、聞きわけよく

ご飯の時も良い子、遊ぶ時も良い子
一晩中良い子、一日中良い子でいたら――
素敵な物を手に入れるだろう
楽しいクリスマスがいつもやってくる

腕白でお転婆《てんば》な女の子や男の子は
服を破り、うるさい音を立て
エプロンドレスやワンピースを汚し
クリスマスの贈り物はもらえっこない
そんな子たちは決して見ないだろう
このかわいい絵本を(27)

ホフマンの詩は実は教訓的ではなく、そのような道徳的なわらべ歌のパロディーだと論じた人もいる。文学批評家マーガレット・R・イゴネットによれば、ホフマンは「幼い患者が彼を怖がらないようにと考えて、治療的なコミュニケーションの一つとして」漫画を(詩と一緒に、また詩の前に）描いた。(28) ホフマンの医学的経験と治療的経験からすると、そのような行動を病気としないのは言うに及ばず、非難しているものでない。『もじゃもじゃ頭のペーター』は、いたずらの中にこっそりと教訓を教える礼儀作法の本として……読まれるべきであると、イゴネットは論じる。(29) もしそうなら、フィジェッティ・フィリップは、始末に負えない元気いっぱいの行動を、大人にやっかいな結果をもたらすにもかかわらず、いっそう褒め称える本として読むことができる。(30)

フィジェッティ・フィリップは自分の行動に対する罰を免れたが、もっと不運な子どももいる。ハリエットはマッチ遊びで燃えて灰の山になってしまうし、指吸い小僧はずいぶん情け容赦のない仕立て屋に親指を切り落とされてしまう。残忍なフレデリックは、動物を傷つけることが楽しみだったが、とんでもない運命の逆転をくらう。それでも、どの話もホフマンのキャラクターが彼の臨床経験から着想されたことを示唆しない。多動症の教科書の歴史の著者の大半が、『もじゃもじゃ頭のペーター』をそれが書かれた脈絡を含めて詳細に検討しなかったことは、ホフマンのキャラクターのもう一人、「上の空のジョニーの話」によってより一層はっきりする。ジョニーは不注意のため燕《つばめ》の曲芸飛行に気を取られて川に落ちるのだが、ジョニーを注意欠如を伴う子どもの一例とみなすことは、フィジェッティ・フィリップの腕白で落ちつきのない行動を多動症とみなすのと同じくらい容易である。

しかしながら、多くの医師がホフマンの物語をもっと詳しく調べた時に、彼らは十九世紀中頃に書かれたキャラクターの特性を、なんの役にも立たない現在中心の歴史にどっぷり漬かった二十一世紀の視点から、誤って解釈したのである。たとえば、精神科医J・ソームとK・A・ヤコブは『もじゃもじゃ頭のペーター』を分析して、そこに示されるすべての行動を二十世紀後期の病理、つまり「非社会的な人種差別主義的行動」と記述されるものから摂食障碍に至る病理と密接に関連づけた。[31] ソームとヤコブは、フィジェッティ・フィリップに関して、ホフマンが「今日われわれが明確に診断できるほどに症状すべてを詳細に書き留めた」と論じる。[32] 彼らの主張は疑問の余地がある。問題行動の単一のエピソードだけでは、ほとんどの精神科医は「明確な診断」を下せないし、彼らの主張はそのような行動がいつの時代にも病的とされてきたことを前提としているからである。子どもはずっとマッチで遊んできたし、親指を吸い、動物を傷つけ、夕食を台無しにしてきた。だからといって、そのような行動がいつも精神障碍として理解されてきたわけではない。十九世紀中頃に作られたわらべ歌の架空のキャラクターによって表される行動を医療化する代わりに、同じ行動がこの五十年間に熱心に病理化されてきたのはなぜかを検証するための努力がもっとなされるべきであろう。

世紀末の病的な子どもの記述

さまざまな理由から、多動症の教科書の歴史の第二節で記述されている行動は、この障碍の現代の概念と区別されねばならない。だが、そのような記述の大半は、ジョージ・スティル卿（一八六八―一九四二）が一九〇二年に王立ロンドン医科大学でおこなった講演を、医学的脈絡における多動症に類似した行動への最初の言及として引用する。しかしながら精神科医セイヤ・サンドバーグとジョアンヌ・バートンは、それ以前になされた破壊的な子どもの観察、特に、一八九九年にトーマス・クロウストン（一八四〇―一九一五）によってなされた観察報告を最初の言及として引用する。[33] クロウストンはエジンバラ大学の講師であり、王立エジンバラ精神病院長であったが、三つの「神経症児における大変やっかいな病的状態、精神医学の境界に位置する状態」、特に、「純粋な過興奮性」、「過敏性」、「精神的な爆発性」を記述した。[34] 多動症の教科書の歴史で、「上の空のジョニー」が除かれているのと同様に、クロウストンがほとんど言及されないのは奇妙である。なぜなら、これらの状態についての彼の記述は、今日の多動症の記載に表面上はずっと似ているからである。「絶え間なく活動的だがその活動の内容が絶えず変化する」、「精神的および情動的な刺激に対する脳の過度の反応性」を患っている過興奮性の子どもについてのクロウストンの描写は、最近の半世紀の間に多動症児の典型的症状であるとされる多動性、衝動性、および注意の転導性を手ぎわよく要約したものになっていた[35]。

しかしながら、クロウストンが記載した子どもと二十世紀半ばに登場した多動症児の間には、重要な差異もまた存在した。第一に、彼は過興奮の行動が「おそらく数カ月もしくは一年しか続かない」と述べたのに対し、多動症はもっと持続的で、永久でないにしても思春期までは続くと言われており、この点で異なっている[36]。第二に、精神的に爆発しやすい子どもは苛立ちやすく、衝動的、暴力的で、反抗的な行動をとる傾向にあるが、たいてい彼らの多くは女の子であって男の子ではないと、彼は強調した。これは後年の多動症の疫学の記述と対照的である。それによると、この障碍の比率は男の子において高いことが示されているからである。多くの精神科医は、クロウストンが女の子の患者と結びつけた「爆発的」行動を女の子が示さない傾向にあるので、女の子の障碍が診断されないままでいると信じている。その代わりに現在ＡＤＨＤと診断される女の子は、静かだが不注意で集中困難であると考えられている[37]。こうした差異にもかかわらず、クロウストンがそのような子どもの治療に「慢性ブロム中毒の症状（感情鈍麻、協調運動の喪失、時に皮膚の発疹）が出現するほど」の「大量の」ブロムカリを用いるのを好んだことや、そのような状態の要因が大脳皮質にあるとする彼の信念は言うまでもなく、彼の観察は、よく引用されるジョージ・スティルの観察を含むその後の五十年間の多動症の理解よりも、はるかに今日の多動症の理解と似ている[38]。

スティルは一般には、イギリス最初の小児科医の一人であり、また、若年の関節炎の一形態であるスティル氏病の記載によって、もっともよく知られている。しかし、多動症の専門家としての名声は、「道徳的統制において一時的あるいは永続的な欠如を示す……が、正常知能を有すると判断され、精神異常であるとは思われていない子ども」を彼が記述したことに由来する[39]。そのような子どもは、多くの医師と一部の歴史家によって、医学的文献に記載された最初の多動症児として認められている[40]。スティルは、道徳的統制におけるそのような欠如は正常な小児期の行動の単なる変種ではなく、病的であり、多くの要因によって生じると考えた。彼はまた、ある子どもでは脳の損傷や病気がそのような欠如を引き起こしうるが、そのような神経学的外傷歴のない子どももいるという事実を前にして戸惑った。

「道徳的統制」のスティルの定義もまた幅広いものであり、「皆の幸福（と）……自己の幸福という考えと整合性のある行為の統制」を意味していた[41]。こうした欠如は幅広い行動を生じさせるのだが、それらを頻度の高い順に列挙すると、「感情の強さ（情熱を感じやすいこと、感情や怒りの激しさ）」、「悪意―残酷」、「嫉妬」、「無法性」、「不誠実」、「無茶苦茶な腕白小僧のような破壊性」、「恥知らずで厚かましいこと」、「性的不道徳」、そして「悪質さ」となる。[42]こうした特性の中心にあるのは、「他者の幸福も、そして、もっと素晴らしいが今すぐには手に入らない自己の幸福も顧みない自己の即時的満足」であった。[43]

しかしながら、スティルが提示した二十症例を分析すると、それらは二十世紀になって多動症と診断される子どもとは掛け離れて見える。第一に、彼は研究を構成する二十人の子どもを「見つけ出すために特別な努力」が必要だったと述べた。すなわち、それらの症例は「決してありふれてはいなかった」。[44]彼が記載した子どもの病歴を検討すると、これは驚くべきことではない。スティルの患者は、はっきりと情緒障碍を有し、他児や親、動物、そして自分自身に粗野な暴力を振るうことができるようであり、その多くは施設に収容されているか、いずれそうなると思われていた。

スティルが既述したもっとも特徴的な行動のほとんどもまた、今日の多動症とまったく異なるか必ずしも結びつかない。その中には、異食症（泥や紙のような食べられない物質を食べること）、激しい暴力、自傷行為、病的な嘘つき、性的不道徳、窃盗が含まれている。不注意や落ちつきのない行動は、述べられてはいるが、スティルが例示する中核症状ではなかった。スティルの症例では、またある程度までクロウストンの症例でも、多動症は基本的病理によって生じる一連の症状の単なる一つの症状にすぎなかった。すなわち、多動症はそれ自体では一つの疾患ではなかった。スティルとクロウストンが成し遂げたのは、知的障碍も脳損傷もないが、そのような状態の子どもと同様の問題行動を示す子どもの小さな一群を同定したことであった。そうすることで、彼らは子どもが呈する社会的および教育的に不適切な行動に、医学用語や病因論を当てはめるやり方を始めた。子どもの多動症の同定よりもむしろこのやり方の方が、半世紀後に児童精神科医によっておこなわれた多動症の研究と似ている。

　道徳的統制の欠如に関するスティルの記述は、クロウストンの観察と同様に、子どもの行動の理解が、政治的、文化的趨勢といかに関連するかを明確に示している。スティルによる道徳的統制の欠如の強調は、子ども、とりわけ、機械的に精神病院に収容されるほどには障碍のない子どもにおける行動的および知的障碍についての後期ビクトリア朝の憂慮の反映であった。歴史家マーク・ジャクソンが述べたように、「低知能の境界域」を占める者は社会のお荷物となり、社会秩序を脅かす可能性があると考えられていたのである[45]。スティルが記載した子どもと、数十年後に多動症と診断された子どもの双方が、そのような境界域を占めた。それは、ジャクソンが指摘するように、「病的であると推定される者と正常者の間に曖昧に位置する」概念上の空間である[46]。

そのような者を分類したいという欲求は、「主に科学や医学における認識の発展によってではなく、十九世紀中頃の数十年間における施設の拡大によって生じた行政上、教育上、医学上の問題によって刺激されて生じたように思われる[47]」。一八六〇年代から一八七〇年代における教育立法は、より多くの子どもが学校に行くことを要求し、学習に困難がある子どもを露呈させ、学習能力の低い子どもへの関心やその分類を引き起こす一因ともなった。次章で見るように、教育制度への同様の圧力もまた、精神医学的ケアの提供の変化と同様に、一九六〇年代の多動症に関する議論に影響を及ぼした。

スティルの観察を評価するためには、彼自身の性質や動機を考慮することもまた重要である。彼が観察した行動を「道徳的統制の欠如」として描いたことを思い出そう。すなわち、スティルの道徳性の問題についての姿勢が、小児期の行動についての彼の見解に大いに影響したにちがいない。スティルは生涯を通して独身であり、子どもを持たなかった。その代わりに、余暇はギリシャ、ラテン、ヘブライ、アラビア語の古典文学を原文で読むことに費やした。彼は同時代人によって「礼儀正しさの典型」、「奥ゆかしい」、「厳格なビクトリア朝風」、「生まれながらに保守的」と評された。すなわち、「彼は決して馬鹿話をせず、それを聞きたいとも思わなかった」。イングランドの小児科学会の会長であったが、「三歳から十歳までの小さな子ども（特に彼が男の子よりも好んだ女の子）に対するとき以外は、『異常に無口』」であった。[48] この記述を理由にスティルの観察の正確度を疑うべきではないが、スティルが小児期の行動をどのように判断し、その道徳性をどのように評価したのかについては、考えざるをえない。単なる臆測にすぎないが、スティルは幼い子ども、特に女の子を理想化し、特別に無垢で尊いものとみなしたのではないだろうか。おそらく子どもの行動が、彼が正常とみなしたものから脱線し、怒りっぽく、意地悪で恥ずべきものになると、他の人がそれを子どもに普通にみられる行動形態であると理解しても、彼は病的だと解釈した。繰り返すが、このような意見は臆測にすぎない。しかし、それらは、行動上の現象に関する歴史的記述を評価するにあたって、脈絡が重要であることを示している。脈絡は、次章で提示するように、多動症とその歴史のいかなる側面を理解するにしても、主要概念である。

脳炎後遺症

多動症の教科書の歴史によく引用される多動行動に関する次の例、すなわち、一九二〇年代初期に脳炎後遺症を患った人々にみられる行動においても、脈絡は重要である。脳炎性嗜眠、フォン・エコノモ病あるいは嗜眠病は、一九一〇年代後半に流行的に増加し、一九二〇年代後半になってやっと治まった複雑な障碍であった。この疾患は嗜眠、発熱、頭痛、緊張病などのさまざまな症状をもたらし、また、脳炎後遺症と記載される残遺状態も疾患そのものと同じだけやっかいであり、身体的障碍、摂食障碍、睡眠異常、そして、「過度の腕白さ」から「下劣な犯罪行為」にまで及ぶ社会的な破壊的行動を呈した。[49] たとえば、フィラデルフィア総合病院の精神神経科部長であるフランクリン・G・エボーは、彼が診た十七症例中二症例が性的早熟を示し、多くの者が乱暴な行動を示したと述べた。一人の「患者は家族を殺そうとし」、もう一人は「級友をナイフで刺した」。[50] エボーは他のよくある症状として、うつ症状（自殺企図を含む）、ヒステリー、不随意なチック症、不眠、ナルコレプシー、めまい、頭痛、視力障碍、精神薄弱を挙げた。[51] 脳炎後遺症の予後は、ある症例では、前頭葉白質切断術（脳葉切除術）を許容するほど深刻であるとみなされていた。もっとも、この処置もまたその歴史的脈絡に照らして検討する必要がある。[52] 報告された二例の大人の患者は、子どもの時に脳炎に罹ったのだが、前頭葉の白質切断術後には「満足して幸せ」であったが、「通常の社会規範に従って判断すれば……未だに責任能力がな」かった。[53] 脳炎後遺症に含まれるさまざまな症状は、スティルが記述した症状よりずっと多様であるが、この障碍の原因は、スティルの「身体疾患と関連した道徳的統制の病的缺如」の記載とよく似ている。[54] スティルはそのような行動を、腫瘍や髄膜炎から、頭部の強打や急性のリウマチに至る疾患や損傷と関連づけたが、脳炎後遺症の原因はその名によって明らかである。すなわち、症状は脳炎後にのみ存在した。

感染や外傷、自己免疫不全、あるいは出生前後の呼吸の問題により生じる神経学的外傷と異常行動とのこの関連づけこそが、脳炎後遺症が、その症状はもっとずっと深刻であるにもかかわらず、多動症の教科書の歴史の　領域を占めてきた理由なのである。脳炎後遺症の事例が、その後の研究者を勇気づけた。一九二〇年代にユージーン・カーンとルイス・コーエンが、そして一九四〇年代にアルフレッド・シュトラウスとハインツ・ウェルナーが、脳損傷と行動上の問題の関連をより深く研究した。[55] 前の二人の術語「器質的な衝動性」は、しばしば多動症の前身であると言われているし、後の二人は彼らが「微細脳損傷」と称したものを記述した。この用語もまた、病因論的にはもっと曖昧な「微細脳機能不全」に取って代わられるまで、多動症と関連づけられた。

そのような関連づけは、多くの専門家がそのような不穏な行動は心理学的というよりも神経学的な機能不全に基づくという説を確立するのに役立ったために、児童精神医学の歴史において重要であった。一九三三年のマリチューセッツ精神医学会でのカーンとコーエンの発表を論評したマイヤーソン博士のことばは、以下の如くである。

脳炎はおそらくこれまでのあらゆる心理学的業績以上に、人格の起源を解明したと私は考える。私はここにいる心理学者に当然の敬意を払いつつ、このことを言っている[56]。

言い換えれば、児童期の行動障碍は、心ではなく脳の病気であった。同様に、教科書の歴史の著者らにとって、脳炎後遺症は、多動症が家庭での体験、教育、世相、栄養といった環境要因とほとんどあるいはまったく関係がなく、すべて神経学と関係するという考えを、強固にするものである。教科書的接近法は、この部分でも残りの部分と同様に、ずっと複雑で多面的な現象を、単純化しそして医療化する。

アンフェタミンと多動症

多動症の教科書の歴史に掲げられる最後の挿話は、この障碍がどのようにして日常的に治療されるようになったかを、それとなく示している。既に述べたロードアイランドにある子どもの精神病院エムマ・ペンドルトン・ブラッドレー・ホームで一九三〇年代に優勢であった信念は、精神医学的問題は大部分が本来的に神経学的なものであり、神経外科的処置がしばしば是認されるというものであった[57]。これは、一九三〇年代のアメリカの精神科医の多くの信念を反映していた。というのも、ナチスのドイツやその他の中央ヨーロッパからやって来た精神分析家は、戦後のアメリカ精神医学を支配するようになるのだが、その頃は北アメリカへの脱出を始めたばかりであった。チャールズ・ブラッドレー（一九〇二―一九七九）は、ブラッドレー・ホームの創設者の甥の息子であるが、医療スタッフの長を務め、患者の神経学的評価に気脳写法を用いた。この方法は、脳のX線画像を鮮明にするために、脊椎を穿刺し脳周辺から多量の脳脊髄液を排出し、それを酸素やヘリウムや空気で置き換えることを含んでいた。それは苦痛を伴うものであった[58]。これは、一九七三年のホラー映画『エクソシスト』の主人公で、悪魔に取り憑かれた子どものリーガン・マクネイル（彼女の行動はスティルの子どもの一人に似ているように見える）が耐えた処置であった。一九八〇年代までには、コンピュータ断層撮影（CT）スキャンがこの苦痛を伴う危険な処置にほとんど取って代わった。しかし、一九三〇年代にはこの気脳写法は深刻な頭痛と吐き気をもたらした。ブラッドレーは脊髄液の置換を促進し、子どもの頭痛を緩和する目的で、患者にアンフェタミンであるベンゼドリンを処方した。この薬物は頭痛にはほとんど効果がなかった。

ところが、ブラッドレー・ホームの教師は、それが患者の学校での学習や行動能力を改善させるらしいことを観察した。(59) この薬物をさらに試した後に、ブラッドレーはそれを日常的に使用しはじめ、その観察を『アメリカ精神医学雑誌』に発表した。一九五〇年までに、彼は二百七十五人の子どもにそれを使用し、六〇パーセント以上に効果が認められると報告した。

『アメリカ精神医学雑誌』は、ブラッドレーの発見を「もっとも重要な精神医学的治療の発見」の一つとして記載してきたが、彼らはまた以下のことも認識していた。

ブラッドレーと共同研究者は彼らの観察を有名な機関誌に発表し、それらはマスメディアでも報じられたが、その観察が追試されるまでに二十五年が経過し、また、中枢神経刺激剤がADHDに広く使用されるようになるまでに二十五年以上が経過した。(60)

なぜそうだったのか。ある点では、子どもに薬物を処方することは、一九三〇年代には比較的ぱっとしない介入と思われていたようである。当時は、神経学に基づいた他のタイプの精神医学的治療が登場しつつある時代であった。インスリン・ショック療法(一九三三)、電気痙攣療法(一九三四)、前頭葉白質切断術(一九三五)などである。こうした治療の侵襲的で危険な性質を前提にすると、精神科医がたとえ子どもに対してであっても中枢神経刺激剤を処方することに反対するだろうと想像することは難しい。

ブラッドレーの発見に関する問題は、治療の供給や受容よりもむしろ需要にあった。ブラッドレーは脊椎穿刺を受けた子どもの頭痛を和らげようとして、薬物の効果を偶然発見した。すなわち、ベンゼドリンが学習や行動を改善するように見えるという彼の観察は、単なる付随的観察であった。一九三〇年代後半に多動症児の治療法に対する大きな需要があったなら、ブラッドレーの『アメリカ精神医学雑誌』の論文は、突然の衝撃以上のものであっただろう。そうはならなかった事実は、そのような子どもが、ずっと後になってブラッドレーの発見が積極的に取り上げられるまで、主要な精神医学的関心事として認識されなかったことを示している。しかしながら、大部分の教科書の歴史は、この二十五年の隔たりをもっともらしく説明し、多動症の治療に中枢神経刺激剤を使用する長い伝統のあったことを強調する。ブラッドレーの発見は、後の児童精神科医が多動症の治療に中枢神経刺激剤を使用する正統性を強調するために参照できる基準点を、提供するかもしれない。しかし、一九六〇年代にリタリンのような薬物が登場するまで、行動上の問題を有する子どもに中枢神経刺激剤を処方する伝統は確立されていなかった。

二十世紀初期の子どもの行動上の障碍の研究と、一九五〇年代後期に登場した多動症の概念を結びつけることは、同じく困難である。第一に、多動と不注意は、クロウストンとスティルが同定し、また脳炎後遺症や微細脳損傷の症状として挙げられたさまざまな行動上の問題のうちの、たった二つにすぎなかった。それらはまた、こうした病態にみられる他の行動、たとえば激しい暴力、犯罪的行動、そして自傷ほどに、すぐわかるものでもないし印象的でもない。脳にそのような損傷を与える児童期の病気や外傷は比較的稀であるので、そのような症状を呈する子どもも稀であった。

その上、一九六〇年代に診断された多動症の症例の大多数と異なり、脳炎後遺症や微細脳損傷の原因は自明であった。大部分の多動症患者の病歴では脳損傷が明らかでなかったので、一九六〇年代やそれ以後に多動症を調査した研究者は、病因を単に推測できただけである。このため、一九六〇年代までに研究者たちは、「微細脳損傷」をより曖昧な用語「微細脳機能不全」に置き換えた。その用語は、脳損傷のある者と、神経学的な機能不全の原因が知られていない者を両方含むことができた。

二十世紀の初期に記述された多動症児を取り巻く臨床状況もまた、その後の数十年間の多動症児の状況とは異なっていた。多動症について述べたもっとも早期の論文は、脳損傷や感染、アレルギーなど容易に同定される病態に罹患している子どもが示す行動を中心にあつかっており、多動行動の原因が説明できない子どもの行動をあつかってはいなかった。よく引用されるチャールズ・ブラッドレーによる中枢神経刺激剤の学習への影響についての観察などの他の論文は、既に精神病院の入院に至るほどの精神医学的問題を持っている子どもについて書かれたものであった。これらの症例では、多動症はそれ自体が病的とみなされる行動というよりも、特定の既に同定された医学的病態に関連した一つの症状であった。このことが、一九五〇年代以前に多動行動について書かれた一握りの論文と、それ以降に公表された無数の論文を区別する手掛かりの一つである。

クリックトンやホフマンやスティルなどの記述と、一九五〇年代後期の多動症の記述のされ方の繋がりが非常に稀薄であるにもかかわらず、なぜそれらがこの障碍の歴史の記述の大半で強調されるのだろうか。一つの理由は、そのような歴史が特に医師によって記載されてきた医学史の伝統的な記述法に合致するからである。社会学者アダム・ラファロヴィッチが述べるように、多動症の歴史の医学的記述は、「現代の臨床実践の進歩を特徴づけ、その用語体系をより高水準の科学的妥当性と実践的有用性に向けてゆっくりと磨き上げるものとしてのＡＤＨＤの歴史」について論じてきた[61]。そうした記述によれば、多動症は現代医学が前進的で常に向上しつづける事業であるという広義の考えに合致する。その上、多動症の歴史を過去の世紀にまで広げてみることで、この障碍は遺伝的、神経学的な缺陥として人間という集団に常に存在したという考えが補強される。このようにして、多動症は具体的なものとみなされ、意見を戦わすべき、論争の対象となる社会的に構築された仮説から、永続的で普遍的な生物学的事実へと変貌させられる。もし私たちが疑義を挟まずに多動症の歴史のそのような記述を受け容れるなら、その均一化の他の側面、すなわち、そのような行動が問題とみなされる状況を忘れることにもなるだろう。そして、このことが、次章で述べる主題である。

第二章　最初の多動症児

一九五一年三月十二日に、ハンク・ケッチャムは、『脅威のデニス』を出版した。それは、まったく関連のないイギリスのデニスが『ビーノ』のページを飾った五日後に、奇妙な運命のめぐりあわせによって発表されたアメリカ版であった。医師や教師が多動症児の特徴を記述しようとするとき、彼らはしばしばこの障碍の典型として、脅威のデニスを引き合いに出す。だが、アメリカのデニスを多動症児とするのは適切なのだろうか。漫画の内容を指標にするかぎり、答えは否である。多動症が明確な児童期の障碍となるはるか以前に創作された作品で、デニスは恐ろしく多くのやっかい事を引き起こし、不運にも両親や辛抱強い隣人のウィルソン氏をいらいらさせる。しかし、デニスが描かれたとき、肯定的なことばが用いられる。たとえば、衝動的、注意散漫、多動といったことばではなく、早熟、熱心、精力的といったことばが使われている。デニスは精神障碍児としては描かれていない。むしろ彼は正常なアメリカの五歳半の男の子として描かれていて、確かに物思わしげなジョーイや横柄なマーガレットより活潑で抑制がきかないものの、決して病的ではない。

多動症の専門家によって、多動症の広告に登場する多くの子どもの一人として脅威のデニスが選ばれた事実は、彼が創作された時と彼の性格特徴がもっと否定的に認知されるようになった時の間に、何らかの変化が生じたことを示している。デニスのような男の子が多動症とみられるようになったのはいつか。また、デニスが最初の多動症児でないとすると、誰がそうなのか。医学研究の文献をすばやく検索すると、最初の疑問に対するそれらしい答えが一九五七年に見つかりそうである。この年は医学文献上での多動症についての大きなうねりの第一波があった年であり、それ以後この波はいまだに引いていない。[1] 誰が最初の多動症児であったかを言うことは不可能である。しかし、彼がアメリカ人で男の子であり、もし一九五〇年代後期に診断されていたとすると、ベビー・ブーム世代の一人であったと考えても間違いではないだろう。なぜそうであるのか。

このかなり複雑な疑問に答えるためには、なぜ過去五十年間に多動症がこれほどの広汎な現象になったかを深く理解しなければならない。この疑問はまた、この時期に他の精神障碍の激増に関して、多くの歴史家が抱く疑問と同様のものである。うつ病、心的外傷後ストレス障害（PTSD）、神経性無食欲症、全般性不安障害（GAD）、強迫性障害（OCD）および反抗挑戦性障害（ODD）は、この半世紀の間に現れたか、あまり知られていない状態からごく普通に知られる状態となった精神障害のいくつかの例である。多動症の場合と同様に、これらの障害が回顧的に診断できる症例のあることを根拠にして、これまでもずっと存在していたことを強調する教科書的「歴史」を見つけることは可能である。そして、同様に、これらの障害の歴史を深く分析するならば、疑問は「このような病態がずっと過去にも存在していたのか」から、「なぜそれらが今これほど流行するようになったのか」にすばやく移り変わるのである。

精神科医で歴史家であるデイヴィッド・ヒーリーによると、軽度および中度のうつ病の有病率は、一九五〇年代にこのような障害を治療できる薬物が開発されたのに伴って、急速に上昇した。製薬会社は抗うつ剤や精神安定剤を精力的に宣伝しただけでなく、軽度および中度のうつ病の概念それ自体をも売り込んだのである。この増加には、うつ病の汚名感の減少やだんだん世俗的となる社会の実存的不安など、数多くの社会的要因が影響しているものの、製薬会社が一九五〇年代に発刊された医学雑誌でうつ病の遍在性をいかに広告宣伝したかを一瞥《いちべつ》するだけで、ヒーリーの議論が信頼できることがわかる。(2)

一方、戦後精神障碍の出現には草の根的要因があった。たとえば、人類学者アラン・ヤングの研究は、ベトナム戦争の退役軍人が、PTSDを確実な根拠のある病態として確立するためにどのように貢献したかを論じている。もちろんヤングは心的外傷の記憶の概念が十九世紀に出現していることを知っていたが、ジグムンド・フロイトやピエール・ジャネのような精神科医が定義づけたこの概念や、第一次世界大戦に関連づけられる戦争ノイローゼと、DSM–ⅢのPTSDで記述されている概念の間には、明確な違いがある。(3) PTSDは、時間を越えて存在したというよりは、

この障碍の診断や研究や治療や表示の基となる実践や技法や物語によってだけでなく、努力や資源を動員するさまざまな利益や制度や道徳的議論によっても、紡ぎ出されてきたものなのである。(4)

同様に、ヤングは、心的外傷の記憶の概念が、社会的偏見に従って、時間とともに変化すると論じる。(5) ベトナム戦争の記憶が薄れ始めると同時に、二〇〇一年九月十一日のツイン・タワーの崩壊が、アメリカの新しい世代の心的外傷の原因となった。ニューヨーク市民がテロリストの攻撃

に直接影響されてＰＴＳＤに罹る危険性があると思われたが、他の都市の人々、特に子どもも、その事件がくりかえしテレビで放送されたため、ＰＴＳＤになる危険に晒されていると思われた(6)。

　多動症の歴史はうつ病やＰＴＳＤの歴史にある程度似ている。うつ病がそうであったように、製薬会社は多動症が治療できることを宣伝すると同時に、多動症の概念をも宣伝した。多動症は、ＰＴＳＤと同じく、専門家でない人々によっても宣伝普及された。特に学業不振に悩んでいる子どもの親や、仕事や学業や社会的困難を説明するために多動症の診断を望む大人によって、支持され広められた。ＣＨＡＤＤのようなロビー活動団体もまた、多動症が実在の障碍であり、治療可能な神経学的病態であるという考えを売り込むのに、相当な役割を果した。だが、うつ病やＰＴＳＤや他の精神障碍の場合と同じように、多動症の出現と急増には、他にも多くの理由がある。多動症がなぜこれほど遍在する医学的現象となったのかについての答えは、多くあり、しかも複合している。次節ではこれらの要素の多くに触れるが、その中の二つに特に焦点を当てる。第一の要素はラベル自体に、そして、それがこれほど多くのアメリカの子どもに、どのようにして適用されたかに、関連している。第二の要素は、なぜ、一九五〇年代後期にこのように熱狂的に、このラベルが適用されたかに関連している。

ラベルに何があるのか

ラベルは精神障碍を議論する際に重要である。すでに述べたように、多動症には多くのラベルが与えられてきた。それぞれのラベルは、この障碍やその病因、さらに予後および治療の違った側面を強調する。他の精神障碍を記述するために使われる諸ラベルの変化も、それらの障碍の理解に関する重要な変化を内に含んでいる。ほんの一、二の例を挙げれば、早発性痴呆からスキゾフレニアへの、そして多重人格障碍から解離性同一性障碍への、さらに戦争ノイローゼからPTSDへの用語の変化は、医学の考え方の変化を反映しているだけではなく、だれがそのような障碍をもつと診断されるかにも影響を与える。(7) ヒーリーによると、過去数十年の間にみられる躁うつ病から双極性障碍への用語の変化は、精神科医が、どのようにこの障碍を分類し、説明し、そして治療するかに関する、パラダイム変化を反映している。(8) 躁うつ病という用語は、この障碍のうつの側面を強調しているが、これと比較すると、双極性障碍は、診断を決定する際にスペクトラムのもう一つの側面が同じように重要であることを指摘しているのである。双極性という用語はまた、大衆文化で受け容れられ、美術家や音楽家などの創造的な人々や、歴史上のあるいは現代の文化で活躍する人物と関連づけられ、いささか粋な用語になった[9]。双極性の仲間には、喜劇役者のラッセル・ブランドや児童文学者のロバート・マンチュ、音楽家のシネアド・オコナー、そして二〇〇六年のこの話題のBBCのドキュメンタリーの司会をした俳優のステファン・フライがいる。最後に、「小児双極性障碍の躁状態」が出現し、その結果、なぜこの障碍が子どもでも診断され、気分安定剤で治療されるのかを巡って、多くの議論が生じた[10]。もちろん一九九〇年代および二〇〇〇年代の双極性障碍の大流行に影響した他の要因もたくさんある。ヒーリーによると、「病気を商う」製薬会社の役割が重要であったが、しかし、用語の変化や用語が意味するものもまた、きわめて重要であった[11]。

容易に使用できるラベルを造り出すこともまた、多動症の大衆化には重要であった。一九五七年に、児童精神科医のモーリス・ラウファーとエリック・デンフォッフは、「多動衝動性障碍」に関する二本の論文を発表した。そのうちの一つには、ジェラルド・ソロモンズも参加していた。表面的には、彼らの研究に異常なところは何もなかった。彼らは皆チャールズ・ブラッドレーの下、ブラッドレー・ホームで働いていた。そして、そこで、「精神病、神経症および行動障碍」の治療のために入院している子どもを対象にして、研究をおこなった[12]。彼らは当然のことながら、影響を受けた人物としてブラッドレーの名を挙げているが、クロウストンやスティルやカーンやシュトラウスのような、他の多動症研究の開拓者にはふれていない。彼らは、ブラッドレーと同じように、多動症の患者に中枢神経刺激剤を使用することを推奨し、彼らの患者の脳を調べるために脳波（ＥＥＧ）を用いた。[13] しかしながら、彼らが記載した障碍に関して注目すべきことは、その障碍が驚くほど広範囲のアメリカの子どもに、あまりにも容易に適用されたことであった。

その適用には三つの理由がある。第一の、そしてもっとも重要な理由は、ラウファーとデンフォッフが、先行の研究者が研究したよりも狭い範囲の行動に、彼らの関心を限定していたことであった。[14] 主に暴力的で反道徳的な行動に注目していたスティルや脳炎後遺症の研究者と違って、ロードアイランドの精神科医は、子どもの学業に影響すると思われる特徴に興味を持っていた。そして彼らが多動症と学業を結びつけた最初の精神科医であった。彼らは、このような子どもの特徴として、「多動、短い注意の持続、集中力の低さ、焦燥、衝動性、〔行動と学業の〕変わりやすさ、および低い学業成績」を挙げたが、「多動がもっとも顕著な項目」であると強調した。[15] 彼らが選んだ名前は、この強調を表している。そして、彼らの明確な用語は長続きしなかったものの、彼らが記載した障碍は長く生き続けた。小児科医のハワード・フィッシャーが最近『小児科学雑誌』で述べているように、ラウファーと彼の同僚が一九五七年に記載し、理解し、そして概念化した多動衝動性障碍と、今日多動症あるいはＡＤＨＤに関して信じられていることの間には、ほんのわずかな違いしかない[16]。このラベルによって、その後の研究者や臨床家は、彼らが同定し、診断し、治療することのできる特定の、しかも容易に適用可能な諸行動のひとまとまりに、注目できるようになったのである。

ラウファーとデンフォッフが強調した多動衝動性障碍の第二の側面はその遍在性であった。彼らの研究は入院している子どものみを対象としたものではあったが、彼らは多動衝動性障碍が「非常によくみられる」と強調した。実際ブラッドレー・ホームに入院している子どもから描出した五十人の子どものうち、三十二人が「多動衝動性障碍の臨床像を示した[17]」。さらに、著者らは、こう診断された子どもとそのように診断されていない比較対照群の間に、差異を見定めることは困難である、と示唆した。

一つの印象的な点は、すでに記載された諸特徴が子どもの発達過程である程度正常な子どもにみられることである。つまり、大人に比べると、子どもは多動であり、注意の持続が短く、集中力も低く、衝動的である。……発達過程で彼らはこの行動様式から脱却する。そして、実際多動症候群の子どものほとんども、発達過程で多動でなくなる[18]。

つまり、ラウファーと彼の同僚が記載した多動症児は、スティルや脳炎後遺症を研究した研究者が記載した、はっきりと障碍のある暴力的な子どもと比べると、「正常な」子どもとの共通点をはるかに多く有していたのである。ラウファーとデンフォッフは特に多動症の疫学を論じなかったが、彼らは多動症児が通常「普通の知能」を持っていることを強調し、普通の学校に通っている子どもにこの障碍がどのように出現するかを記述した。つまり、この障碍はブラッドレー・ホームで生活する子どものような、入院している子どもにだけみられるのではないことを示したのである[19]。そして彼らはまた、この障碍の学業問題への影響の仕方や治療することによって学業成績が改善することを、強調したのであった。このようにして、多動症は行動障碍であると同時に教育的な障碍となった。

最後にラウファーとデンフォッフは、はからずもスティルの難問に回帰することになった。それは脳炎後遺症や微細脳損傷を研究している研究者には無用な問題であった。彼らが観察した行動上の問題のいくつかのみが、外傷や感染による明らかな神経学的障碍によって生じるとするなら、神経学的障碍がない場合は何が原因となるのか[20]。ラウファーとデンフォッフの対象となった三十二人の子どものうち十一人（三四パーセント）のみが、「人生の早期の頭部外傷、脳炎あるいは髄膜炎のような脳損傷を引き起こしうると一般に認められている要因に関連する、明確な既往歴を持っていた」[21]。言い換えると、これらの子どものせいぜい三分の一強だけが、微細脳損傷あるいはシュトラウス症候群と記載される可能性を有していたのである。彼らは新生児期の問題や「純粋に情緒的要因が多動衝動性障碍の原因を説明するのに役立つかもしれない」と仮定したが、またこの主題についての彼らの考えは単に推論にすぎないと強調した[22]。

多動症の教科書の歴史に一般に引用される病態と違って、ラウファーとデンフォッフが記載した障碍は、広範囲に及ぶ現象となる可能性を有していた。この障碍はスティルの道徳制御の障碍や脳炎後遺症よりも少ない症状から成り立っていたが、このような行動特徴は、脳損傷の子どもにみられる症状に比べて、もっと一般的にみられ、しかもかなり正常な子どもにもみられた。彼らは、当時支配的であった精神分析学的精神医学のパラダイムの中で仕事をしていたので、彼らの多動衝動性障碍の説明に精神分析的な用語や理論や治療（精神療法）を組み込んだ。このようにして、生物学的精神科医と精神分析家の両方が、この障碍を受け容れ、治療できるようにしたのである。医学の教科書に引用されるそれ以前に概念化された多動症と違って、多動衝動性障碍は、少数の重い行動障碍の子どもに適用されるだけでなく、一般の子どものかなりの部分にも適用されうるのであった。ラウファーとデンフォッフの一九五七年の論文は、数百万人の子どもに適用可能な障碍としての多動症を記述することによって、現代的な多動症の概念の出発点となった。何十人もの、そしてその後に何百人もの研究者が多動症の研究を始めるのに、それほど長くはかからなかった。そして、この障碍は、ＤＳＭ－Ⅱに含まれるようになった一九六八年までに、アメリカで流行病的に数が多い障碍と認められるまでになっていた。

このラベルが広い適用性を持つに至ったのには、他にも二つの理由がある。児童精神科医ジャスティン・Ｍ・コールが二十年後に述べたように、「多動症のラベルがこれほど一般化したのは、理解するには大いに入り組んだ問題を、この単純な概念がわかりやすくした効果のためである[23]」。言い換えると、多動衝動性障碍は、教師や医師や親に、著しく複雑で手のつけられないほどの多面的な問題を、容易に認知する方法、つまりなぜ子どもが学校で不作法に振舞い、学業が振るわないのかを説明する方法を、提供したのである。「彼らは多動だ」は、すぐにどんな問題行動をも説明する包括的なことばとなった。この用語の妥当性を疑い、それを容易に使う人に疑問を呈することはできるだろうが、一九六〇年代までに、ほとんどすべての人々は、それが何を意味するかを、ある程度は知っていた。

多動衝動性障碍は、科学史家のイラナ・ローウィが「ゆるい概念（loose concept）」と呼ぶもの、つまり融通性と不確定性の要素を含んだ概念として、解釈可能である。ローウィにとっては、免疫学での「自己」（あるいは生物学的個性）の概念は、「はっきりとした科学の伝統に所属する科学者と医師の間での相互作用を促進する」に十分なほどゆるい。[24] ローウィはさらに、「不正確な概念は専門領域間を結びつけ、専門家集団の間の同盟を造り出す助けとなる」と述べる。このことは多動症の歴史においてもみられる。多くの医学領域（たとえば、小児医学、精神医学、神経学そして一般内科学）を代表する医師は、多動症の概念を正統なものとし、それを治療するための手段を妥当なものとするために、この概念を用いて、心理学者や教育者やソーシャル・ワーカーおよび親とうまく相互交流することが可能となった。[25] あるいは当時の教育者ジェイムズ・マッカーシーが言うように、「州の立法化、親の要求、連邦政府の資金提供および専門家の関心が一つになって、このような子どもが必要とする教育を執拗に求めるようになった」。[26]

多動衝動性障碍は数百万人の子どもに適用できる潜在力を持ってはいたが、精神医学の新しい障碍の発生には、もっと多くの要因が関与せねばならない。幅広い範疇《はんちゅう》や新しいラベルは、炎が蛾《が》を引きつけるように、自動的に患者を引きつけはしない。多動症を医学や文化の領域で目立つ存在にした事情は、どのようなものであったのか。多動症について言及していないレオ・カナーの独創的な教科書『児童精神医学』（一九五七）の出版と、「単に『多動症候群』という用語を話すだけで、医学や心理学やソーシャル・ワークや教育界で激しい論争が生じること受け合いであった」一九六〇年代半ばの間に、何が起こったのか。[27] なぜこの障碍がアメリカで最初に出現したのだろうか。一九五〇年代および一九六〇年代に、アメリカの社会で生じた多くの激しい変化が、多動症の出現に一定の役割を演じてはいるものの、第一の触媒は、冷戦および一九五七年に生じた別の出来事と大いに関係している。その出来事とは、ソビエトが「スプートニク」衛星を打ち上げたことである。

スプートニク後のパニック

一般に精神障碍の出現率が冷戦時代に増加したように見えるには、十分な理由がある。第二次世界大戦中に、二百万人が精神科的な理由で兵役につくことをアメリカ軍に拒否された。そのことが、アメリカ社会で精神障碍が蔓延しているという幻想を生み出した(28)。精神障碍が増加しているという認識が、アメリカの精神科医とりわけ精神分析家の後押しをすることになった。さらにこの認識は、戦争の緊急事態が、経済や政治や科学の方向を決めうるだけでなく、生産力のある市民になるためにアメリカの若者が身につけねばならないパーソナリティや行動の特性が、どのようなものかという考えを変えうることを、はっきりと示した。アメリカ合衆国とソビエト連邦の間の冷戦中に、競争が第三世界の戦場からオリンピックや宇宙空間や教室にまで広がるにつれて、若者への期待が増加し、それがアメリカの生活のさまざまな側面に浸透していった。とりわけ重要なことは、第二次世界大戦後に生まれた子ども、ベビー・ブーム世代が、ソビエト連邦との戦いでイデオロギー的にも教育的にも優位性を保つために、かなりの役割を果すべきであると考えられたことである。

冷戦の暗い影と核による滅亡の脅威にどっぷり漬かったこの政治的思潮の中で、多動症が出現した。ソビエト連邦が水素爆弾を開発し、最初の人工衛星を打ち上げ、宇宙に人間を搬《はこ》ぶと、多くのアメリカの有力者は、アメリカが「頭脳競争」に敗れたのであり、すべてのアメリカの子どもの学業成績が著しく改善しなければ、冷戦に完敗するだろうと確信するようになった。このいつまでたっても消えない認識が、三つの理由で多動症の診断を増加させることになる。第一は、アメリカの政治家や教育者や科学者が、なぜソビエトに後れをとったかを分析しはじめ、高度な学業達成を妨げていると思われる行動を同定し、その結果それらを危険視するようになったことである。多動衝動性障碍として簡潔に要約された多動症に関連する諸行動が、特に学習に悪影響を及ぼすとして、教育者によってすばやく認知され、攻撃の的となった。

第二に、アメリカの教育の批評家が、知的に能力のある人々の学業達成だけでなく、平均あるいは平均以下と考えられる人々の学業達成をも、心配するようになった。冷戦での競争し、ますます自動化されつつあった労働環境が組み合わさって、高いレベルの洗練された技術に対応できる労働者を必要とするようになった。このことは、すべての子どもがより高度の教育水準を達成するよう期待されることを意味した。『デンバー・ポスト』の発行者であるパルマー・ホイトは、「熟練した技術的頭脳を有するロシアの軍隊は今や二百七十万人に達する。アメリカ合衆国が追いつくためには、教育システムの改編が必要だ」と論じた[29]。そしてすべての子どもが、低い学業成績の子どもも含めて、前の世代よりも長時間学校に留まり、卒業のためにより高い水準を達成することを期待された。このような状況で、以前ならば学校を卒業し、多動症に関連する行動が必ずしも不利にはならない仕事に就いていた若者が、今や彼らに問題があると思われながら学校に留まることを期待されるのであった。

「スプートニク」と冷戦が多動症の出現に影響した最後の理由は、新しい教育専門職、スクール・カウンセラーの創出であった。スクール・カウンセラーの仕事は、教師と協力して、学業に苦しんでいる多動症の子どもを同定し、その子どもの欠陥に名前をつけ、そして診断と治療のために医師に紹介することであった。この機能を通して、カウンセラーは、多動症を診断する際に教育界と医学界を結びつける役割を果し、その結果、初めは教育的問題であったものが、確実に医学的問題になったのである。

このようにして、多動症児は認知されたアメリカの知的劣性の象徴となり、アメリカの安全保障に缺くことのできない学業達成の改善を求める政治家や医師や教師の標的となった。国家の防衛と教育的病理の出現の間の結びつきは、先例のないことではない。多動症の根本にある冷戦は、精神薄弱の新しい考えの展開をみたボーア戦争前後のイギリスの事情とよく似ている。マーク・ジャクソンが明らかにしたように、若いイギリス人の知的適応性についての懸念が、ボーア戦争の間に強まり、精神薄弱ではあるが白痴や痴愚ほどではないと考えられる個人を同定するよう、教育者や医師を駆りたてた。「痴愚との境界」にあるこれら「精神薄弱」の人々は、一つには同定しにくいという理由で、多くの社会的「邪悪」の原因、あるいは「絶対的な白痴よりも国家にとって危険」とさえ考えられた[30]。ジャクソンが主張するように、「痴愚との境界は次第にはっきりとした一つの病的状態と解釈されるようになり、労働者階級の貧民街に住む『都会の最下層民』が社会的健全さに対する主要な脅威であるとみなされだしたのであった[31]」。これと同じように、冷戦中のアメリカの教育業績への懸念によって、問題と思われる行動の形態や学生の種類に変化が生じ、それが、教育的および医学的介入の必要性を生じさせる一因となった。

精神薄弱と同様に、多動症は政治的緊張への反応として作り上げられたのであり、「教育的にも社会的にも正常な者と病的な者」の境界に位置している[32]。しかし冷戦と多動症の間の結びつきをもっと詳しく調べる前に、第二次世界大戦後の教育システムに影響を与えた他の要因のいくつかを考察することが重要である。この時期アメリカの学校は、さまざまな源から放射されるストレスに悩んでいた[33]。これらの中で主なものは、ベビー・ブーム世代の出現であった。七千五百万人の子どもが、一九四六年から一九六四年の間に生まれた[34]。皮肉にも、アメリカの歴史の中で最大の同時期出生群であるこの世代の産みの親である女性は、二十世紀の中でもっとも小さな同時期出生群の、特に一九三〇年代に生まれた世代であった。ベビー・ブームの子どもは、大恐慌と第二次世界大戦の間にこうむった設備不足にすでに悩んでいた学校システムにとって、過重となった。学校はまた教師の不足にも対処せねばならなかった。特に多くの女性教師が、一九四〇年代後半および一九五〇年代に女性の間での一般的にみられた傾向に一致して、職に就かないか、若くして結婚し子どもを産むために、教育現場を離れた[35]。同時代の教育評論家のポール・L・ガードナーは次のように述べる。

すし詰めの教室、増えるばかりの入学者名簿、そして今日の複雑な社会の中で急速に変化する世界といった事情の下で、国中の教師は、彼らの学生の福利のために責務を果そうとひどく苦労をしている[36]。

他の教育者は「経験のある教師や教室や時代に合った設備が、学齢期の子どもの著しい増加によって、まったく加速度的に不足したこと」が「教育の危機」を招く要因であると論じた[37]。多動症に興味を抱く研究者を含めた多くの研究者もまた、学校の詰め込み過ぎと行動や学業の問題の直接的結びつきを認めた。ほかならないラウファーとデンフォッフとソロモンズも、多動や注意散漫の傾向を持つ子どもや、それに悩まされる教師の問題の原因が、教育の詰め込み過ぎであると主張した。

今日のすし詰めの教室では、すぐれた知能を持っているように見えるにもかかわらず、じっと坐っておれず、授業に集中できず、決められた課題を終えることができず、しかも時に予想に反して完璧な答案を提出できる子どもに、教師はしばしば敵意を持つ。……その子どもは、しばしば学校教育の根本である基礎学力を獲得するのに失敗し、そのため、年が経るごとにだんだん学業に遅れをきたすようになる[38]。

彼らは、多動症を、過重労働の教師の敵意とともにすし詰めの教室によって悪化する生まれつきの病態と考えたが、それと同時に逆の場合の方がもっと正確な事態であると考えることも可能であった。言い換えると、子どもで充ち溢れている教室でストレスを抱えた教師に教えられる子どもは、やっかいな子どもとして認知されやすく、多動症として選ばれてしまった可能性がある。

学校システムに対するベビー・ブーム世代の衝撃は、しかし、学校に入学する子どもの数によるものだけではなかった。歴史家スティーブン・ミンツとスーザン・ケロッグは、この時期のアメリカ社会は「子ども中心的」であった。つまり、アメリカの子どもに支配され、そしてその子どものことを心配する社会であった[39]。子どもを育てるのにより安全な場と信じられていた急速に発展しつつある郊外で家を購入することや、年に三百億ドル以上の価値を産み出す少年少女向けの製品産業から、テレビやロックンロールの出現に至るまで、アメリカの生活の多くは、若者の経済的、社会的および文化的関心を中心にまわっていた。子ども中心社会は、しかし、必ずしもすべての人々によって肯定的な発展と考えられていたのではなかった。一九二〇年代に脳炎後遺症を研究していたフランクリン・イーボウは、「子ども中心の」アメリカ文化に警鐘を鳴らし、子どもの気まぐれのために社会が必要とすることを見失ってはならないと論じた。彼の考えでは、放任は永遠の「子ども」共同体の中で、自らの未来を達成するかわりに、ビート族の大草原で存在意義を絶えず求める心理学的不具以上のものを創り出さない[40]。言い換えると、子どもは自分中心の欲望に奉仕するよりは、社会に奉仕するように教育されるべきなのであった。

このような考えは、ソビエト連邦が二個のスプートニク人工衛星を軌道に打ち上げた一九五七年に急速に作られていった。遅れていると思われていたソビエトが最初に宇宙空間に達したことは、アメリカの軍隊や科学界や教育界にとってショックであった(41)。アメリカの教育者や政治家の精神状態に対してスプートニクがいかに衝撃的ではあったかが、スティーブン・A・エデの次の詩にほぼ示されている。

スプートニク後パニック

熊が
　宇宙球を投げ上げた
　　天空に
　　　競技場の左側から
　わしらはその時本当に仰天した
わしらはわしらの宇宙球プログラムをふくらました

わしらはわしらのことばもふくらました
わしらはすべてをふくらました
　わしらがそれで月に人をやるまでになった
ほう！
　わしらは熊を打ち負かす。
そう！
　わしらは熊に見せてやった
　すべての人類のための巨大な蛙跳びを(42)

モデの詩は、スプートニクがアメリカ人にたたき込んだ恐怖だけではなく、人工衛星の打ち上げがもたらした学問上の劣等感をも捉えている。したがって、ハイマン・リッカバー（一九〇〇—一九八六）やジェイムズ・コナント（一八九三—一九七八）やマックス・ラファティ（一九一七—一九八二）のような、多くの保守的な教育者や政治家は、アメリカの知的な欠陥を教育システムのせいにしたのであった。バーバラ・イーレンライヒとディアードレ・イングリッシュは、スプートニクはアメリカの育児の専門家、教育者、および冷戦の宣伝活動家の眼に紙つぶてを投げつけた……共産主義の子どもは、アメリカの子どもに受け容れられていると思われる脅威のデニスのパーソナリティと比較すると、恐ろしいほどまでに協力的で柔和な性格であった[43]。

当時の教育者は、このような批判を深刻に感じとり、「ソビエトの宇宙空間へのスプートニク打ち上げが、われわれに対する批判の正真正銘のパンドラの箱を開けたように思われる」と嘆いた[44]。多くの教育者にとって、スプートニクは「アメリカの教育……を歴史上類をみないほど激しく広汎な批判や攻撃に晒す原因となり」、また「学校を……恐ろしい炎で包んだ[45]」。著名な児童心理学者であるエリク・エリクソンは、「危機の感覚が、長い冷戦と『遅れている』と思われていた競争相手の強力な技術力の突然の発覚によって、鋭くなった」と述べた[46]。

批判の第一の攻撃目標の一つは、哲学者ジョン・デューイ（一八五九―一九五二）が思い描いた、民主的で、経験的で、平等主義的で、なかんずく子ども中心の学習という特性を持つ進歩的教育運動であった。教育史家ダイアン・ラヴィッチは、一九四〇年代まで進歩的教育が「アメリカの教育学で優勢であり……一般通念であって、アメリカの教育学者の共用語」であったと主張した[47]。

理論的には、進歩的教育は、子どもがアメリカ社会の生産的なメンバーとなるために必要な技量と知識を学習できるように、実践的で容易に理解できる経験を与えることであった。この運動の支持者、コロンビア大学教授のウィリアム・ハード・キルパトリック（一八七一―一九六五）によると、その進歩的教育法は「子どもが直接の現在に知的に対面することを学ぶことによって、未来に対面できる」ように教育することであった[48]。たとえば、子どもは、学校の所有地で野菜を育て、それを市場で教師や親に売ることで、生物学と算数と経済学を学ぶだろう。このような活動的な環境では、多動症の傾向を持つ多くの子どもは、すくすく育つとまではいかないが、気づかれることはなかったであろう。

しかしながら、このような環境を創り出すことは容易でなかったし、教師にかなりの負担を課した。デューイは、必ずしも理解しやすい著作者ではなかったし、しばしば誤解されていた。特に、子ども中心に運営される教室がどうあるべきかについて、彼がどれほど厳密に考えていたかに関して、そうであった[49]。進歩的な教室は、混沌としていて、無目的のようであったかもしれないが、表面下では数えられないほどの学習経験が生じていた。ジャン＝ジャック・ルソーの『エミール』で記述されている教育哲学と同じように、生徒は実に念入りに計画された偶発事を通して、学ぶようであった。したがって、進歩的な教室を担当する教師は、このような経験を通した実習が学習となり、混乱をもたらされないようにするために、高度な技術を身につけており、十分教育されていなければならなかった。一九四〇年代後半のニュース映画『時の行進』が描いたように、教師は「進歩的教育の要石であり……彼らに必要とされる資質は勤勉、忍耐、多数の眼、そしてすぐれた身体的耐久性」であった[50]。

このように大いに期待されたにもかかわらず、多くの進歩的教育の教室は、子どもにもっとも基礎的な学習技能さえ教えられない、無秩序で舵《かじ》のない状態にあると考えられていた。そのニュース映画に登場する一人の父親は、「フォックス先生、待ってくれ。私の子どもにかわいい絵を書いたり、小鳥の巣箱をつくるのを教えるのはいいことだ。だが子どもは九九の表さえ知らないんだ[51]」。進歩的教育は一九五〇年代に衰退の途にあったが、保守的な教育者や政治家にとっては、アメリカ教育の誤謬《ごびゅう》の象徴として作用し、彼らを悩まし続けた。スプートニクは、進歩的教育を批判する人々に対して、もっと厳格で、学科を中心とする権威主義的に構造化された教室への復帰が、教育的に効果があるだけでなく、国家の安全保障にもきわめて重要であることを示した。学校を「本当の楽しい」場所にするという進歩的教育者の約束は、宇宙競争のまっただ中にいるその批判者にとって、軽薄であるように思えた。進歩的教育者は、ベンジャミン・スポック（一九〇三―一九九八）を含めた他の子どもの専門家とともに、アメリカの教育の欠点に対する非難の矢面に立たされたのであった。[52]

実際、「ソビエトは科学や技術領域の訓練された頭脳の産出では、われわれのはるか先を行っている」という恐怖は、教育者や科学者や政治家や軍人の間に、アメリカの教育に対する痛烈な批判を引き起こした。[53] アメリカの教育にもっともはげしい攻撃を加えた著作には、海軍大将のハイマン・リッカバーの『教育と自由』（一九五九）やジェイムズ・コナントの『アメリカの高等学校の今日』（一九五九）、アーサー・S・トレイスの『イワンが知っていてジョニーが知らないこと』（一九六一）、そしてマックス・ラファティの『悩める小さな子ども』（一九六二）などがある。「核装備海軍の父」としてよく知られている海軍大将リッカバーは、「国家が脅威的危機の時期にあるのに、学校はわれわれを裏切っている。この好戦的な世界にあって不十分な教育は、破局をもたらす」と論じた。[54] 教育者アサ・S・ノウルズ（一九〇九―一九九〇）はこれらの所感に呼応して、次のような警告を発した。

この天球〔スプートニク〕は、われわれにとって教育的努力の最高の質と規模の拡大が単に望まれているのではなく、今緊急に必要であることを、告げている。……二十世紀の未来は教育と、そのシャム双生児の片方である研究を最優先する人々の手に握られている。[55]

物理学者ロイド・バーカー（一九〇五―一九六七）も同じように、「頭脳力はわが国が未来の経済的社会的健全さのために頼らねばならない資源である」と断言した[56]。多くの批評家は科学に焦点を当てたが、英語学の教授アーサー・S・トレイスは、アメリカ合衆国が人文学の研究においてもソビエトに後れをとっていると論じた[57]。ソビエトの小さな子どもはトルストイを読むのに、アメリカの子どもは、ディックやジェインや犬のスポットで満足することしか期待されていなかった[58]。

このような出版物の狙いは明らかであった。教育は冷戦で勝敗を決する戦場であり、一九五七年時点では、ソビエトが勝利したとする見解が支配的であった。ほとんどの批評家にとって、この認知された破局の解決法は、一九三〇年代以後教育哲学を支配していた子ども中心の進歩的教育の「おもしろくて遊び感覚」の接近法を拒否することであり、そしてもっと厳格で、学業中心の標準化されたシステムを実行し、その中で、しっかりと連邦政府によって確立された目標を学生が達成できるように設定することであった[59]。学業で苦労している学生の障害物を見つけ出し、彼らにさまざまな補習方法を示し、彼らの学業能力にふさわしいレベルに達するように励ます努力が、実際になされるべきなのであった[60]。このような勧告が、全面的ではないにしても、主として教育行政によって承認され、そして連邦会議で二つの法律によって支持された。その法律のもっとも有名なものが国家防衛教育法（一九五八）であり、もう一つは、初等および中等教育法（一九六五）であった[61]。

国家防衛教育法（ＮＤＥＡ）は、その立案者や議会の立会人がスプートニクへの直接の反応と考えたように、学校教育のあらゆるレベルで、科学、数学、英語および外国語の教授法を改善し、学生指導相談員を雇い、学生が学校から脱落するのを予防するために、十億ドルを支出した。ＮＤＥＡが可決された時の健康と教育福祉省長官のアーサー・Ｓ・フレミング（一九〇五―一九九六）にとっては、この法律は「教育が国を統一する力である」ことを表明しており、また「教育を受けた一般市民は国のもっとも大切な資源である」ことを証明したのであった[62]。スプートニクは、「アメリカの誇りに一撃」を与えたが、フレミングにとって、それはまた「われわれを目ざめさせ奮い立たせて、教育システム全体を厳格に自己点検させるに至った」のであった[63]。したがって、多くの人々はソビエトの人工衛星を、けがの功名とみなしたのである。

まさしくその名前によって、ＮＤＥＡは教育業績と軍事力の結びつきを目立たせることになった。核時代の最初の数十年の間に、戦争は筋力よりも頭脳を重視する科学的事業と見られるようになった。超大国の相対的強度は、どれだけの核爆弾を保有しているか、それらがどれほど強力か、そしてそれらはどれほどすばやく作動させられるかによって判断された。生身の兵士はほとんど時代遅れと思われた。同様に、宇宙は、それに属するものやそれ自体の科学的探究に価値があると見られるのではなく、主に軍事力にとってどんな意味があるかによって、重要と認知された。[64]しかし、このような考えは、その後の出来事によって、大部分誤りであることが明らかになった。ベトナム戦争は、二十世紀後半の主要な戦闘様式はゲリラ戦争であって、非常に多くの兵士を必要とし、そしてその命を奪うことを、化学的および生物学的武器は言うに及ばず、数多くの核爆弾を保有しているアメリカ人に、悲劇的にも証明した。同様に、一九六九年夏の月への宇宙飛行に向かうアポロ11号の偉業は、NDEAの目標の多くが実現されたことを示しているが、その後宇宙空間競争の政治的便宜主義が消退するにつれて、宇宙計画は沈滞していった。しかし、教育上のゆゆしき遺産は残った。アメリカの学生への期待が増加し、学業的に劣る子どもの特性が世間に注目されるようになったのである。

未来の科学者と成績不振者

若いベビー・ブーム世代の教育達成の程度がますます綿密に調べられるようになるにつれて、多動、衝動性そして不注意が、学業不振およびその延長線にあるアメリカの若者の知的欠点と関連づけられるようになった。多動衝動性障碍としてまとめられたこのような特性は、一九五〇年代後期の教育熱のさなかにあって、特に有害と考えられた。それらの特性によって、それ以外の点では知的な子どもが、教育上の成功を達成できなくなると考えられたからである。このような関連づけの例は、一九六〇年代初期にすでに教育システムに缺陥があることを認めている、定期刊行雑誌『特別児童』に載った一つの研究である。著者らは、「われわれの社会での才能の使用について大いなる懸念」があると認め、「(教育) システムでの消耗」に対処する方法を見つけたいと述べた。[65] 彼らの研究は、夏季キャンプに参加した「成績不振者」の衝動性の比率と「未来の科学者」のその比率を比較したものである。彼らは、「未来の科学者」が成績不振の級友よりもはるかに衝動的ではないだけでなく、運動の活動性もより制御できること、言い換えると、多動でないことを、見出した。[66] 研究の結論は、成績不振の生徒の示す衝動的で多動な行動は、成績不振者と、コナントやリッカバーのような批評家が望む「未来の科学者」を区別する鍵なのであった。他の当時の研究者もまた、学業の成功には衝動の制御が重要であると強調し、衝動の制御はほとんどが生得的活動であると述べた。一人の教育者が記述しているように、「いわゆる制御の究極にして最高の目標は、教師やグループの統制によって生じるのではなく、個人の内部の自己制御の確立に伴って達成される[67]」。

衝動性と多動についての懸念は、アメリカの教育者、医師および政治家が、もっとも有害とみなす行動特徴に関する考えの変化を反映していた。一九五〇年代後期以前にもっとも憂慮されていたのは、不活潑な傾向にある内気で引っこみ思案で神経質な子どもであった。しかし、スプートニクの発射後に知的成績がますます重視されるようになると、過剰に活動する子どもがひどく心配せねばならない対象となった(68)。児童精神科医であるグレゴリー・ロックリンは、それまでの傾向を説明しつつ、次のように述べた。

年少児の運動活動性は、たとえ過剰であっても、その反対の状態よりも好ましいと考えられている。多動の子どもは、内気で抑制的な子どもと同様に、情緒的に障碍されているかもしれないが、内気の子の方が多動の子よりもっと心配されがちである(69)。

あるいは、教育者アリス・ケリアーがその状況を記述したように、精神保健の従事者は「引っこみ思案で内気で実際に病気の子どもの方をもっとやっかいだと思っている(70)」。

しかし、一九五〇年代後期までに、教育者は不活潑で内向的で孤独な子どもよりも、活潑すぎて手に負えない子どもを憂慮するようになった。この変化はキャサリーン・リーブスの『小学校教師』誌に連載された「私たちが教えている子ども」に反映されている。連載中に、焦点が内気で引っこみ思案の子どもから、多動症の症状の多くを示す十歳のチャールズのような子どもに移っていたのである。チャールズは、

よく動く黒い瞳と、落ちつかない手足と、彼が考えと動きを同調させられないために生じていると思われる信じられないような協調性のなさを、持っていた。彼は次々と興味の対象を変え、一瞬一つのことにこだわり没頭するものの、飽くことを知らずに次々といろんな活動をした。すばやさ、落ちつきのなさ、急に思いつく質問、我慢のなさ、焦燥感などが、状況にうまく対応できないときの彼の行動の特徴である。[71]

リーブスの論文の題名「それぞれの自分自身のここちよい時間」は、このような子どもをあつかう際の忍耐、多くの教育批判者が好む以上の忍耐を、彼女がすすめていることを示している。実際彼女は、チャールズがもっと集中力をもって、しかも猛烈さと「本質的なパーソナリティ」を保持しつつ勉強できることを望んだ。[72] しかし、スプートニクが教育システムに与えた圧力を前にして、多動症に関連する症状は、教育的にも医学的にも著しく重要な問題として、次第に深刻に

あつかわれるようになった。

一九六〇年代にみられる子どもの発達理論の変化もまた、チャールズのような子どもを、リーブスが好んだような発達過程に沿ってやさしく導くかわりに、同定し診断し治療すべきであるという考え方の生まれる一要因となった。特に小児科医や児童精神科医は、児童期や青年期の精神病理の多くが社会的な要因で生じ、本質的に一過性であると考えるエリク・エリクソンのような発達理論家を疑問視するようになった。多くの精神科医は、多動症のような障碍が大人になっても持続し、雇用や労働能力の妨げとなり、おそらく慢性のうつ病やスキゾフレニアのような病的衰弱状態になることを恐れるようになった[73]。ジェイムズ・F・マスターソンによると、エリクソンの危険な考え方は、治療的介入、青年にとって決定的に重要な出会いとなる介入を妨げた[74]。教育者もまた、「予防の費用は衰弱と治療により生じる費用よりはるかに少ない」と認め、多動症と衝動性のような問題を同定することに取り組まざるを得ないと述べた[75]。このようにして学童児の多動症は、学業不振の前兆であるだけではなく、その後にさまざまな方面で国家に損失をもたらす精神保健上の問題の前兆とも考えられるようになった。

しかし、それ以外に多動症を学業不振の象徴にするためのもっと巧妙なやり方が存在した。たとえば、『小学校教師』誌に載った一連のケロッグの朝食のシリアルの広告は、三人のやっかいな子どもを登場させている。その子たちはそれぞれ違った多動症の症状を示した。「窓をみつめるウェンディ」は、「席に坐ったままで授業をさぼる」。彼女は不注意の障碍の子どもの表象であった。「落ちつきがなくいらいらしている」「レモンドロップ児」は多動症児として描かれていたし、「ぜんまい仕掛児」は「クラスの中の反抗の中心」になりがちで、衝動的で挑戦的な子どもを体現していた。[76] しかし、ケロッグの広告によると、これらの子どもは教育システムの改善を必要としているのではなく、もっとすぐれた朝食、理想的にはケロッグのコーンフレークの箱に入っている朝食を必要としていたのである。ケロッグのような会社が注意力のない多動で衝動的な学童に関する懸念を取り上げたことは、このような行動が一九五〇年代後期にどの程度問題であると考えられていたかを示している。このような子どもは、フィジェッティ・フィリップのような登場人物が示しているように、いつも親や教育者にとってやっかいである。しかし、スプートニク以後、多動症の子どもは、それまで憂慮されていた引っこみ思案の内気な子どもに代わって、ますます教育的にも精神医学的にもやっかい者として取り上げられるようになった。以前は弱々しくて劣っているとして嫌われていた「インテリ」は、数多くの教育者が認めるように、今や新しい視点で見られるようになった。[77] あるいは、一九五七年の学士院でヴィスカウント・ヘイルシャムが述べたように、国は危険を覚悟でインテリを無視している。……スプートニクを発明したのは、ソットボールの主将でもなく、宝剣奉持者でもなく、インテリである。科学の分野でペニシリンを発見したのも、原子を分裂させたのも、プリント配線や電子脳や誘導ミサイルを考えたのも、インテリだ。(78)

このようなインテリの育成に熱をあげた教育者や親や政治家は、ますますリーブスの「チャールズ」のような子どもに悩まされるようになった。そして彼らは、多動症のような障碍が、子どもが成功するために苦悶する理由をうまく説明することを、理解した。

落伍者には社会に居場所がない

二十世紀前半を通じて、「チャールズ」や「窓をみつめるウェンディ」や「レモンドロップ児」や「ぜんまい仕掛児」は、彼らのパーソナリティや素質に適した仕事があったので、十代前半に学校を卒業したであろう。しかし、スプートニクの発射後、多くの教育批評家の意見では、これはもう受け容れられなくなった。「落伍者には社会に居場所がなく」なったのである[79]。そのかわりに、科学の発展でもう一度ソビエトを追い抜ける競争力のある、技術的に洗練された労働力を確保するために、高校の競争率のはっきりとした上昇が必要条件と考えられた。精神遅滞の分野でケネディおよびジョンソン両大統領の顧問であったスタンフォード・L・ワーレンのことばによると、アメリカ合衆国はすでに「教育を受けていない筋肉労働者の大量の労働力を必要としているという口実で、早期に学校を落伍する者をこれ以上無視できない[80]」。ジョンソン大統領自らが述べるように、「高校卒業者が従事する仕事が過去十年間で四〇パーセント増加した。学歴の低い者のための仕事はほぼ一〇パーセント近く減った[81]」。そして、その頃から多くの多動症の子どもにとって不熟練の労働を見つけるために学校を中退する道は、その当時からもそして今も、もはや選択肢ではなくなった[82]。早期に教育過程から離れる者の比率は実際に低下していたし、半世紀で低下しつづけたが、中退者は、国家の問題であるだけでなく、「国家の安全保障」の問題と認知されたのであった[83]。

スプートニクが、ますます多くの若者が高校を卒業して、望むらくは大学に行くべきであると認知されるようになった唯一の誘因だったわけではない。アメリカ人は、職場が次第に自動化され、不熟練労働が消えていくことも憂慮していた。アメリカ合衆国の労働省の見積りでは、一九七〇年までに職業の五パーセントだけが不熟練労働となるようであった。[84]　また、一九四四年の軍人再適応法も重要である。この法律は（通常退役軍人法として知られており）、帰還する兵士に高校を卒業するための奨学資金を与える根拠となった。退役軍人法はうまく機能し、一九四七年には帰還兵がすべての大学の入学者の半分近くを占め、法律の最終年の一九五六年までに、第二次世界大戦のアメリカの退役軍人千六百万人の約半数が、教育プログラムに参加した。[85]　このことは、そうでなければそのような機会を持つことのなかった労働者階級の退役軍人に、大学教育を与えることになっただけでなく、このような退役軍人の子どももまた高校を卒業し大学に通うことが期待されることを意味した。

しかし、ソビエトの業績に対抗することを考える人々にとって、高校卒業だけでは、「頭脳競争」に勝てないのであった。リッカバーのような批評家は、もっと科学者や工学者や技術者を養成するために、もっと多くの卒業生を求めただけでなく、授業時間を増やし、宿題を増やし、彼らがもっと短い時間でもっと高い達成レベルに到達することを要求した。[86]　ハーバード大学前学長であり、西ドイツ大使であるジェイムズ・コナントは、特に英語や数学や外国語や科学のような中核となる学科で、もっと高い水準が達成されるべきであると考えていた。[87]　コナントにとっては、発展しつつある郊外の中流階級の学生に対してだけでなく、アメリカの諸都市の貧民街に住むもっと貧しい学生にも、これらの期待がかけられるべきなのであった[88]。

ますます技術的に洗練されていく労働力のためには、もっと高水準の教育が必要であると考えられたが、このような接近法には缺点があった。一九六〇年代後期にアメリカ精神病理学会に提出された研究によると、

職業上の成功の前提として学業上の資格証明がますます強調されるようになった結果、在学年数が間断なく延長し、……職業的に成長していく経路には、就労への移行に際し望ましい選択をもたらすよりも、むしろ妨げとなると思うしかない障壁が置かれている[89]。

高い水準の教育は、『サイエンス』誌の編集者への手紙が次の如く述べたように、学生の意気を削ぐことにもなった。

スプートニク後、教育者は突然に適度な宿題量の時代は終わったという考えに汚染された。それ以後、学生は宿題として出された百の課題をこなすだけではなく、もっと多くの本読みの課題を追加された。それぞれの教師が、自らの宿題が学生の起きている間のすべての時間

を占めるべきであるという態度をとっているように思われた。(90)

手紙の主は、このような「圧倒的な量の宿題は、実際に学生が学科を学ぶ能力を低下させ」、その結果、学生が「科学者や学者になる夢をあきらめる」ようになり、コナントやリッカバーの意図と反対の結果になっていると論じた。

高い教育水準はまた、落伍者の欠点を詳細に検討する機会を与えた。『ニューヨーク・タイムズ』の教育評論家であるドロシー・バークレーは、次のように説明する。

……一九五八年の学校の実状は、ほとんどまったくの引き締め状態であった。しかし、いくつかの教室あるいは地域では、それは不幸にも弾圧の様相であった。大学入学への心配やアメリカの技術的能力についての一般的な不安が、宇宙空間競争によって鮮明になり、中学校や高校での学業のより高い水準の達成を要求することと結びついていた。教育方針の変更は、子どもの一部に新しい刺激を与えはしたが、適用を誤ると、この突然の厳しさは、十分に準備ができていないために新しい要求に応えられない子どもに、多大の緊張を強いることになる。……しかし、平均的な家族にとって、もっとも重要なことは、学業不振者をいぶし出し、彼らの努力を刺激するために大変な注意が必要であったことである。さまざまな能力を持つこれらの子どもは、まだその潜在能力を発揮するに至っていないのである。(91)

リタリンが子どものために初めて市販される二年前の一九五九年に、この記事を書いた時、バークレーは、彼女の「学業不振者をいぶし出し彼らの努力を刺激する」という句に内在する皮肉に多分気づいていなかった。それでも、バークレーは、それ以前の数十年間であるなら十代前半に就労のために学業を終えたであろうこれらの学生の学業上の問題が、高い教育水準によって目立つようになることを認識していた。多くの労働集約的な職業で肯定的に評価されていた、活動的で精力的な傾向を有するこれらの学生は、いまや席にじっと坐って講義に耳を傾けることを期待された。実際に、研究者は、多動で不注意の子どもが学校教育の後段で出現する「抽象的概念がますます強調されること」に関して、「極端に劣った学業成績」を示すことに気づいていた。(92) この状況は、「学習にほとんど役立たない諸事実、多くの学業上の失敗が……個々の子どもの気力を奪い、ひどい失敗感や動機の喪失の原因となるという」事実によって一層悪化した。(93)

このような問題は特にアメリカの拡大しつつある貧民街に関係していた。貧民地域の学校の中途退学率についてのコナントの懸念、「そこでは九、十、十一学年の半数の子どもが中退する」

ことについての懸念は、あっぱれな野心を反映しているかもしれないが、また、このような中途退学率の要因の一つと思われる行動上の問題に世の人々の目を向けさせた。[94] コナントは、高校の卒業率を改善するために、このような地域への資金増額を強く勧めたが、多くの教育者にとっては、貧民街地域の子どもの学業不振の理由として、社会的および経済的な説明のかわりに、多動症が納得できる説明となることが明らかとなった。もちろん、「不適切な家庭や背景を持つ子どもの環境全体」に支出する努力が不十分である、と論じる人々もわずかながらいた。[95]

もっと高い卒業率を達成すべしという圧力のもとで、学校は多くの学生がなぜ落伍するのかの説明として、多動症のようなラベルを熱心に受け容れた。[96] ハワード・アーデルマンのような心理学者は、学校の評判を落とさないために落伍した学生に、学校が障碍者のラベルを貼っていると批判し、「子どもの学習上の問題が教育過程の缺陥によると考えられる時には、子どもを学習障碍と分類すべきではない」と論じた。[97]「大人の管理能力や講義能力が、子どもの指示に従う技量と同様に適切でない可能性がある」とか、「子どもの学習障碍の診断よりも、講義能力のなさを持つ大人」の診断が必要かもしれないと論じる者もいた。[98] これらの評価のいずれにも、いくぶんかの真実が含まれていたであろうが、一九五〇年代後期や一九六〇年代、明らかに学校は苦しい立場に置かれていた。学校はとてつもなく多くの学生を受け容れていた。そして、その学生は、それ以前の数十年の間では不熟練労働を求めて学業を中断したのであったが、今や高いレベルの学業を達成することを期待されていた。学生はこのような状況下でよい成績をとろうと苦労していたが、彼らの当然と思われていた学業不振と関連する行動が、だんだん同定され、多動症として診断されるようになった。

スクール・カウンセラー

アーデルマンらの憂慮にもかかわらず、一九六〇年代に今までになく多くのアメリカの子どもが、多動症と診断された。この障碍は、なぜ子どもが学業を達成できないかを説明する鍵とみなされるようになった。診断機械の重要な歯車として、アメリカの教育界で比較的新しい専門職、スクール・カウンセラーが現れた。この職の資金は多分NDEAによって予算化されたのである。カウンセラーは、ますます多くの子どもが多動症と認められるようになった教育界と、障碍を診断し治療する医学界を媒介する役割を果した。一九五〇年代後期の教育批評家は、カウンセラーがアメリカの教育を改善するのにきわめて重要な役割を演じると固く信じていた。たとえば、コナントは、包括的カウンセリング構造（学生対カウンセラーの比率を二五〇対一とする）の確立を強調し、カウンセリングが「満足のいく」小学校や中学校の欠くことのできない部分であると信じていた[99]。彼は特にスクール・カウンセラーに次のことを求めた。

適正テストの結果で高い能力を有すると証明されているが……教育過程では成績が低い聡明な男子や女子を見過ごさないこと[100]。

平均あるいは平均以上の知能を有する学業不振の学生のこのような記述が、多動症の子どもの典型となるのであった[101]。

歴史家アレクサンダー・リッパは、多くの学校がコナントの勧告に従い、問題を同定することを専門とするカウンセラーをかなり多く雇ったことを確認している[102]。彼の見解は教育学の諸雑誌に載ったが、それらによると、カウンセラーが、多動で不注意で衝動的な子どもを同定し、その子どもを、「精神遅滞」や「純粋な」情緒障碍とははっきりと区別される範疇の問題児とみなすように訓練されたことが明らかである[103]。教師もまたそのような行動を同定するのに重要な立場にいた。たとえば、「子どもの行動の重い症状と単なるわずらわしい行動の区別」——これは他のところでは「今日の大きな精神医学的ジレンマの一つ」として記載されている——を学び、多動で不注意な子どもの回復訓練のためにカウンセリング・スタッフに責任委譲することが、教師に期待されていた。[104] 自らの領域へのこのようなカウンセラーの侵入に憤慨する教師もいたが、他の教師は「自らの講義能力の不十分さを合理化する手段として診断的慰撫《いぶ》」を求めた、と信じられている。言い換えると、多動で衝動的な子どもを教室で制御できない教師は、今や「ある種の医学的あるいは心理学的病気」を確定するためにカウンセラーに頼ることができ、学生の示す問題に関する彼ら自身への非難を緩和できたのである。[105] エリック・デンフォッフによると、リタリンのような薬物がこのような子どもをおとなしくさせるのに役立つことに、カウンセラーや教師が気づくやいなや、彼らは「子どもの主治医にこのような処方を求めるよう親に勧め始めた」。[106] デンフォッフは多動症児の中枢神経刺激剤治療を支持してはいたが、彼は、「これらの薬物が見境なく使用されること、つまり処方がほとんど教師や親の申告する行動に基づいておこなわれる」ことを恐れた。[107]

教師の動機がどのようなものであれ、アメリカの学校に補助手段としてカウンセラーが出現したことにより、疑いもなく問題を有する学生が多動症とラベルづけされ、医師に紹介される過程が促進された。カウンセラーはしばしば教育的介入を勧めたが、このような方法の成功率が低いため、彼らは多動症の子どもを医学的治療を求めて医師に紹介せざるを得なくなった。[108] 実際、カウンセラーのジョン・ピーターは、彼の同僚が「学業不振の学生のための万能薬、学業に遅れのある学生を刺激し苦悩する学生をなぐさめる魔法」を求めたことを認めている。[109] 多くの多動症児にとって、医師が処方した万能薬は、リタリンのような中枢神経刺激剤であった。科学の進歩がすべてに優先すると考えられる時代にあっては、アメリカの学業不振の象徴である多動症児の問題の解決が、高度に科学的で高度に工学的な設備のある薬理学の実験室の中で見出されるはずと考えられたのも、ある程度当然であるかもしれない。

アメリカ合衆国は一九六九年に人を月に搬ぶことによって、宇宙競争を実質的には終了させたが、このアメリカの教育の勝利は、皮肉にも連邦政府の教育予算の緊縮と並行して起こった。それにかわって多額の予算が、ベトナム戦争を戦うために振り当てられたからである。NDEAはソビエトのすぐれた工学的能力を凌ぐという最優先の目的を達成した。しかし、多くのアメリカの学生にとって利益は減少しつつあった。学業や行動上の成果に対して高まった期待への対応に苦慮する学生にとっては、特にそうであった。多動症についての憂慮はその後も存続し、むしろ一九七〇年代には増加した。製薬会社や医師や親の支援団体は、多動症のような行動に有罪の判決を下し、薬物による解決を売り込む先導をつとめた。[110] 偉大な社会教育計画の記憶は薄れたが、多動症と学習障碍が、いまだに予算が割り当てられている数少ない領域の一つとなった[111]。

一九五〇年代後期以後、アメリカ合衆国では多くの変化があった。しかし多動症への興味を駆りたてた心配が、最近十年間に再燃した。アメリカ合衆国は再び手に負えない分裂をもたらすイデオロギーの闘いに巻き込まれる。それは世界的な共産主義との闘いではなく、それと同等にやっかいな「テロ」との闘いである。同時に、アメリカの経済的優位性が、中国やインドやブラジルやロシアによって脅かされている。NDEAが二〇〇八年に五十周年を迎えた時に、世界でのアメリカ合衆国の地位低下の恐れが、新しいこのような法律をしきりに求めている。アメリカ大学協会は「アメリカ合衆国が他の国々に対して保持してきた科学的および工学的優位性が……急速に発展しつつある経済圏、特にアジア地域の経済圏に対してなくなりつつあるので」、「国家および経済の安全保障にとってきわめて重要な分野の教育を受けたアメリカ合衆国学生を、次々と送り出すことを奨励するための」新しい法律が必要であると警告した[112]。ここで述べられている分野は、一九五八年に同定された分野と同じものであった。つまりは「科学、数学、工学そして言語」である。冷戦の時期と同じく、アメリカ合衆国が直面している地政学的状況が、教育政策、そしておそらく精神保健政策のあり方を指図するおそれがある。

一九五〇年代後期に、普遍的な現象として多動症が出現したのには、多くの要因があった。多動衝動性障碍は、ＤＳＭ－Ⅱ（一九六八）では児童期の多動性反応に変わり、ＤＳＭ－Ⅲ（一九八〇）では注意欠如障碍に変わった。そしてこれは数えきれないほどの子どもに容易に当てはめることのできるラベルを提供した。スプートニクと教育を脇に置くとして、一九五〇年代後期および一九六〇年代の子ども中心のアメリカ社会の多くの他の側面が、たぶん数多くの子どもが行動上の問題を有することを認知する要因となった。それらの側面の中には、子どものしつけ方（体罰の使用の減少）や、子どもの余暇の過ごし方（外で遊ぶ代わりにテレビを見たりロックを聴いたりするようになった）の変化が含まれており、また子どもや若者（特にビートン族やヒッピー族になった若者）が伝統的なアメリカの価値観をますますないがしろにするようになったことも、その変化に含まれる。

しかし、このような憂慮すべての根底には、この時期にアメリカの子どもへの社会の期待が、多くは冷戦の圧力によって、そしてもっと一般的には子ども観の変化によって、高まったという事実があった。アメリカ大学協会の哲学の見方によれば、冷戦時代を生きた先輩世代と同じく、児童期はアメリカの国家と経済の安全を保つために投資をする期間以外のなにものでもない。一人のアメリカの大学教授が一九五九年に発言したように、ソビエトの教育システムはソビエトの政治的および社会的システムをよくするために奉仕するので、われわれの教育システムよりもすぐれていた。[113] このような意見は、多動症のような障碍をもつ子どもを統制しようとする願望の方が、彼らが特別な病理をもつ可能性よりもはるかに勝るという社会学者アラン・ホルウッツの主張に証拠を与えることになる。[114] 新労働党のイギリスの状況下で同じような考え方に導かれて、歴史家ハリー・ヘンドリックは次のように述べた。

子どもは……人間的資本としてはとても貴重であり、彼ら自身の生活を形づくるに際して、発言権は与えられていない。むしろ、子どもはわれわれの未来への投資として、その潜在能力を最大限にするために、支配されているのである。[115]

子どもを人間的資本と考えることは、功利主義的考えとして理解でき、大目に見られるかもしれないが、この説明原理は、ヘンドリックが示すように、その資本の利子を受けとるのが、社会の不利な立場にいる人々ではなく、権力を持っている人々であるという事実を、曖昧にしてしまう。多動症の場合、このことが当てはまる。子どものある種の行動を病的なものとみなし、治療によってその行動を消滅させようと試みる過程で、子どもの要求が国家の要求に従属させられるからである。

第三章 多動症論争

一九六〇年代の精神医学を特徴づけることは難しい。この十年の間に、ラウファーとデンフォッフの多動衝動性障碍が、あまり知られていない障碍から、アメリカの精神医学の聖典であるDSM-Ⅱ(一九六八)に「児童期(あるいは青年期)の多動性反応」として採用されるに値する病態へと変化した。[1] 一九六〇年代に精神科医を受診する必要があると感じたとして、その時出会う医師は多くのまったく異なったイデオロギー的および臨床的な背景のうちの一つを身につけていたであろう。その時代の精神科医の典型像は、フロイトの哲学を起源とする精神分析家であった。彼らは、ノートを握りしめて坐りごこちのいいソファに坐っている。他方、新しい抗精神病薬、抗うつ薬および他の向精神薬の開発により、生物学的精神科医は精神疾患を神経学的問題として捉え、心理療法ではなく錠剤を処方するようになった。これに対して、当時建設されつつあった多くの地域精神保健センターの一つで働く精神科医を受診したとすると、社会精神科医が治療しただろう。彼らは、精神的困難の説明として貧困や人口過密、暴力への曝露といった社会問題に関心を向けたであろう。あるいは、もっとずっと懐疑的な精神科医に出会ったかもしれない。彼らはミシェル・フーコー、R・D・レイン、トーマス・サス、そしてアーヴィング・ゴッフマンの反精神医学の文献に精通し、行動上の変異を治療することはもちろんのこと、医療化するいかなる試みも、有害な社会統制とみなした。一九六〇年代の精神医学には、多くの考えが存在しえたのである。

こうした脈絡を考慮に入れると、精神医学界で多動症についての意見の一致が困難であったことは驚くにあたらない。精神科医は、この障碍の原因が何か、それは永続的なのか発達的であるのか、そして、それを治療する最良の方法は何かについて、意見の一致をみなかった。こうした緊張状態は、戦後期に精神疾患がアメリカ社会におびただしく存在し、その問題を解決するのが精神科医の責任であるとの認識によって、さらに悪化した。精神科医は、政治家、特にジョン・F・ケネディ大統領（一九一七―一九六三）に鼓舞されて、アメリカ合衆国の精神保健上の難問に取り組むことを求められたが、精神分析家、社会精神科医、および生物学的精神科医は、それにどのように取り組むかについて一致をみることが困難であった。精神保健への競合する接近法のために、国の精神保健や精神医学の威信だけではなく、専門家それ自身の優位性も危険に晒された。精神疾患についてのこれらの競合する説明や解決法は、これ以上にないほど異なったものであった。精神分析家は狂気を精神療法によってもっともうまく対処できる子ども時代の未解決の葛藤の表れと考え、他方、生物学的精神科医は、精神疾患が遺伝的あるいは器質的な神経学的機能不全によって生じており、それらの最良の治療法は薬物であると信じていた。今では忘れられがちであるが、社会精神科医は精神疾患の社会的な起源に関心を持ち、そうした問題は社会における不平等を軽減することで回避しうると論じた。

ＤＳＭ－Ⅱが多動症を取りあつかった仕方の背景にこうした分裂があった。[2] ＤＳＭ－Ⅱの著者陣は精神分析家が多かったが、多動症を精神力動的観点だけで考えることは困難であった。多動行動は、感染や脳外傷で引き起こされるし、また、脳炎後障碍や器質的衝動性、微細脳損傷といったことばに反映されてもいる脳の損傷と関係づけられてきた歴史があったからである。このために、多動症は、「児童期青年期の行動の障碍」というより広いカテゴリーの中の、「児童期の多動性反応」とされただけでなく、非精神病性器質的脳症候群というカテゴリーの中にも含まれることになった。第一章で述べたように、多動症は脳損傷と結びつけられた行動上の多くの症状の一つにすぎなかったが、ＤＳＭ－Ⅱの著者らは、脳損傷を受けた子どもは、精神病的になりうるだけでなく、「引きこもり」、「気力低下」、「無反応」の状態になりうると注記した。[3] この診断マニュアルは器質的な病態を診断概念に含めたものの、その精神分析的傾向は、これらの子どもの症状が親との否定的な関係に強く影響されているのなら、子どもは器質性脳症候群に基づいて診断されるのではなく、「行動の障碍」と診断されるべきであるという明記によって、明らかであった。言い換えれば、診断の際には「相互作用因子」、特に子どもの親との関係が、脳損傷の事実よりも重要なのであった。[4]

児童期の多動性反応という用語は、同じように精神分析的思考を反映していたが、「反応」という用語を使っているため心理社会的側面をも示唆していた。反応は家族内の相互交流の問題によって引き起こされることに加えて、そもそも社会的でありうる特定の経験や出来事への反応と考えられた。その他に列挙されている「反応」には、引きこもり、逃走、不安、攻撃、非行と関連する反応が含まれており、それらは同じく、社会的な次元を思い起こさせるものであった。[5] また、児童期の多動性反応の持つ発達的な性質も強調された。この病態は年少の子どもが罹患し、青年期にはしばしば軽減すると信じられていたからであった。ＤＳＭ－Ⅱに従うかぎり、多動症は、多くの障碍に共通の一症状であり、生物学的、社会的、あるいは精神力動的原因によって引き起こされうるのであった。

この外見上多元的な多動症への接近法は、ＤＳＭ－Ⅱの出版前後に精神医学を悩ませていた学際的論争を正しく伝えるものではなかった。そのマニュアルが出版されると、ほぼ同時に、ＤＳＭ－Ⅲを執筆した委員会の委員長である、リチャード・Ｌ・ジェンキンスを含めた生物学的精神科医は、マニュアルが精神力動寄りであることに懸念を表明しはじめた。(6) これらの論争によって、アメリカの精神医学の未来だけではなく、多動症のような障碍がどのように理解されて治療されるのか、そして、精神障碍と診断された人が自分自身や自分たちの病気をどのように理解するかが問題となった。そうした緊張の根底には、精神医学の長年の願望、権威ある医科学と見られたいという願望があった。歴史家のチャールズ・Ｅ・ローゼンバーグが説明したように、アメリカの精神医学はしばしば、この学科の内部からも外部からも、たかだか医学のはしごの下段にあると見られており、最悪の場合、似非《えせ》医科学と見られていた。(7) 児童精神医学のある本の書評者は次のように述べた。「大胆なるかな、一般医学という安全な停泊地を後にして、精神医学という十分な海図のない海へ向かう医師は。彼は迷信と半真理に魅了された犠牲者である」(8)

精神医学の悩ましい立場は主として、精神疾患とみなされるものが社会的に左右される性質を有するためであった。社会が変化すると、正気と狂気についての考えも変化した。ロイ・ポーターとマーク・S・マイケルが述べているように、精神医学の諸理論が互いに大きく異なったものでありうるという事実のために、事態はさらに悪くなった。ある精神科医は、精神疾患が純粋に神経学的と信じ、脳葉切除術や薬物から電気ショック療法やインスリンショック療法に至る治療を提唱するが、他方、精神保健の力動的性質を強調して、精神分析学のような会話療法を好む精神科医もいた。[9] このような齟齬《そご》のために精神科医は、医学教育を専門化し標準化しようと努力していたアメリカの医学界全体からよく思われてはいなかった。精神疾患についてのフロイトやユングの理論は科学というより哲学と見られうるし、一方で、脳葉切除術のような治療は、やり過ぎた大胆な医学の一例と考えられうるのだった。[10] 精神科医はまた、精神科医は社会の異常者や不要者を収容する責任のある施設の監督と変わらないという、ある程度正確でもある考えに、異議を唱えねばならなかった。精神疾患自体の妥当性についての疑問とともに、患者がそうした施設でどのように治療されるかについての懸念のために、一九五〇年代後半から一九六〇年代を通して反精神医学運動が起こった。そして、著作家、哲学者、社会学者、歴史家、そして精神科医自身が、精神医学の使命や目的に異議を唱えた。[11] おそらくもっとも重要なのは、精神疾患が、治癒や予防はもとより、治療するのがきわめて困難であったし、今もそうであることである。一九四〇年代の抗生剤や心臓手術や化学療法の進歩が、内科医や循環器科医や腫瘍科医の患者に希望を与え、それらの分野の権威を高めたのに対して、精神疾患の患者は、予想できる方法として施設収容や精神外科やショック療法、あるいは、高価で時間のかかる精神分析療法に直面させられていた。他の医学の専門領域に比べて精神医学の発展は散発的で、紆余曲折で、しばしば後退するようにさえ見えた。この見込みのない前途を前にして、精神医学を専攻とする医学生自身がいくぶんか変わり者であると思われたとしても驚くに値しない[12]。

こうした危機意識が続いていたにもかかわらず、アメリカの精神科医は多くの理由から、第二次世界大戦の終わった頃、楽観的であった。その中の主たる理由は、反精神医学の出現にもかかわらず、多くの影響力のあるアメリカ人の多くが、アメリカ合衆国が精神疾患の増加に悩まされていると信じ、その解決のために精神医学に期待したことである。精神保健への関心は、戦争期間中多くのアメリカ人が精神医学的理由で兵役を拒否されたことで強まったが、精神科医自身の野望によってもあおられた。ロバート・フェリックス（一九〇四―一九八五）のような精神医学の指導者は、精神保健を公衆衛生政策の中心にしようと懸命であった[13]。この考えの中には、精神病患者の精神病院での世話から地域ケアや予防への移行のみならず、そうした施設では優勢であった神経精神医学的パラダイムからもっと精神力動的な接近法への移行も含まれていた。精神分析学の興隆はまた、多くのアメリカの影響力ある精神科医が精神分析学を学ぶためにヨーロッパに出

かけたこと、および精神分析家がナチスのドイツから逃れて北アメリカに移住したことと関係していた。(14)

フェリックスや、第二次世界大戦の軍医総監局の神経精神医学部門の長であったウィリアム・メニンガー（一八九九―一九六六）を含む他の人たちは、「人類の最大の苦悩の一つ」である精神疾患の「根絶と予防」がきわめて重要であり、また可能でもある、とアメリカ政府を説得した。(15) そうした野望は一九四六年に国民精神保健法に注入され、この法律によって、フェリックスを所長とする国立精神保健研究所（NIMH）が創設された。(16) 精神疾患と闘うための新たな理論的および政治的枠組みの確立を求めて、一九四六年の法律の次に精神保健研究法（一九五五）が制定された。それは、医学教育を改革しようと一九一〇年にアブラハム・フレクスナーが上程した報告書を模範としたものである。(17) 一九五五年の法律に基づき、精神疾患と精神保健に関する合同委員会（JCMIH）が創設された。その委員会には「精神保健の人間的および、経済的問題を、徹底的な国家規模で客観的に分析し再評価する」役割が与えられた。JCMIHの最終報告「精神保健行動計画」（一九六二）は、「未来の展望を詳細につづった包括的な文書」で、精神疾患と闘うために精神科医を先頭にして多くの戦線で行動を起こすことを求めた。(18)

JCMIHは特に子どもに関心を向け、「子どもの精神保健上の必要性に関する研究の圧力の高まり」に対処するために、子どもの精神保健に関する合同委員会（ＪＣＭＨＣ）が創設された。[19] ＪＣＭＨＣの知見は、精神疾患との激しさを増す苦闘の中で、子どもの精神保健が決定的に重要であると強調した。ある評論家は、「子どもの欲求や権利に関してかくも大胆で網羅的な声明を、歴史が目撃することはありそうもない」と述べた。[20] 子どもの精神保健についての関心が急速に発展しつつあることは、一九六二年に『アメリカ児童精神医学協会雑誌（ＪＡＡＣＰ）』の創刊によっても示されている。

精神医学はケネディ大統領からの応援も受けた。彼は、自らの偉大なるフロンティア政策に精神保健の議題を組み入れた。精神保健と精神遅滞に関する大統領教書（一九六三）の中で、ケネディは次のように論じた。

感染症の大流行は現在大部分は制御されている。身体の主要な疾患のほとんどは、その原因や治療を見つけようとする人間の奮闘に屈しはじめている。しかし、精神障碍（disabilities）の一般国民の理解や治療や予防は、近代史の黎明期以来実質的な進展がないのである。[21]

議会は、ケネディの演説に動かされて、一九六三年に地域精神保健センターの建設法を通過させた。[22] 精神医学界の指導者たちもまた、特に大統領の暗殺の後、ケネディの精神疾患への「劇的で心温まる」関心に取り組むように強いられた。一九六二年から六三年にかけてアメリカ精神医学会(APA)の会長であったC・H・ハーディン・ブランチによれば、精神医学界は、「無感情と無関心の平地から今湧き上がってきた山のような機会に対応するだけの男性――および女性――」を必要としていた。[23] APAの評議会は同意し、次のように述べていた。ケネディは、

精神疾患の原因と闘った、アメリカ合衆国初の大統領であった。……精神疾患への完全に新しい接近法という大統領の夢の実現が、彼を倒したまさにその暴力を除去する、と私たちは信じている。その夢を実現させるために私たちが早く決断をすることが、私たちの彼への賛辞である。[24]

アメリカの精神医学は「山のような機会」を目の当たりにしたのだが、この国の精神保健の問題を解決するという難題にどのように対処すべきかがまさに不明確であった。一九六〇年代および一九七〇年代の多動症の歴史をみると、この時期ケネディが提案した多元的接近法を採用することからはるかにかけ離れた事態にあり、精神分析家と社会精神科医と生物学的精神科医は、精

神医学領域を支配するために互いに相手を負かそうとしていた。生物学的精神科医はこの闘いで勝利をおさめた。そして多動症や他の精神障碍の遺伝的、神経学的説明、および精神薬理的治療が、一九七〇年代以降は優勢になった。このような事態が生じた理由の一つは、多動症への生物学的接近法が他の競争相手の方法に比べて、安価で、時間もかからず、複雑でもないことであったが、その接近法が精神医学自体の内部で起こった、イデオロギー的、技術的、および政治的変化にもっとも適合しやすかったためでもある。

精神分析学：「生産的で首尾一貫した理論」

精神分析学は第二次世界大戦中に、アメリカ精神医学内の優勢な学派として出現し、それ以前に精神病院を基盤にした生物学的な精神科医の衣鉢《いはつ》を引き継いだ。[25] アメリカ合衆国における精神分析学の成長には多くの要因があった。その中には、精神保健治療の中心が精神病院から個人の診療所に移ったこと、一九三〇年代および一九四〇年代にヨーロッパからユダヤ人の精神分析家が殺到したことなどが含まれていた。この学派は臨床実践にも研究にも影響を与えるとともに、一般の人々が精神医学や精神科医をどのように考えるかにも影響を与えた。[26] 身なりのよい精神分析家が、考え深げにノートをとる一方で、患者がソファに横たわり子ども時代の経験を物語るというイメージが、精神医学の長年続く特徴の一つとなった。それは知的で洗練されてはいるが、いくぶん患者とは距離をとり、感情を表に出さない治療法を連想させた。

精神分析学はまた、精神医学の中で影響力のある政治的な力であった。多くの精神分析家が戦後期にAPAの会長を占め、大学の学部の長を務め、そしてその他の権威ある地位を占めて、激動のしかし前途有望でもある時代の精神医学を牽引した。精神分析的な考えは、子どもの精神医学では特に支配的であった[27]。たとえば、『JAACP』の編集長は精神分析家のエヴェオリーン・N・レックスフォードであり、そのために、その雑誌が一九六〇年代に掲載した論文のほとんどが精神分析的志向であった。たとえば、子どもの行動上の問題についての一九六三年の特別号では、すべての論文が精神分析理論に基づいていた[28]。多くの者にとって精神分析学は、「利用できる理論の中でもっとも生産的で、首尾一貫した理論であった[29]」。

しかしながら、必ずしもすべての精神科医がこの状況を好ましく思っているわけではなかった。そして精神分析家は批判者を意識して、アメリカの精神医学における自らの主導権を精力的に守ろうとし、競争相手の理論が普及するにつれてますます防衛的になった。たとえば、アイオワの児童精神科医であるマーク・A・スチュワートが一九六〇年に『アメリカ精神医学雑誌（AJ

P)』の編集者に送った手紙は、精神分析学の優勢性の現状をはっきりと示しているが、必ずしもすべての精神科医がその状況を好ましいと思っていないことも匂わせていた。スチュワートは、APAの広告欄にある仕事はほとんどいつも精神分析的志向の重要性を強調しているが、「不幸なことに今日の精神医学の一般状況を表しているこの現象のために、概して私たち精神科医は医師や科学者にばかげたものと思われている」と述べた[30]。スチュワートの批判にもかかわらず、多動症の出現時に働いていた多くの精神科医にとっては、精神保健は神経学とはほとんど関係のないものであった。「精神の過程と中枢神経の過程の間に何らかの対応があるという神秘的な信念」はなかった[31]。

精神疾患の神経学的説明に対する信頼あるいは関心のなさは、多動症の精神分析的説明に表れていた。精神分析家によれば、多動症は家族力動に起源があり、超自我の破綻が衝動性の制御の乏しさを生じさせているのであった[32]。この説明は一見簡明に見えるが、精神分析学にしっての鍵は、効果的な心理療法を提供するために、そうした破綻が最初に何によって生じるかを決めることであった。多動症へのこの接近法が有する二つの側面のために、精神分析家は特に批判に脆弱であった。第一に、精神分析家は、多動症の患者のそれぞれの個別性や治療過程の唯一性を強調した。魔法の薬物は約束されていなかった。そうであるから、精神分析家は、臨床家と患者の双方に、精神分析学の効果に対する多大の信頼とかなりの忍耐を要求した。第二に、精神分析家は多動症を、神経学的な現象ではなく、はっきりと精神的な現象と考えた。薬物はよりよい心理療法へ導くその限りにおいて、ある程度の患者の助けになるものなのであった。[33]

そのように個々の患者を強調するので、一九六〇年代に多動について発表された精神分析的な論文の多くは、ある一人の患者についての臨床観察を主眼とする症例研究であった。患者は、その行動、人格、生育歴および、家族状況の詳細な記載を伴って提示される。それから著者は、どのようにして患者の多動症の原因を解き明かせるかを書き、そして治療過程を詳しく語る。たとえば、『総合精神医学』誌の一九六〇年の一つの論文は、「ジーン」の物語であった。ジーンは十二歳の女の子で、彼女の衝動的な行動は、彼女と父親との関係から生じるペニス羨望の結果である、と精神科医は結論づけた。ジーンがこの説明を受け容れて、やっと彼女の衝動行動が止まった。[34] 他の子どもの多動症の根本的原因は、子どもの離乳や排泄訓練、あるいは新たな同胞の誕生やその他のトラウマへの適応でもありえた。[35] 他の症例では、親との不適切な、不健康な、あるいは不十分な関係が問題であると信じられていた。[36]

多くの点で、症例研究は、多動症とその精神分析的治療の過程を描くための魅力的な手段であった。それによって読者は、普通幸福な終結を迎える物語を与えられた。はじめはとてつもなく破壊的な状態であった子どもが、通常最後には学校や家でもうまくやっていくようになった。懐疑論者がそうした記述の信頼性を疑問視できたとしても、症例研究は二重盲検臨床試験の非人間的な説明には欠けている強い感情的効果を読者に与えた。患者は現実の子どもであって、匿名の数字ではなかった。また、臨床家は心の探偵として現れ、そうした問題の源を、洞察、演繹および同情を組み合わせて探るのであった。

しかし、このような症例研究に描かれた成功物語にもかかわらず、多動症への精神分析的接近法は強く批判されもした。多動症の子どもの親にとって、自分たちの子どもの行動の精神分析的説明は、しばしば困惑の基となり、矛盾するものであった。そして、あからさまではないものの、親は非難されるべきであることを意味しているように思われた。特に母親が選び出されて、児童相談の中のより大きな動向の中に組み込まれることになった。[37]バーバラ・エーレンライヒとディアードレ・イングリッシュが記したように、「二十世紀中頃まで専門家は、アメリカの母親が絶えず用心しているにもかかわらず、自分の仕事に失敗している、と容赦なく認めていた」。母親はある時は甘やかしすぎと責められ、その次には怠慢と責められた。[38]

精神医学の他の理論は母親を非難から解放しただけでなく、心躍る新しい治療法も提供した。抗精神病薬のソラジンや抗うつ薬のミルタウンといった薬物は、入院している統合失調症患者からうつ病の主婦に至る患者を助けることができると宣伝された。一九五〇年代および一九六〇年代に製薬会社がこのような薬物の販売の成功を経験しはじめると、精神分析学は次第に時代錯誤で非科学的と見られるようになった。特に、精神医学が他の医学分野からの敬意を獲得するのを期待する人々から、そのように思われた[39]。多くの人々は、精神分析療法は医学的に訓練された精神科ソーシャル・ワーカーや心理士に任せるべきである、と信じた。児童精神科医のジョン・S・ウェリーは、自分の同僚に「小児精神薬理学」を用いるように勧めながら、次のように述べた。「児童精神医学は……単に人道主義の活動ではなく、医学的応用科学の一分野である[40]」

何人かの作家、特にジョナサン・メッツルは、ジェンダーやセックスについてのフロイトの考えが、向精神薬が設計され、市場で売られ、処方されるそのやり方の中に、依然として残っていると論じ、精神医学への精神分析的接近法と生物学的接近法の間の境界線はいくぶんぼやけていると示唆した。性的役割の強化のために調整された薬物が、それと同じことをするのに熱心な男性の精神科医に取って代わった、とメッツルは強く主張した[41]。このことはある程度は正しい。フロイトの著作に含まれる意味に影響されているかいないかは別にして、確かに性の規範が、一九六〇年代および一九七〇年代の精神医学の薬物の宣伝の中に読み取れる。しかしまた、多動症の薬物の宣伝が、主に男の子のあたりまえの活動様式と考えられている、乱暴で活動的で独断的な振舞いについての多くの性差別的な考え方を、徐々に弱めていった、と論ずることもできる。言い換えると、蛙とかたつむりと子犬のしっぽでできた男の子は、問題を引き起こし、リタリンを飲むはめになりがちだった。メッツルのジェンダーに関する議論は、いくつかの薬物や障碍の場合に妥当するとはいえ、多くの生物学的精神科医が自分たちを精神分析学の対極にあると考える事実を覆い隠さない。生物学的精神科医であるジョン・ウェリーのような人々は、科学的にも、臨床的にも、哲学的にも、彼らが完全に異なる精神医学のパラダイムで動いていると信じていた。

精神分析家が生物学的志向の同僚に対して、しばしば同じような感情を持っていたことは、言っておかなければならない。新しい薬物がもたらした興奮と販売実績にもかかわらず、多くの精神分析家は神経学と精神医学は混ざるべきでないと主張した。最初期のアメリカの児童精神科医の一人であるアルバート・J・ソルニット（一九一九―二〇〇二）は、「身体科学から得られた研究モデルが、児童精神医学の研究の限られた範囲以外にも利用可能であるとの考えは、かなり疑わしい」と断言した。[42] ソルニットの主張は、レオン・アイゼンバーグ（一九二二―二〇〇九）の激しい応答を引き起こした。彼はC・キース・コナーズとともに最初の大規模なリタリンの治療試験を実施した人物である。アイゼンバーグは、精神分析学が精神医学に「抑止的な影響」を及ぼしており、『JAACP』のような雑誌に掲載される症例研究は、「疫学的、薬理学的、そして心理的な研究」に置きかえられるべきだ、と述べた[43]。

子どもの人口の三ないし二〇パーセントに存在すると見積られている厖大な数の多動症の子どもへの心理療法の実行可能性も疑問視された[44]。精神分析学の理論は、それぞれの症例を個々に治療する、あるいは一人の精神分析家の言葉を借りれば、「個人心理療法は問題を根絶する唯一の治療である。心理療法は大規模にできないのだ」[45]。アイゼンバーグのような批判者は、これに対して、精神分析療法を用いる「われわれの現在の戦略で救えるよりももっと多くの人々が、人生の流れの中で苦しんでいる」と反論していた[46]。他の人々は単純に「この国のきわめて多くの障碍のある子ども」を治療するのに十分な数の心理療法士はどこにもない、と述べた。つまり、「臨床的な介入が必要な子どもの大部分がそれを受けていない」のであった[47]。集団療法が人気のある方策になりつつあったが、そのような方法を代替方法として実施することは、多動症の子どもに対しては不可能であった[48]。

多動症を治療する上での心理療法の有効性も概して疑問とされた。ハロルド・B・レヴィは『アメリカ医学協会雑誌（JAMA）』に寄稿し、「微細脳機能障碍を負った不幸な子どもたちは、依然として実りがなく欲求不満を引き起こす心理療法を、さまざまなガイダンス・クリニックで何カ月も受けるよう運命づけられており、他方、途方に暮れた親たちは罪責感と憤りを募らせる」と非難した[49]。彼はさらに、「適用を間違った心理療法は、適用を間違った手術と同様まったく危険なものとなりうるのだ」と述べていた[50]。こうしたあからさまな非難は過度に論争的であったかもしれないが、精神分析家自身も、心理療法は時間がかかり、高価で、感情面で患者の負担が大きい介入となるかもしれないと認めていた[51]。また、精神分析家が心理療法の有効性を、医学研究者が次第に期待するようになった評価法、つまり二重盲検無作為対照試験で証明することも難しかった。これに対して、生物学的精神科医は、中枢神経刺激剤の自分たちの試験の結果を用いて、きわめて効果的に自分たちの同僚や教育者や親たちに、リタリンのような製品が多動症の子どもの行動を改善させられることを信じさせた。

心理療法の効果をおおむね信じている精神分析家でさえ、多動症の患者が治療上の難題であることは理解できた。心理療法では、患者は、集中ができ、自省的であり、心理療法家の暗示に忠実に従うことが要求された。当然のことながら、これは多動症の子どもが応じるには困難な要求であった。ある精神分析家は、彼女の患者の「多動症がひどくなり、その患者がものの数分の間に、私の机に坐り、黒板に落書きをし、鼻を過度にほじる」様子を記述した[52]。彼女はその患者の治療に成功せず、そして、このことによって、この患者の多動症が神経学的な損傷によると主張したが、これは驚くに値しない。精神分析家がアンナ・フロイト（一八九五―一九八二）によってすでに一九二六年には採用されていた遊戯療法を、多動症児への可能な治療介入であるとあまり主張しなかったのは、いくぶん奇妙である[53]。フロイトは遊戯療法を、子どもが遊戯中に感じていることを言語化するよう励ますことによって、自我機能を強化する手段であると考えた。精神分析理論の領域内では、そうした治療は、何が多動症児の衝動性を発動させるかについて何らかの洞察をたぶん与えたはずであった。しかし、そのような試みはほとんどなされなかった[54]。

多動症児に心理療法を実施することが難しいため、多くの精神科医は、精神分析家が多動症児の治療を断っていると非難するまでになった[55]。実際にそういう事例があったかどうかは別にして、精神分析療法のために必要とされる時間とお金と忍耐に耐えうる家庭がきわめて少ないことは明らかだった。実施することの難しさ、他の選択肢の出現、そして精神分析学の明らかに非科学的な性格への増大する不満が結びついて、心理療法は多動症に対する一般的な治療法にならなかった。一九七〇年代には非薬物療法の選択肢は精神分析療法ではなく行動療法となる傾向にあった。多動症についての精神分析学的な説明は、この障碍のいくつかの面を説明する助けとなったかもしれない。しかし、精神科医が精神疾患に対する神経学的接近法に次第に期待するようになると、精神分析療法は実用的な治療の選択肢ではなくなったのである。

社会精神医学：「予防精神医学」

ケネディ大統領の一九六三年の大統領教書になんらかの兆候を読みとるとすれば、社会精神医学は精神分析学の精神医学支配に挑戦する準備を整えたようであった。ケネディが精神疾患の環境要因、特に貧困の撲滅を強調したことは、社会精神医学の予防戦略の反映であった。

私たちは精神疾患および精神遅滞の原因を探し出して、それらを根絶しなければならない。他のどの分野よりもこの分野では、「一オンスの予防は一ポンドの治療よりも価値がある」。すべての関係者にとり予防がはるかに望ましい。予防はより一層経済的で、一層成功の可能性が高い。予防は、特に既知の原因に向けられた選ばれた特定のプログラムを必要とする。また、予防は精神遅滞と精神疾患にしばしば関係する厳しい環境状態を取り除き、あるいは正すために多くのことをなしうる私たちの基盤である地域社会や社会福祉、そして教育プログラムを全般的に強化することを必要とする。(56)

ケネディはまた、彼が「社会的隔離」と呼んだ患者の入院治療に頼らず、それに代わる、もっと多くのより小さな地域の精神保健センターに治療を移行させることを強調した。このことは社会精神医学のもう一つの教義であった。ケネディがリー・ハーヴェイ・オズワルドによって一九六三年の後半に暗殺された後、議会は地域精神保健センター建設法（「オズワルド法」と呼ばれており、この呼称は、この法がオズワルドの行動を防止したかもしれないという信念に基づく。実際『ライフ』の記事は、オズワルドが多動症であることを示唆していた）を通過させた。この法は大統領の大望のいくらかを実現するのを助けるものであった[57]。生物学的精神科医と精神分析家は、薬物とカウンセリングを提供することによってこの動きを促進させたが、この新しい地域中心主義は社会精神医学を土台にしていた。

社会精神科医は、多動症に対する個別化された精神分析的接近法をもっともあからさまに批判する人々であり、彼ら独自の、そしておそらくもっと実用的な解決法を提供した。一九五〇年代および一九六〇年代を通して、精神科医はますます精神疾患の予防に関心を寄せるようになり、精神医学的問題の第一の源であるとして、脳や家族内力動を問題とするよりも、社会に目を向けた。一九三〇年代のシカゴのロバート・L・ファリスとH・ウォーレン・ダナムの仕事に基づいて、オーガスト・B・ホリングスヘッド、フレドリック・C・レートリッヒ、レオ・スロール、そしてアレクサンダー・レイトンといった精神科医や社会学者は共同して、田舎のノヴァ・スコティアから都市の中央部のマンハッタンに至る地域の精神保健の社会的決定要因を調査した[58]。一部の社会精神科医にとっては、階級間の不平等、貧困、人口過密、犯罪、売春、薬物濫用などの社会的原因を軽減することで、精神疾患は予防できるはずであった。他の社会精神科医にとっては、社会精神医学は、社会における貧しく虐げられており、精神医学的なサービスをもっとも必要としている人に、地元でこうしたサービスを提供することにもっと関心を向けるべきなのであった。それゆえ、こうした病理的状態を取り除くために、政治に関与し闘うことが、精神科医の義務であった。精神科医は、社会的に不利な立場にいる者の精神疾患を予防するために、公共住居建設計画や、学校および雇用プログラムの改善を唱道することが期待された[59]。社会精神科医の役割は、多くの点で、医学的であるのと同じ程度に政治的であった。

過激な計画のようではあったが、社会精神科医が信奉した予防戦略は、一九六〇年代の多くの精神科医の信念の反映であるとともに、APAの公式の政策の反映でもあった。特に子どもに関しては、そうであった[60]。このことの理由の一つは、社会精神医学の理論が、一九六〇年代の社会の進歩的な理想の多くの反映でありつつ、実利主義的でもあることだった。ケネディ自身、予防精神医学を支持する自分の主張は憐れみと実利の双方に基づいていると述べた[61]。こうした考えはまた、一九六〇年代のAPAの多くの会長の見解に反映されていた。彼らは、社会問題の病理的影響を研究することを同僚に強く勧めた(62)。『JAACP』の創刊が子どもの精神保健への関心の高まりに呼応したものであったのと同じように、『国際社会精神医学雑誌（IJSP）』と『社会精神医学』誌のそれぞれ一九五六年と一九六六年の創刊は、予防的な精神保健への関心の反映であった。『社会精神医学』誌の創刊号を飾る編集長のことばは、こうした雑誌がどのようにして、「たくさん生まれつつある適切な知識を流布させる」かを強調するだけでなく、「世界的な社会志向の動きが、精神医学の実践や教育や、研究に影響を与える」ことを強調した。編集長は続けて、「精神障碍の社会的文化的、そして家族的決定要因や、それの持つ社会的および心理的治療に対する意味」について報告する論文に、編集委員は興味を持っていると述べた(63)。

イギリスの精神科医でエディンバラ大学の精神医学の教授である、デイヴィッド・ヘンダーソン卿（一八八四―一九六五）が、編集委員長への書簡の中で『IJSP』の創刊を支持して、社会精神医学は、ニューヨークのアドルフ・マイヤー（一八六六―一九五〇）の二十世紀初頭の数十年の間の仕事を含む前世代の精神科医に起源を持つと指摘した。ヘンダーソンはさらに次のことを強調した。

社会精神医学はなにはさておき予防精神医学である。社会精神医学は操作可能な社会的環境的性質を有するすべての原因と闘うことに努め、もっとも広い意味での公共福祉にかかわるのである。(64)

その後の号で一人の書簡の著者は、問題をもっと大雑把に捉え、「社会生活は精神疾患を多く生み出す原因である」、「こうした困難の根源に立ち向かうことができるなら、患者と社会全体の双方のために、もっとよいことができるだろう」と述べた。列挙された有害な社会的要因の中には、長時間労働、貧困、戦争、人種差別や差別待遇があった。(65)

ケネディ大統領とジョンソン大統領による「ニューフロンティア」や「偉大なる社会」といった政策的主導、市民権運動、そしてベトナム戦争への抗議のさなかにあった一九六〇年代を考えると、多くの精神科医が社会精神医学の予防という概念に興味を持ったのは理解できることであった。精神疾患への社会的な接近法への支持は、他の源からも生じていた。マイケル・ハリントン（一九二八―一九八九）の『もう一つのアメリカ』（一九六二）のような本は、アメリカの四分の一に至る人々が貧困生活をしていると論じて、百万冊以上が売れ、ジョンソン大統領の「貧困との闘い」を鼓舞する一助となり、そのことが社会精神科医の主張を急務なものとした。(66)　モントリオールで働く内分泌学のハンス・セリエ（一九〇七―一九八二）の汎適応症候群は、社会ストレスと疾患をつなぐ生理学的な理論的根拠を提供したが、彼の仕事はまた、社会的剝奪と精神障碍の結びつきを実体のあるものとする助けとなった。[67] 社会精神科医にとって子どもは当然重要な関心事であった。そして、多動症のような障碍で社会的要因がなんらかの役割を果していることを示唆する研究が現れるのに、時間はかからなかった。貧しさの中で育ち、軽犯罪、売春、暴力といった悪に晒される子どもは、学校で多動で、衝動的で、不注意になりやすく、後の人生で精神疾患に罹る可能性がずっと高いことを示す研究が出はじめた。[68] こうした結論は、『ＪＡＭＡ』の「医学ニュース」欄の貧困地域の子どもの三〇パーセントが精神医学の援助を必要としているとする主張を反映していた。[69] 影響力のある児童精神科医である、ステラ・チェス（一九一四―二〇〇七）、アレクサンダー・トマス（一九一四―二〇〇三）、マイケル・ラター（一九三三年生まれ）およびハーバート・Ｇ・バーチ（一九一八―一九七三）も、同じく、環境要因が多動症のような児童の行動障碍の原因となりうると主張した。[70] 多動症は人目につく少数派をしばしば象徴する貧困の子どもでもっともよく診断されることを見出す研究者もいた。[71]

レオン・アイゼンバーグのような生物学志向の精神科医でさえ、社会精神医学的な考えに共感していた。一九六〇年代にアイゼンバーグがジョン・ホプキンス大学でおこなった中枢神経刺激剤や多動症の研究は、その後の厖大な量の多動症の神経精神医学的研究に対する影響力の強い促進要因となった。アイゼンバーグの関心は主に薬物治療にあったが、彼は、「非行前の子どもが経験する重い慢性的な剝奪は、大規模で強力な共同体の努力によってのみ対処可能である」とも信じていた。[72] 彼は、精神科医が「治療にばかり夢中になり予防を無視している」ことを嘆くだけでなく、「脳損傷症候群〔多動症の同義語〕と関連があると考えられるやっかいな行動の多くは、解剖学的な欠陥に起因するのではなく、パーソナリティの発達に社会が及ぼす結果である」と信じていた。[73] アイゼンバーグによれば、精神科医は、さまざまな社会的問題に取り組む強力なロビー団体になりうるし、また、そうあるべきだった。[74]

同じように、多くの精神分析家は、貧困と関係した不安によって、子どもは自我の機能不全や多動症のような続発問題に罹患しやすくなると信じていた。[75] たとえば、精神分析家のエリナー・パベンステッドは、貧困、薬物濫用、売春、暴力や犯罪が自我の発達に与える影響をもっと研究する必要がある、と強調した。[76] 同じようにチャールズ・A・マローンは、残忍な行為、アルコール依存症、違法行為、犯罪、非行、それに養育放棄といった特徴を有する「無秩序な」家庭状況は、「行動化」を生むと信じていた。「行動化」とは、精神分析家が多動行動を記述するためにしばしば使うことばである。マローンは、「規範のない世界」では、軽犯罪、売春、公共の場での排尿そして喧嘩のような衝動行為を、子どもが想像するだけでなく、実際に実行すると信じていた。[77]

ＪＣＭＨＣも、子どもが直面する社会経済面の困窮の除去が、精神疾患を予防する鍵となる因子だと強調した。レジナルド・Ｓ・ルーリーは、その委員会の長であったが、「子どもの精神保健の問題を解決するためには、現在の制度を根本的に再構築することを推奨する」と率先して述べた。[78] ＡＰＡはこれに同意して、ＪＣＭＨＣの勧告は、「ゆゆしい問題に対処するための国民の決意と能力を強化する」だろうと述べた。[79]『ＪＡＡＣＰ』の副編集長であるジョゼフ・Ｄ・ノシュピッツは、ＡＰＡがアメリカ国民の関心に訴えたことに呼応して、子どもの精神保健を最優先することが政府の第一の公約であるべきだ、と強く主張した。[80] ＪＣＭＨＣの委員であるデイヴィッド・Ｌ・バゼロン判事のような部外者ですら、健康的な家庭や改善された学校を提供することが子どもの精神保健に必要なものを与えるためには一番大事であると述べた。[81]

しかしながら、社会精神医学の大胆な審議事項は、崇高な目標には結局達しなかった。社会精神科医が提出した社会経済的な解決法は、一九六〇年代に多くの支持を得て、法律や研究活動に反映されたが、これらの解決法は精神科医が奮い起こせる以上の政治的な不屈の精神を必要とした。連邦政府の予算がニューフロンティアや偉大な社会計画からベトナム戦争の遂行へと移行してからは、特にそうであった。この流れを示したのは、ヘンリー・W・ブロジンの一九六八、六九年のAPA「会長講演」であった。前年に彼がおこなった、「会長講演への応答」では、彼は、貧困を減らしそれによって精神保健が改善する見通しについて楽観的であった。[82]その一年後、彼の発言は楽天的でなくなっていた。アメリカがベトナムに巻き込まれることによって精神保健計画から財源が引き上げられ、そのため精神医学の努力の方向に関して難しい選択がなされなければならない、と彼は述べた。[83]健康教育福祉省の長官であるジョン・ガードナーのことばを引用して、ブロジンは、「期待と財源の間の乖離」が起こっている、特に、「早期児童期の教育、障碍児への関わり、貧困な子どもへの特別な教育」に関してそうである、と指摘した。[84]

多動症や他の精神障碍の予防への社会精神医学的接近法は、野心的、理想主義的そして革命的であり、政府や社会のあらゆるレベルの、大々的な政治的、社会的および経済的な変革を要求した。ソルニットが記述したように、不幸なことに、精神疾患の環境要因をあらかじめ取り除く力を持つのは、政治家であって、精神科医ではなかった。ソルニットは、当時の精神科医が社会精神医学についてどう感じているかを省察しつつ、（詩人ロバート・ロウェルを引用して）次のように述べた。

私の一方の側は、原因に関しては、平和、正義、平等に刺激されて、伝統的な自由主義であり……私の他方の側は、物事の核心を見出すことを欲しつつ、心底保守主義的である。[85]

社会精神科医は彼らが「物事の核心」を見出しつつあると論じることができた。しかし、社会状況の改善は高貴で、実用主義的な精神医学の戦略になりうるかもしれないと多くの精神科医が信じる一方で、ほとんどの精神科医は社会精神科医が要求するような予防的処置に全面的に関与したがらないことも事実であった。精神医学の医学における地位を憂慮する人々は、社会精神医学が社会経済状況を強調するものの、精神医学と他の保健の専門家との協力を支持しないことが、精神医学のかねてからある稀薄な評価をさらに害することを恐れた。[86] 同じく多くの精神科医は、精神科医が全面的に政治に関わるべきであるという考えに反論した。[87] ついには、社会精神医学が貧困の軽減を強調することは、単純で、素朴で、役に立ちそうにない、と論じる者も現れた。[88]

社会精神医学の欠点はまた、多動症のような障碍によっても明らかとなった。社会精神医学の予防中心主義は、子どもが今行動上の問題のために経験している学業や社会生活の困難に、ほとんど対処できなかった。社会的経済的な不平等は実際多くの争いの原因となり、精神疾患の原因とさえなるかもしれない。しかし、この不平等は、多動症のような障碍がなぜ下流と中流階層の母集団の双方に生じるのかを完全には説明しなかった。[89] ケネディの支持、ＡＰＡの共感、そして予防の哲学の魅力にもかかわらず、社会精神科医は多動症のような障碍の出現率の増大に取り組むことができなかった。そして一九七〇年代までには、精神科医と親は、もっと直接的な解決法を期待するようになった。

生物学的精神医学：「ねじれた分子」

精神科医や親が要求する多動症に対する即座の答えを与えることができそうな精神医学の分野は、生物学的精神医学であった。精神疾患をおもに神経学的な現象であると見る長い伝統に依拠しつつ、一九六〇年代および一九七〇年代の生物学的精神科医は、薬理学のその当時の進歩、特に向精神薬の発展に勇気づけられていた。まもなくほとんどの精神科医は、「ねじれた思考はねじれた分子なしでは生じない」と信じるようになった。[90] 多動症に関しては、生物学的精神科医は、この障碍の原因として脳とその機能に注目するようになり、中枢神経刺激剤のみならず精神安定剤や抗うつ剤を処方した。[91] 多くの精神科医にとって、精神障碍の神経学的原因を強調する生物学的精神医学は、精神分析学が優勢であった長い年月の間、この専門職に欠けていると精神科医が考えた何らかのもの、つまり新たな高い社会的地位を与えた。[92]

生物学的精神医学はまた、児童期の行動障碍を神経学的現象とみる伝統、特に一九二〇年代の脳炎後障碍の流行にさかのぼる伝統があることを指摘した。このようであるから、多くの精神科医は多動症を、多動衝動性障碍や児童期の多動性反応のような用語の出現後もずっと、微細脳損傷あるいは機能障碍と呼び続けた。彼らはまた、一九三〇年代後半のチャールズ・ブラッドレーの仕事を強調し、障碍のある子どもを中枢神経刺激剤で治療する歴史があると主張できた。たとえば、一九六三年のアイゼンバーグとコナーズによるリタリンについての最初の重要な試験は、ブラッドレーや彼の後継者の仕事を思い起こさせた。[93]

生物学的精神科医は、リタリンの製造元であるチバのような製薬会社と重要な同盟を組んだ。これらの製薬会社が当然ながら明らかな多動症の流行を文字通り利用することに興味を持っていた。チバは多動症の研究や研究会に資金を提供しただけでなく、一九六〇年代後半から一九七〇年代前半の間に、この障碍についての映画やパンフレットを作り、それを親と教師協会（PTA）の会議で配布した。[94] そうした宣伝活動は、多動症の出現率の増加を説明するのに役立つだけでなく、なぜリタリンが、デキストロアンフェタミンのような他の薬に対しての「仮定された優越性を示す経験的証拠がきわめて少ない……〔にもかかわらず〕、えり抜きの治療」となったのかを示唆している。[95] 一九七一年の向精神薬に関する代表者会議は親や教師に対する直接の宣伝活動をいくらか抑制した。しかし、医師は製薬会社の宣伝の標的であり続け、一九六〇年代と一九七〇年代に医学雑誌での薬剤の広告が著しく増加したのであった。歴史家のデイヴィッド・ヘルツベルグが調べたところによると、製薬会社は、一九六四年の「穏和精神安定剤の十年」を祝う医学会議を含めた医学会議を後援しただけでなく、その会議録を『神経精神医学雑誌』に再録するための資金援助をおこなった。[96]

ヘルツベルグやアンドレア・トーン、ニコラス・ラスムッセンらといった歴史家が論じるように、中枢神経刺激剤の使用は、精神医学の中での薬物治療に向かうより大きな流れの反映であった。[97] 一九六〇年代および一九七〇年代の『JAMA』をざっと調べるだけで、向精神薬の市場が広がっており、さらに、精神疾患の恐怖と薬物の有益さを図式的に描いた、精力的で創造力あふれる全面広告が掲載されていたことがわかる。こうした広告の一つは、げっそり痩せて憔悴《しょうすい》した博士課程の学生を描いており、そこには彼の学位論文が「進行中」と書かれてあった。博士課程の学生ならば誰もが感じるこの学生のストレスの解決法は、バリウムの処方であった。学生の猛勉強の緊張はバリウムによって和らげられるというこの広告のメッセージは、学生時代に経験した同じようなストレスを思い出すであろう医師だけでなく、研究のために『JAMA』を調べる必要のある学術博士過程や医学博士過程にある学生を対象としたものであった。バリウムの製造会社によれば、高等教育は病的な活動でありうるのだった[98]。実際、一九六〇年代の初めまでには、製薬会社の広告に「爆撃されている」と苦情を口にする精神科医もいた[99]。それゆえ、精神分析的な志向を有する『JAACP』を含むいくつかの雑誌は、ずっと後になるまで広告の掲載を控えた。

多動症の生物学的な解釈を受け容れるのに決定的であった要因が他にもあった。多動症を遺伝的で、神経学的な病態としてあつかうことによって、生物学的精神科医は、精神分析学的および社会精神医学的接近法に暗示されていた子どもの精神保健の問題に対する親、ふつうは母親、を責めるという伝統を棄却した。社会学者のイリナ・シンが記したように、「問題児の母親は……母親非難に疲れ果てていたので、薬物療法についてのニュースや子どもの行動上の問題の器質的性質の強調はとても歓迎すべきものと思った[100]」。リタリンの効果の即効性も有無を言わせぬものだった。モーリス・ラウファーはリタリンがすぐに効くことに感銘を受けたが、彼の同僚のエリック・デンフォッフは、リタリンが有効であると信じたので、「それを使える者を治療から遠ざけることは『一種犯罪的』である」と考えた[101]。

中枢神経刺激剤が多動症児を逆説的に落ちつかせると思える事実に悩む生物学的精神科医もい

たが、その有効性を非常に信頼するため、中枢神経刺激剤を診断のための道具として処方する精神科医もいた。すなわち、もし中枢神経刺激剤が過動で衝動的な子どもを落ちつかせたなら、その子は多動症である可能性が高いとされたのである。[102]しかし、親にとってもっと重要なことは、中枢神経刺激剤が、心理療法の手はずを整えるとか、多動行動の要因かもしれない社会要因を分析し、変えようと試みるより、即効性があり簡単で費用がかからない治療法であることだった。このような薬物はまぎれもなく魔法の弾丸のようであった。

次章で論じるように、リタリンは広告が描くような驚くべき薬物であると信じることは誤りだろう。その効果はほぼ即時的であった。しかし、この薬物は多動症を治療もしくは予防しなかった。症状を一時的に制御するだけだった。中枢神経刺激剤は八〇パーセントの患者にのみ効くにすぎず、その効果は時間とともに薄れ、より多くの量を処方する必要が出てくるのだった。[103]診断を受けた子どもが何百万もいるので、二〇パーセントとは言え、治療されない患者はかなりの数に達する。生物学的精神科医はまた、リタリンの副作用を軽視した。副作用には、成長抑制、焦燥、不眠、食欲低下、動悸、幻覚が含まれている。[104]多動症の治療に使われる精神安定剤や抗うつ剤、そして他のアンフェタミンは、さらに副作用がひどかった。[105]リタリンや他の多動症の薬物の一九六〇年代半ばから現在に至るまでの驚異的な売れ行きは、親のみならず精神科医も、こうした欠点を看過してもかまわないと考えていたことを示している。それはおもには、中枢神経刺激剤が心理療法がなしえないことをなしたためである。中枢神経刺激剤は数分で子どもを落ちつかせたのだ。

こうした副作用に寛容であった他の理由は、生物学的精神科医が彼らの研究を、薬物療法にはまだ改善の余地があると慎重ながらも楽観的様式で、用心深く記述したことであった。リタリンは多動症を治癒させないかもしれず、また、やっかいな副作用を引き起こすかもしれないが、研究が進めばその効能は改善されることが期待された。こうした姿勢の一例は、欺くような題名の論文にみられる。その題名は「精神薬理学：その実態はまったくのバラ色ではない」であった。この論文の著者は、なすべきことはたくさんあるが、奇跡の薬物を手に入れようとする精神医学の大望はいつか実現されるだろうと示唆した。必要なのは、たえざる研究、楽観主義、そして生物学的精神医学のイデオロギーへの信念であった[106]。しかしながら、一九七〇年代が終わると、そうした慎重さの理由が減ってきた。生物学的精神科医にとっては、実態は実際とてもバラ色であるように思えた。一九五〇年代および一九六〇年代の雑誌をにぎわせた精神分析学的な症例研究に、多動症の薬物についての二重盲検臨床試験の結果が取って代わった。これらの試験はすべてこうした薬物の効力を示しているように見えた。これを示唆する出来事の一つは、一九七六年に

『JAACP』の編集委員長が、エヴェオリーン・レックスフォードからメルヴィン・ルイスに代わったことだった。その雑誌はその後すぐに、精神分析学の衣裳を脱ぎ去り、生物学志向になった。それに応じて、新しい時代の最初の論文は、デニス・P・キャントウェルの「多動症候群における遺伝因子」であった。

一九八〇年に出版されたDSM-Ⅲにもまた、精神分析学や社会精神医学のイデオロギーや用語がなかった。[107]生物学的精神科医のジョン・S・ウェリーはこうした展開を、精神科医が再び同僚の医者たちと同じ立場に立つことができ、自分自身を真正の神経科学者と考えることができる徴候であると指摘した。[108]これとは対照的に、マイケル・ラターやデイヴィッド・シェイファーといった社会的志向を有する精神科医は、この出版は精神医学にとって科学的な時代の到来であろうが、こうした医学化された接近法がよい発展である確証はないと述べた。彼らはこの診断マニュアルが今や独断的であり、生物学的精神科医を誤って信頼することになり、ソーシャル・ワーカーや心理士を疎外すると論じた。[109]多動症はもはや児童期の多動性反応ではなくなり、注意欠如障碍となった。それは、多動症児で注意障碍が優位であると考えられたことの反映であった。この障碍はすぐにADHDに（一九八七）改名された。鍵となる症状として多動が第一であると認識されたからであった。[110] 精神科医は今や、個々の子どもとその子どもの環境や家族の状況を評価するのではなく、障碍を同定するための症状のチェックリストを手にするようになった。

DSM－Ⅱに比べてDSM－Ⅲに含まれる子どもの障碍の数は四倍になったという事実にもかかわらず、多動症、あるいはADD／ADHDは、診断マニュアルの中でもっともありふれた子どもの精神障碍となった。多動症への生物学的接近法の優位性が、この障碍がこれほど一般的になるのに役立った。多動症の精神分析学的および社会精神医学的説明が輝きを失うとともに、生物学的精神医学は、きわめて多くの子どもの問題行動を説明しうる一つの障碍を医師や親に提示した。そして、その障碍を漠然とした形で神経学的な機能障碍のせいにし、きわめて重要なことに、ほとんどの患者に即座に効果をもたらす薬物治療を提供した。こうした接近法は、科学的であり、医学的に権威があるように思われたいという精神医学の大望に合致し、また精神薬理学の発展やイデオロギーを利用する点で科学技術的であった。そして、中立的でもあった。この接近法が問題行動を機能不全の家族や学校や社会のせいではなく、むしろ中枢神経刺激剤で微調整できる脳の伝達障碍によるとするからであった。アメリカの教育の欠点の象徴であった多動症に対する生物学的精神医学の答えは、単純であるかもしれないが、しかしそれは効果的なものであった。

ロバート・フェリックスが精神医学を一体全体どう考えたかを想像するのは興味深い。一九六四年に彼は、医学界で認知と尊敬を獲得しようと同時代の人々のために闘った一人のアメリカの精神医学者のことを書いた。彼は、同僚たちの分裂を非難しつつ、「礼儀正しく活動的」で、「共同体に貢献し」、心理学と生物学の両方の基盤を持つ「あたたかく、人間味があり、地に足がついた」精神医学者にとって、その時代が好機だと考えた。[111]言い換えると、彼は、精神分析学の哲学的で力動的に洗練された知性、予防的で政治的な社会精神医学の行動、そして生物学的精神医学の技術的で科学的な基礎を必要とする全体的で相補的、包括的な精神医学を記載した。もしフェリックスが精神医学について描いた像が実現されていたなら、ずっと繊細で建設的な多動症の理解が生じていたであろう。

フェリックスの発言から半世紀近くが経過したが、精神医学は同じような岐路に立っているように思える。精神疾患は再び保健衛生に対して非常に有害な脅威の一つと見られており、政府は予防の戦略を見つけるのに熱心である。生物学的精神医学が優勢なままであるが、精神医学に対する社会的および疑似精神分析的、あるいは認知的な接近法が勢いを増している。多くの研究は向精神薬の効力を疑問視しだしており、向精神薬はプラセボとして作用しているにすぎない、あるいは、向精神薬が治療目的とする症状よりも薬物の副作用の方がより危険であるかもしれない、と主張している。家庭や学校の状況が整えられたなら、「現在の若者の多動症の薬物使用者のうち、一〇パーセントのみが薬物治療を必要とするだろう」と提案する者がいた[112]。政府があらゆる段階で厳しい予算の削減をおこなっているイギリスでは、精神医学のカウンセリング、特に危険な状態にあると思われる子どもに対する精神医学的カウンセリングに対して、政府はより多くの資金を提供することに熱心である。副首相のニック・クレッグによれば、政府の四億ポンド戦略は、「われわれが子どもの抱える問題が生涯の問題となる前にその子どもに対話療法を提供できることを意味している」[113]。社会精神医学もまた、「精神保健の社会的な決定要因」という旗印の下で復興を体験している。精神医学への生物学的な接近法や、精神疾患のために社会の最貧層が払っている不釣り合いな費用に対して不満を感じ、ますます多くの医師やアメリカ合衆国の公衆衛生局長官であるデイヴィッド・サッチャーを含む保健政策立案者は、精神保健政策をとりしきるために再び予防精神保健戦略を求めるようになった。おそらく今度こそ精神科医は、自らの専門的な利益を考えないで、もっと多元的で洗練された、究極的には、もっと効果がある接近法を確信をもって選択するだろう。

第四章　リタリン：魔法の弾丸か黒魔術か

序論　驚異の薬物に何があるのか

一九七〇年代の医学雑誌のページに載ったある広告の一面に、バスケットボールの靴とジーンズとTシャツを身につけ、怒っている十歳ぐらいの明るいブロンドの髪の少年の姿があった。彼は木製の組み立ておもちゃミニ・マキットで遊んでいたのだが、組み立てたものを、今ばらばらに壊してしまった。眼を閉じて歯をくいしばっている彼は、両手におもちゃの残りを握ってみじめであった。彼の動きはすばやく、カメラがついていけない。写真は不鮮明で、ミニ・マキットの棒や円盤は彼のしっかり握られた小さなこぶしの中で、巨大な飛んでいる昆虫の羽のように見える。もう片方のページでは、その少年ははるかに落ちついている。彼は、ソファの上でじっと静かに本を読んでいる。その本が何であるかはっきりしないが、写真には隊列を組んで行進する中世の兵士の姿が映っている。その本はたぶん子ども向けの歴史の本だ。その少年はまったく違った子どものように見える。彼の表情は今やリラックスしていて、魅力的で天使のようにさえ見える。反対のページのしかめ面の怒った顔と著しい対照をなしている。彼は落ちついているのだが、本にくぎづけなのは明らかである。彼のかすかに開いた口が、彼の集中のほどを物語っている。この劇的な行動の変化を説明できるものは何か。リタリンの服用である。

その広告は著しく精密で巧妙である。「前段」の写真は、教育玩具、すなわち創造性と工作のすぐれた能力を刺激して生み出すように設計されたおもちゃで遊んでいる少年の姿を描いている。彼がこのようなおもちゃを手にしている事実は、彼の衣類や髪型と組み合わせると、彼が中流階級の家庭の子であり、親が彼の教育に心を配っていることを示している。彼の心底からの欲求不満は、彼がミニ・マキットで何を作りたいかを知ってはいるが、しかし集中できないために作れないでいることの表れだ。彼がおもちゃをばらばらにした激しい態度は、とてつもないかんしゃく発作の前兆なのである。この少年の行動が、家で遊んでいるときでさえ制御不能であるとすると、彼が学校でどのように振舞っているかが心配である。

「後段」の写真の少年は、対照的に家でゲームをしたり走り回ったりするのではなく、静かに本を読んでいる。もっと詳しく見ると、彼は側に別の本を置いている。貪欲な読書家になったか、歴史の授業で出された宿題を熱心にしているらしい。この広告は医師を対象としているので、それぞれのページの大部分を占める写真のまわりに、小さな字体で書かれたおびただしい量の文章が並んでいる。文章には少しも写真の説明がない。描かれている場面を、医師が解釈できるための精神医学的背景の情報を提供している。たとえば「前段」の写真の上には、微細脳機能障碍の子どもが、どれほど「攻撃的で破壊的で容易に欲求不満に陥るか」、そして「集中できない」かを述べる説明文がある。「後段」の写真の横の説明文は、同じく、その写真に医学的意味を与えている。どのようにして「中枢神経刺激剤が脳の高次（脳皮質）中枢に作用し、それによって一層意識の覚醒を『刺激する』」かを記載している。つまり少年の新たに見つかった学習能力は、リタリンの効果であることを示唆しているのである。他の文章は、その薬物の効用をきわだたせ、副作用の危険性を控え目に述べる。この広告は、「前段」のブロンドの髪の少年の行動に似た行動をする子どもの親を前にした開業医や小児科医や精神科医に、リタリンの処方を奨めるための説得力のある勧誘なのである。

前章で述べたように、多動症の生物学的説明がさかんになったもっとも主要な要因の一つは、この障碍を治療するために生物学的精神科医が処方した中枢神経刺激剤の明確な効果であった。そのうちもっとも有名なものがメチルフェニデートであり、これは商品名のリタリンの方がもっとよく知られている。多動症を治療するために使用されてきた薬物には、多くのものがある。デキセドリン、ベンゼドリン、サイラート、アデラール、ストラテラ、フォカリン*などである。しかし、リタリンがもっとも象徴的であり、この章の中心をなす。リタリンは多くの点で、多動症に関する不和の様相の要約である。リタリンが子どもを落ちつかせ学業に集中させる助けとなる魔法の弾丸であると考える医師や親や教師がいる一方で、リタリンが子どもの自然の成長や発達を妨げ、さらに子どもに向精神薬が成功や幸福のしばしば必要な条件であると教え込む社会統制のための危険な道具である、と考える人たちもいる。一つの見方に立つと、リタリンは精神医学への現代の生物医学的および神経学的アプローチのすぐれた部分をすべて表象しているが、まったく逆の立場もある。

この章では、なぜリタリンがとても人気があり、しかも論争の的となる多動症の治療法となったかを詳細に検討する。この質問に対するてっとりばやい返答は、薬物の広告が主張するように、この薬物が多動症児を助けるように見えることであり、それが質問の答えの重要な部分を占める。

しかし、この返答は、なぜアメリカ人が、他の方法でも対応できるとされてきた行動上の問題をあつかうために、強力なそしておそらく危険性のある中枢神経刺激剤を、彼らの子どもに喜んで使用するのかを、完全には説明していない。多くの薬物は、特定の症状を治療するための望ましい効果を有している。しかし、さまざまな理由で、それらを幅広く使用するのは不適切であると考えられてきた。ある場合には、危険な副作用があり、それが利益より大きいとみなされる。このような薬物の例は、一九五七年から一九六一年にかけて、朝の倦怠感を和らげるために妊婦に処方されたサリドマイドである。これは悲劇的であった。この薬物には催奇性があり、それを服用した母親の赤ん坊は死亡し、また恐ろしい先天性異常が生じた。そして、一九六〇年代にほとんどの規制当局はサリドマイドの使用を禁じた。しかし、それが他の病態、特に癌や自己免疫疾患の治療に有効な性質を持っていることがすぐに発見された。しかし、押された烙印がかくの如

＊（訳注）デキセドリンはアンフェタミンの光学異性体のd体のみであるデキストロアンフェタミンの商品名、ベンゼドリンはアンフェタミンのd体とl体の二つの光学異性体を含むもの、サイラートはアンノエタミン類とは異なる作用を持つ中枢神経刺激剤ペモリンの商品名、アデラールはアンフェタミンのl体を一五％d体を七五％含むもの、ストラテラはもともと抗うつ剤であったアトモキセチンの商品名、フォカリンはデキサメチルフェニデートの商品名である。

くであったために、アメリカ食品医薬品局（ＦＤＡ）が、アメリカ合衆国ではさほど多くみられないハンセン病の治療薬として、サリドマイドを承認したのは、一九九八年になってからであった。サリドマイドによる奇形の犠牲者のいつまでも消えない記憶は、この薬物がエイズや骨髄腫の症状の治療に有効な「驚異的な薬物」である可能性を明らかに持っているにもかかわらず、それを復活させようとする努力を妨げ続けるであろう[1]。

有益であるとされながらも、不法な物質としての評判を克服するにいたらない薬物もある。大麻やアヘンは十九世紀には多くの病態の治療に使用された。しかし、最終的にはその使用が犯罪とされた。それらの治療的利益が否定されたからではなく、社会的に受け容れられなくなったためである[2]。モルヒネはアヘンに取って代わって医療的に使われていると言えるが、マリファナの医療的使用は、依然として論争の的である。最近カリフォルニア州は、一九九〇年中頃以後マリファナの使用が合法とされていたにもかかわらず、マリファナを医療用に調剤している薬局の取り締まりを決定した。薬局の多くが、不法取り引きの隠れみのとみなされたからである。皮肉にも、多くの大麻賛成派はマリファナの合法性を支持する証拠を見つけるために、過去を振り返る。たとえば、一八九三年から九四年にかけての Indian Hemp Drugs Commission（インド大麻薬品委員会）は、少量から中等量のマリファナは健康にほとんど害のないことを見出していた[3]。

医学的あるいは社会的承認を得られなかった有望な驚異の薬物の代表例は、おそらくジリセルジック酸ジエチラミド、あるいはLSDである。この薬物は、リタリンが市場に出た一九五〇年代に研究されていた。歴史家のエリカ・ディックが書いたように、精神科医であるハンフリー・オズモンド（一九一七—二〇〇四）とアブラム・ホッファー（一九一七—二〇〇九）が、一九五〇年代初期に、カナダのサスカチェワン州ウェイバーンで、幻覚剤の治療効果の研究を始めた。彼らはすぐに、それがアルコール症の治療薬としての可能性を持つことを発見した。その頃アルコール症は、多動症と同様に、行動上の問題というよりは医学的病態として、次第に認められつつあった。[4]しかし、期待の持てる知見と、当初にみられたサスカチェワン州での支持にもかかわらず、医学界は懐疑的であった。嗜癖の社会心理的モデルと医学的モデルを結びつけるホッファーとオズモンドの理論的基礎を疑ったからである。[5]しかし、もっと大きな打撃は、「LSDパニック」の出現であった。LSDが一九六〇年代の反体制文化の典型的な薬物になったからである。[6]サリドマイドと同様に、LSDの医学的有益性への新たな興味が生じてはいるが、LSDを危険な薬物としてではなく、治療的薬物として復活させるためには、公衆の意見のかなりの変化が必要であるだろう。

サリドマイドやアヘンや大麻やLSDが、癌やエイズやアルコール症と同じような重い病態の治療薬として承認されなかったのに、なぜリタリンの多動症児への使用が適切と考えられたのであろうか。人は気軽に、リタリンとこれらの薬物との間には共通点がほとんどないと言うかもしれない。しかし、この考えとは対照的に、リタリンもまた、犯罪的に使用されるし、いくつかの死亡例を含む多くの有害な作用を持っている。さらにかなりの悪評の的でもある。特に、それ以前に驚異の薬物として市場に出回った他のアンフェタミンが危険であると規制当局の標的となってからは、そうである。[7] もっと重要なのは、この薬物がアルコール症や癌やハンセン病やエイズと違って、論争の的になっている行動障碍と診断された子どもに使用されることである。リタリンは、他の薬物と同様に、承認され普及する治療薬となるのに、不利な点を多く有していたと思えるのだが、少なくとも推奨者たちにとっては、驚異の薬物になった。どうしてこうなったのであろうか。

リタリンが普及した理由は数多くある。確かに、多くの医師や親や患者が効果があると信じている事実が、一番大きな要因である。しかし、リタリンが途切れることのないさまざまな批判をかわしてきたやり方をみれば、子どもの行動を改善させる効果は、普及の一つの要因にすぎないようである。リタリンの打たれ強さは、製薬会社であるチバ（一九六一—七二）、チバ・ガイギー（一九七一—九六）そしてノバルティス（一九九六—現在）が多動症の治療薬としてこの薬物を売り込んだだけでなく、多動症の概念そのものをも、果敢に市場で販売したことで、支えられてきた。リタリンは、これらの会社にとって、子どもが大人になっても服用することが期待されるベストセラーの薬物である。このようにして、リタリンは、子どもが向精神薬を使用するのがあたりまえとする考えの形成に役立っただけでなく、そしてまた、年少の患者がこのような薬物の終生の消費者となることを可能にしたのである。リタリンはまた、子どもの行動上の問題が、発達的なものではなく、そして不適切な養育や教育や不健康な環境のせいでもなく、遺伝的、神経学的機能不全であるという考え方を象徴していた。リタリンの効果によって、年少の子どもがあつかいやすくなった。それだけではなく親が神経学的障碍を、子どもの行動の、唯一ではないにしても、第一の要因と考えるようになった。もし子どもの行動が悪化したら、必要とされるのは社会的、教育的環境の吟味ではなく、薬物の増量であった。もし服薬中に子どもが抑うつ的となったら、抑うつの背後に何があるかを分析、もしくはリタリンを中止するかわりに、抗うつ剤がその解決法として選ばれた。最後に、多動症児に合法的に処方されるばかりではなく、学業の成績を上げようとする学生が不正に使用する脳効能促進剤として、リタリンはステロイド使用者が投げかけるのと同じ問題を提起した。もし薬物が子ども（あるいは大人）の学業成績の増進に役立つのなら、どうしてそれを使用してはいけないのか。

この章は、当初老人やうつ病の患者のための抗うつ剤や、「活力剤」として使用されその後子どもに使用されるに至るリタリンの物語を取り上げる。さらにこの薬物およびその使用をめぐる今も続いている論争を取り上げる。リタリンの歴史をみれば、一九六一年に子どもへの使用が承認されて以後、この薬物をとりまく議論が、これが有効であるかどうかよりもむしろ、年少の子どもの行動を統制するために向精神薬を必要とするかどうかを決定する際に固有の、哲学的およびイデオロギー的問題と関連していることが明らかとなる。このように、リタリンは、親や教育者や医師が、何が豊かで幸福で健康的な児童期を構成するか、そして児童期はもっと生産的な社会のための手段なのか、それともそれ自体が目的なのかといった問題と、いかに取り組んできたかを明らかにするであろう。

「老人」を活気づけることから子どもを静かにさせることへ

私が初めてリタリンの広告を見た時、幻を見ていると思った。一九六六年の『アメリカ医学協会雑誌（JAMA）』のページから私を眺めているのは、怒りに満ちた目をした手に負えない子どもではなく、皮をむかねばならないジャガイモの山を前に、しょんぼりしている老女であった。

添えられている説明文は次のように読める。「慢性の疲労や軽い抑うつのせいで簡単な仕事が大層に思える時……リタリンは憂うつにさせる慢性の疲労や疲れをもたらす軽い抑うつを解消させる」。向かいのページの写真は、おそらくリタリンの回復効果を示すために意図されたものであろうが、奇妙にも少しばかり抑うつ的でない女を描いていた。彼女は疲れているようには見えない。すべてのジャガイモはすでに皮をむかれていた。しかし、彼女は調理器具らしきものを手にして、ぼんやり遠くを見つめている。彼女が多動症とはまったく正反対の状態を治療するために、その薬物を処方されたという事実にもかかわらず、彼女が示すぼんやりした焦点の合わない面持ちにより、私はかつて教えた子どもがリタリンを処方された時に見せた鈍い表情を思い起こした。広告としては、それは失敗作であるというべきである（もし私が精神科医なら、この広告を見て私の疲れて抑うつ的な患者にリタリンを処方しようとは思わないからである）。しかし、それは、リタリンが子どもの多動症のための薬物となる前に、どのような前歴を持っていたかをはっきりと示している。

リタリンは、製薬会社チバの科学者レアンドロ・パニゾンによって、一九四四年に初めて合成された。パニゾンの妻マルガリテは低血圧症であったため、テニスをする前にこの薬物を服用した。彼女のニックネームがリタであった。パニゾンは妻の名前にちなんで、この中枢神経刺激剤を名づけた。(8) この薬物は一九五〇年に特許を認められた。そしてＦＤＡは一九五五年に、心理的障碍の治療薬としてこれを承認した。最初、リタリンは薬物が原因の昏睡の治療薬として、あるいは麻酔からの回復補助剤として、使用された。しかし、すぐに他の状態、たとえば、うつ病、疲労、老化、肥満、ナルコレプシーおよびスキゾフレニアといった状態の治療のために、処方されるようになった。また心理療法や電撃療法を促進するためにも使われた。(9) 歴史家ニコラス・ラスムッセンの仕事に通じている人にとっては、このことは驚くべきことではない。ベンゼドリンのようなアンフェタミン類は、さまざまな精神疾患の治療のために、一九三〇年代以来使用されてきた。(10) 多くの場合、製薬会社はある薬物がどのような疾患に有効かが判明するかなり前に、すでにそれを開発していた。リタリンの場合も、チバの販売部門は幅広い患者を想定していた。老齢の婦人とジャガイモの写真を載せた広告は、明らかに通院患者を対象としたものであったが、チバは入院患者をも対象とした。たとえば、一九五六年の広告は、入院用の衣類を身につけた婦人が家具のない部屋の隅っこで暖房器の側にしゃがんでいる姿を載せた。広告には、リタリンが入院中のこのような患者を「隅っこから連れ出し」、「慢性の重い荒廃したスキゾフレニア」の患者でさえ現実に引きもどすのに効果がある、と記載されていた。この薬物は、「このような患者が治療や指示や社会参加を受け容れやすくなる」のに役に立つというのであった。社会学者イリナ・シンが示唆するように、そしてこの時期以後のほとんどのリタリンの広告が示すように、チバは数多くの軽症、中症、重症の疾患に罹っている中年および高齢の男女の患者を対象としていたのである。[11] 同様に、一九五〇年代以降の数多くの医学論文は、この薬物が「老人」、濃いコーヒーが有効ではない「やっかいで悲惨な老人」の治療に用いられたことを示している。[12] しかし、その後の広告は、ジャガイモを前にした、漠然と医学的に「疲れた主婦症候群」と言われる状態にある主婦を重点的にあつかうようになった。[13]

リタリンが、最初年齢においても症状においても、多動症児とはまったく異なる患者を対象として販売されたという事実は、多くの点で教訓的である。それは、一九五〇年代の精神薬理学の第一波の期間中の多くの向精神薬が、明確な患者群や一連の症状を想定せずに開発されたことを証明している。チャールズ・ブラッドレーが一九三〇年代に、気脳写法によって引き起こされた頭痛を軽減しようとして、たまたまアンフェタミンが子どもの学業への集中力を高められることを発見したのとまったく同様に、向精神薬が臨床的にも経済的にも有益である適用を求めて入り組んだ経緯をたどったのは、稀なことではなかった。たとえば、最初の抗精神病薬クロールプロマジンは、十九世紀のドイツのコールタール化学を起源としており、抗ヒスタミン剤から誘導された。後に抗ヒスタミン剤に抗菌剤の性質があるかどうかも研究された。[14] 新しく開発された薬物の臨床適用を見出すためには、掘り出し物を偶然にみつける才能と機会と幸運が必要であった。そして、多くの場合「治療法が病気に先行した」のである。[15]

チバがあらゆる手段を用いてリタリンのための市場を見出そうとしたのは、研究で開発された薬物の臨床的使用方法を見出さねばならない財務上の圧力があったからでもある。肥満やナルコレプシーからうつ病や多動症に至るさまざまな状態に対して、リタリンの市場を開拓しようとするチバの努力は、必ずしも特許を獲得した生産物の適用を見出そうとするやけっぱちの行動ではなく、むしろ勝算のある精力的なものであった。[16] 広告の背後で、チバのセールスマンである「派遣隊」が、病院や診療所や開業医を数えきれないほど訪問していた。[17] 歴史家ナンシー・トームズは次のように書いている。

アメリカの特許システムの下では、製薬会社は新しい処方薬で、おおよそ二十年間利益を得ることができる。野獣のように競争の激しい社会の中で、市場占有率を確保するために、彼らは積極的に医師のご機嫌をとらねばならない強い動機を有していた。[18]

歴史家ネイサン・ムーンもまた、チバがリタリンの適用のために多種多様な市場を開拓した能力を強調している。ムーンはこれを、精神科医が必要としているものを感受するチバの能力の証拠として挙げているのだが、この会社が製品の市場を見出す際に直面している財務上の必要性に、注意を払うことも重要である。[19]

皮肉なことに、軽度の抑うつ状態の老人の市場を開拓するにあたって、チバが向き合うことになった主たる競争相手は、必ずしもすでに開発されていた他の抗うつ剤ではなかった。それは他の中枢神経刺激剤カフェインだった。リタリンはしばしば、「アンフェタミンほど強力ではないがカフェインよりも強力な」薬物として売られた。[20] リタリンの通常の使用量と同等の効果をあらわすカフェインの量は、薬理学的観点からすると非現実的な量であったが、友達と「すてきなお茶」を一緒に飲むことの社会的、情緒的有益さは、過小評価されるべきではない。現在軽度抑うつ状態の老人の治療にリタリンが有効かどうかが再度検討されているが、老年期の患者やアルツハイマー病患者にたっぷりのコーヒーや紅茶がさまざまな効果のあることが、多くの研究で証明されている。[21] 後に論じるように、カフェインはまた、多動症児の治療にも効果がある可能性を秘めている。

おそらく、普通に消費されている飲み物がリタリンと同じ効果を持つという事実を避けるために、チバは、この薬を活力剤として宣伝するだけでなく、軽度抑うつ状態が中高年齢層に遍在する病理であるという考えも売り込んだ。リタリンが入院中のスキゾフレニアから疲れきった「老人」まで、幅広い患者の治療に使用されたという事実は、さまざまな行動上の問題を持つ子どもにもこの薬を使用する前兆であった。リタリンは非常に病状の重い子どもに使われていたが、軽い症状の子どもにも使われた。その際処方される量が違うだけであった。もっと友達とつき合い、社会参加をし、身体を動かすことが有効であると考えられる軽度の抑うつ状態や疲れきった老人や特にうんざりしている主婦をチバが治療の対象にしたことは、見方を変えれば普通と考えられるかもしれないほとんどの子どもの児童期の行動を、本質的に病気とする多動症の概念を売り込んだやり方を、妙に思い起こさせる。いずれの場合も、老人や子どもが示す問題行動についての心配が、人口学的要因によって誇張された。精神科医が精神的に障碍のあるすべてのベビー・ブーム世代を治療するにあたって、自らの能力に悩んだのと同じように、戦後の平均余命の延長は「老年期に伴う精神的身体的適応困難」に医師が対応しなければならないことを意味した[22]。うつ病の「老人」と多動症児の間には固有の違いが多くあるものの、彼らや病気と認知された状態やそれらの治療に役に立つと信じられている薬物の間には多くの関係がある。おそらくもっとも意味深いのは、一連の広告で老婦人とジャガイモの写真であれ、飛び回っているように描かれている多動症児の写真であれ、それぞれの場合に私たちが何かが問題であると理解できることである。

しかし、いずれにしても、私たちは中枢神経刺激剤が有効な解決法であるのか、あるいは正しい解決法があるのかについて、思いをめぐらしてよいであろう。

「手に負えない子どもの統制に役立つ薬物」

中高年の軽度の抑うつ状態に対する薬物として、リタリンを売り込んだチバの努力にもかかわらず、一九五〇年代および一九六〇年代のリタリンは、抗うつ剤として限られた成功しか収めなかった。特にその時代の多くの観察者が、この薬物は有効であると信じていたし、また老人の患者への抗うつ剤として最近再評価しようとする努力のあることを考えると、なぜそうなったのかを説明することは困難である。[23] リタリンが一九六一年に多動症への使用を承認された後も、チバがこの薬物の抗うつ効果を宣伝しつづける決心をしたことが、患者は言うに及ばず医師をも当惑させたかもしれない。奇妙に思えるかもしれないが、祖母が気分を持ち上げるためにリタリンを服用し、孫が気持を落ちつかせるために同じ薬を服用していた家族が、一九六〇年代に多くいたにちがいない。また、軽度のうつ病患者は、リタリンの刺激効果よりミルタウンやバリウムのようなベストセラーの薬物の鎮静効果を、単に好んだのかもしれない。特に彼らの症状の背後に神経学的異常以外の何かがある場合にはそうであった。

　抗うつ剤としてリタリンを販売しようとするチバの努力にもかかわらず、この薬物は多動症の治療薬としてもっともよく知られている。第一章で述べたように、チャールズ・ブラッドレーはまったくの偶然から、アンフェタミン特にベンゼドリンが精神病院に入院中の子どもの集中力や学業の改善に役立つことを発見した。多動症の権威や多くの歴史家は、行動上の問題の治療のための中枢神経刺激剤の使用には伝統があると主張するために、一九三〇年代のブラッドレーのアンフェタミン使用に絶えず言及するが、ロードアイランドの精神科医の発見が、多動症で追試されそして適用されるようになるまでに、二十五年の歳月が流れている。[24] 行動上の問題の治療に中枢神経刺激剤を用いた個々別々の症例報告はあるものの、対照群を用いた研究は、一九六〇年代までおこなわれなかった。[25] 合成されてから十七年後の一九六一年まで、リタリンが多動症の治療薬として販売されなかったという事実は、スプートニクの発射とそれが誘発した教育界の危機が生じるまで、行動に問題のある子どもに中枢神経刺激剤を処方することにほとんど関心がなかったことの証左である。あるいは、社会学者ピーター・コンラッドが観察したように、「治療される障碍が明確に概念化されるはるか以前に、治療は利用できた[26]」のである。

　実際、一九五〇年代後半以前に、多動症の治療に中枢神経刺激剤が用いられなかった第一の理由は、単に多動症児がその頃重大な医学的関心事ではなかったことである。しかし、一九五〇年代後半までこの薬物の使用が限られていたのには、別のいくつかの理由もある。その一つは、リタリンのような中枢神経刺激剤が多動症児に対して持つ明らかに矛盾した効果が、多くの医師にとって謎であったことである。元気よくするためでなく、静かにさせるために、子どもに中枢神経刺激剤を処方するなどは、直観的にはありえない。事実、子どもの行動上の問題にリタリンを使用した初期の研究の一つは、多動症それ自体が、この薬物の副作用であることを示唆していた。[27]最近の研究は、ノルエピネフリン濃度を上げるリタリンの機能がこの矛盾を説明するのに役立つ、と示唆しているが、医師は長年中枢神経刺激剤の落ちつかせる効果に当惑を示していた。[28]

矛盾する作用にもかかわらず、リタリンは一九五〇年代後半に、多動症児に使用する研究がおこなわれた。もっとも早期の臨床研究の一つは、カンザスシティの精神科医ジョージ・リットンとマウリシオ・ノベルによって、一九五九年におこなわれた。彼らは対象となった二十人の子どもの行動を、この薬物が改善させることを見出した。[29]四年後に、もっと大規模な比較対照試験が、レオン・アイゼンバーグとC・キース・コナーズによっておこなわれた。アイゼンバーグはそれ以前に、向精神薬の多動症児への効果の研究、特に心理療法と比較した研究に関わっていた。アイゼンバーグは、心理療法がこのような子どもに適していると信じられず、また心理療法が適していない故に、多くの精神分析家が多動症の患者の治療を拒むと言うまでに至り、薬物が一つの代替方法でありうると信じた。[30] ＮＩＭＨの資金援助を得ておこなわれたアイゼンバーグとコナーズの研究は、行動異常の子どもの治療に対するリタリンの有効性を示す最初の研究とみなされ、そしてまた中枢神経刺激剤が多動症児を落ちつかせ、彼らの集中力を助けることを医師に確信させる大きな要因となった。[31] しかしながら、この研究を詳しく調べると、このような画期的研究で予期される以上に、彼らがリタリンについて慎重であったことが明らかになる。彼らの結果は、アメリカの子どものかなりの割合にリタリンが使用されることを是認するに至るものではなかった。

まず第一に、アイゼンバーグとコナーズの試験の対象は、通学している子どもではなく、入院している患者であった。このことはこれらの子どもがきわめて重い行動上の症状を有していたことを物語っている。[32] 彼らのそれ以前の研究の一つは、少年院に処置中の非行児を対象としたものであった。このこともまた、この研究者たちがかなり障碍のあるやっかいな子どもに関心があったことを示している。[33] 第二に、薬物は知的に高い子どもよりも低い子どもの方により効果的なようであった。[34] 振り返ってみると、このことはいくぶん驚くべきことである。多動症はしばしば、知的には平均あるいは高い知的能力を持つ子どもが、十分にその能力を発揮するのを妨げる障碍、と考えられているからである。第三に、著者らは、リタリンの効果は実質的であるものの、いくぶん懸念すべきものであると述べている。この薬物を用いたグループの七〇パーセントに副作用がみられ、そのため研究の二重盲検性が危うくなり、その結果に偏りが生じる可能性があったからであった。[35] このことはまた興味深いことである。リタリンが多動症児に使用される理由の一つは、この薬物が他の中枢神経刺激剤を含めた他の薬物よりも、数も少なく程度も軽い副作用しかないと考えられてきたからである。[36] 結論として、アイゼンバーグとコナーズは、リタリンに有効性があると信じたが、一方その薬物に全幅の信頼を置くことには躊躇した。この薬物が引き起こす変化が、程度においても様式においても、あまりにもさまざまでありすぎたからである。著者らは、使用者のパーソナリティへの影響も含めて、一層の研究が必要であると力説した。[37]

アイゼンバーグとコナーズの研究は、彼らの結論に警告が含まれていたにもかかわらず、リタリンが多動症児に有益であることを示す明確な証拠である、とみなされた。この研究はまた、子どもに対する治療の研究や報告が前方視的におこなわれるようになる変化の兆しとなった。解説者ジョエル・ズラルが述べるように、アイゼンバーグとコナーズの研究は、「人間の行動（そしてこの場合は子どもの行動）への薬物の効果を評価する方法」に関しての新しい接近法の一例であった。[38] 臨床研究、典型的には医師の診察室でおこなわれる臨床研究に代わって、患者の「毎日」の行動が、二重盲検の形態で評価されるようになった。サリドマイドの悲劇やその後の新しい薬物の安全性を確保するための行政の聴聞会が、この認識論的変化を促すのに主要な役割を演じ、またその変化を正当なものとした。しかし、この量的な証拠を優先させる無作為に統制された試験では、特定の患者、特に精神科の患者の人間性、特異性および個別性が、逸話的で質的な臨床的証拠に比べ、ある程度失われてしまった。製薬会社の売り込みに加えて、二重盲検の結果から治療方針を得ようとすればするほど、医師は患者を複雑な個人的、家族的、社会的環境のもとで成長した唯一無二の個人であるよりも、むしろ匿名の対象とみるようになった。リタリンの効果や製薬会社の販売戦略や親の願いを別にすれば、この変化がリタリンの成功を説明するのに、多分もっとも重要なものであるだろう。

アイゼンバーグとコナーズの研究やその後におこなわれた研究後に、リタリンが医学雑誌だけではなく一般報道機関でも勝利をおさめるのに、時間はかからなかった。『ニューヨーク・タイムズ』の一九七〇年のある記事によると、リタリンは「手に負えない子どもを統制するのに役立つ」薬物であった。[39] 子どもの中枢神経刺激剤療法誕生の地であるロードアイランドを中心にあつかったその記事では、原型的な「うんざりビリー」の話が載せられていた。

すべての教師はうんざりビリーを知っている。彼はエネルギーに満ち溢れているので、二足す二を計算する間さえじっと坐っておれない。彼は通路の向こうの男の子に紙ばさみを投げつける。昼食のために並んでいる列に横から割って入る。校庭で喧嘩をし、人の物を盗る。過去には、彼は長い時間をかけて年下の女の子のおさげ髪をインク壺の中につけようとした。彼は上手に読むことを学ぼうとしないし、しばしば学校を抜け出して非行に走る。しかし、心理テストによると彼は十分な、あるいはいくぶんすぐれた知能を持っている。彼は最近までほとんど援助を受けられず、要するに、多くの教師や学校からだめな子どもとみなされていた。(40)

この話は、これらの「うんざりさせる子ども」が今や中枢神経刺激剤で治療されていて、これらの薬物は「多動症児に奇妙な効き目があり」、子どもたちは落ちつき、学業にも集中できるようになった、というふうに続く。(41) セーリス・ラウファーとレオン・アイゼンバーグのことばも引用されていた。彼らはリタリンがいかに行動上の問題を持つ子どもに有益であるかを熱心に語った。

別の記事は「ジャキー・D」の話である。彼は六歳の「大きな茶褐色の眼をした」子どもで、「あまりにも悪さばかりするので母親は途方に暮れていた」。うんざりビリーと同じように、ジャ

ッキーは、

じっと坐っておれず、近所のあらゆる子どもと喧嘩をする。とても不器用で自転車に乗れない。うまく字を読めない。一年生の算数の時間にとてもいらいらして、練習帳を破ってしまう。(42)

しかし、ジャッキーがリタリンを飲み始めると、彼は「いつもの彼」から「静かで、調和のとれた」子どもに変身し、「二年生に進級するための学習も十分うまくやれるように」なった。(43)ジャッキーは「リタリンを服用している正常なあるいはむしろ高い知能の何千人ものアメリカの子どもの一人」であると、書かれていた。その薬物は「適切に選別された患者」には、「黒魔術のように作用し」、「学習障碍児のペニシリン」であり、「糖尿病のインスリンのように効果的」と言われる医薬品であった。(44)その記事は、アメリカの子どもの五ないし二〇パーセントが多動症に罹患していると考えられると示唆していたので、この「何千人」は数百万人になることが予想された。(45)

このような成功物語は、リタリンの論争の的となる側面も詳しく伝えていた。一人のジャーナリストが解説するように、この薬物の作用機序は不明確であったし、多くの子どもが、不眠や食欲喪失のような副作用を訴えた[46]。アイゼンバーグのような精神科医は、一九三〇年代のチャールズ・ブラッドレーの患者の追跡調査に基づいて、この薬物の長期使用が薬物中毒とか情緒的障碍の原因となるとは考えられないと強調したが、長期使用による意図しない結果についての懸念を口にする研究者もあった。インディアナ大学の心理学教授リチャード・ヤングは次のように主張している。

私の同僚が子どもの行動がどのようなものかを調べるために、その子どもに薬物を進んで与えるよう示唆しているのを耳にしたら、私はぞっとするよ。……私たちは、多くのこのような薬物の長期使用への影響がどのようなものかを、実際知らないのだ[47]。

これに応えて、カリフォルニアの小児科医であるシドニー・アドラーは、次のように論じた。

私はこの薬物が二十年の間にどのように作用をするか知らない……しかし、私は子どもが特別少年院に入らないために、今できることを試みなければならない[48]。

慎重さを奨めるかわりに、アドラーは、いつも落第していた患者がリタリンによって「掛け値なしのA評価」を得ることができたと報告した「草深い田舎」の「実際的で豪放な」同僚を賞賛した。[49] 子どもの精神障碍の流行病的な増加への恐れを前提にすれば、リタリンの処方を倫理的に問題ありとしないで、英雄的な治療の例とみる医師がいても、特に驚くことではないだろう。

それにもかかわらず、この薬物には他の多くの憂慮があった。隠語で、スピード、ベニー、アッパー、クランクあるいはクリスタルとして知られている不法なアンフェタミン類との関連性が、特に悪影響を及ぼして、一九六〇年代後半スウェーデンではリタリンが禁止されることになった。[50] 年間百億錠にも上るアンフェタミン類が合法的に製造されていて、それの医学的使用もまた心配の原因であった。[51] それに呼応して、FDAおよびアメリカ科学アカデミーの「薬物濫用特別小委員会」として知られている小委員会は、一九七一年の上院小委員会に、濫用の可能性があるのでリタリンを「モルフィネや他の有用であるが危険な薬物と同じように厳格に規制すべき薬物」の分類に入れるべきである、との勧告をおこなった。[52] また、上院小委員会では、リタリンは多くの都市で、特に「薬物濫用問題の第一位の」シアトルで、著しい薬物濫用の問題を引き起こしており、そのため、心臓病を含めた多くの健康問題を引き起こしていると報告された。[53] 濫用者は、リタリンを経口で摂取するかわりに、水で溶いて注射していた。[54] 大人によるリタリン濫用が目立って報告されたが、「子どもたちが校庭で自分たちの錠剤を交換し、不幸な結果が生じている」という報告もあった。[55]

その時のリタリンの製造会社であるチバ・ガイギーは、上院小委員会で、会社は製造物の濫用を裏づける証拠を知らないし、分類の変更はこの薬物に汚名を着せることになると反論した。会社の異議申し立てにもかかわらず、薬物濫用特別小委員会は、リタリンの合法的な使用量が多すぎる、「十分な診断のための資格を有しない」で子どもにリタリンを使用している医師がいる、と警告した。この懸念は、診断の手段としてリタリンを実際に用いている医師がいる事実の表れである。その医師らは、薬物の効果が「純粋な」多動症児と、意図的で反社会的行動の兆しである破壊的行動を有する子どもを区別すると考えていたのである。[56] 小委員会はまた会社の精力的なリタリンの売り込みに対しても目を向けた。ある観察者が一九七〇年代早期に記録しているように、「チバはリタリンのために、嘔気を催すほどの七ページにも及ぶ大広告を医学雑誌に載せた」。[57] 他の論者は、「製薬会社はたえず障碍のある子どもに対するアンフェタミンの使用を宣伝しつづけており、使用の拡大に大いに責任がある」[58] と主張した。『ヴィレッジ・ボイス』に載った記事では、一九七一年の販売報告書で、チバの執行役員が、「独創性」を使って「もっと効果的な推進者」になるよう販売員を激励した様子が、報告されていた[59]。その報告書でのもっとも興味深い人物は、ケンタッキー州パドゥカの匿名の販売員で、彼は学習障碍と思われる子どもを同定するために幼稚園児対象の識別プログラムを作成した。もう一人はインディアナ州サウスベンドの外交員で、彼は特殊教育の教育者の集会を開いた。その会で一人の医師が二人の多動症児にリタリンを使用して効果があったと説明したのである。もう一人のチバの社員は、教育関係者の領域の向こうを見ることを強調し、同僚に少年審判所の判事や保護観察官にもリタリンを売り込むよう促した。執行役員は感激のあまり、「皆さん、心から感動しました」と述べた[60]。

早い時期から多動症を批判していたピーター・シュラッグとダイアン・ディヴォキーもまた、チバが自分たちの製品や多動症の概念をどのように売り込んだかを明らかにした。このカリフォルニアの著者によると、「学習障碍児についての医学界や素人の意見を形成する上で、製薬会社が果した役割をいかに過大評価してもしすぎることはない」のであった[61]。チバは、コナーズやレオン・エッティンガーらによっておこなわれた中枢神経刺激剤療法の研究に資金を提供しただけでなく、学習障碍児協会のような組織の会合で研究成果を発表する「権威者」にも謝礼を払っていた。エッティンガーによると、チバの気前のよさは次の如くであった。「私たちが金を必要としたときは、……彼らはいつでも必要とした以上の額をくれた[62]」。チバとエッティンガーのような研究者の間の関係がどの程度であり、金の授受がどれほどなのかは明らかではないが、この両者の間に共生的関係があったことは、ほとんど疑いようがない。

シュラッグとディヴォキーはまた、チバの宣伝のやり方にも懐疑的である。

この薬物だけではなく、それが治さないにしても緩和すると考えられる病気も、精力的に宣伝して販売を促進するやり方、つまり明るく幸福な子どものいる明るく幸福な教室と、医学文献から注意深く選ばれた引用文からなる社会的神話のすばらしい混合物による宣伝。しかし、この引用された文献を詳しく調べると、広告主が示唆するような結論をまったく支持していない。[63]

チバの販売戦略は、多動症とチバの医薬品を販売促進するために、広告だけではなく出版物、たとえば『MBDの子ども：親へのガイド』や『医師のハンドブック：MBDのスクリーニング』(MBDはminimal brain dysfunction/damage微細脳機能障碍/損傷のことである)や、地域およびPTAの会合の開催の後援にまで及んでいた。[64] 製薬会社はまた、『多動症児』という題名の映画を作っており、それを広く配布し、そのような会合で上映した。FDAは、チバや他の製薬会社に、直接親や教師に販売促進することを止めるよう命じたが、シュラッグとディヴォキーは、それがリタリンの販売にほとんど影響することはなかったと信じている。というのも、リタリンは、他の同じような薬物、たとえばデキセドリンよりも高価であったが、一九七〇年代早期までに、多動症の市場の八〇パーセントを占有したからである。[65]

リタリンの副作用も心配の種であった。不眠、抑うつ、食欲低下、夜尿、焦燥、心臓血管障碍および幻覚などが報告されていたが、親や医師はこの薬物の長期使用の影響をも心配していた。雑誌『ライフ』で報告された一例では、この薬物により子どもの手に負えない行動は、さらに悪化したようであった。「マイク」は読みに問題があり、カウンセリングが必要とされていたが、普通学級ではうまくやっていけず、学校で「容赦なく」いじめられていた。そして、家では「陰険で暴力的な」行動を示し、それは主に妹に向けられた。彼は自殺をほのめかし、入院するしかないと思われた。「最後に」彼の主治医はリタリンを中止し、二十四時間以内にマイクの行動は改善した。このことはその医師にとって大いに驚きであった。[66] 別の例では、この薬物によって、女の子はあまりにも静かになりすぎてしまったようである。

学校の先生が電話をしてきて、彼女は……ゾンビのようだと言った。……彼女はそれまでよく喋り、非常に社交的であった。それ〔リタリン〕を服用するようになって、彼女は隅っこに坐って、親指を吸い、まったく話そうとしなくなった[67]。

一九七一年のある研究では、リタリンはデキストロアンフェタミンやクロールプロマジンよりも副作用が少ないと考えられていたが、それでも二十五人の対象者の中の二人が示す副作用は、憂慮すべきものであった。三十カ月の子どもは、リタリン一〇ミリグラムを服用した後、「数時間泣き叫び、その後、疲れ果てて寝入った[68]」。別の六歳の子どもは、

以前精神病の徴候を示したこともなくうまく適応していたが、……リタリンを服用すると「自分の世界にとじこもり、いらいらしている」と記載された。リタリンを服用して二日目、幻視と幻触の症状が出現した。彼は「体のあちこちに虫が這っているのが見えるし、感じる」と言った。彼はますますいらいらして、奇妙な行動を示すようになった。三日目に、服薬が中止され、彼は元の正常にもどった[69]。

この研究では、それほど著しくはない他の副作用として、胃痛、食欲低下、焦燥、悲哀感、夜

尿、爪かみ、「ぼうっとしている」、そして顔面チックなどがみられた。このような副作用があるのにもかかわらず、臨床家でもある研究者は、リタリンが多動症児のこのグループにとって「選択すべき薬物」となると主張した。[70]

一九七一年のこの特別の研究チームのメンバーの何人かが、その後小児精神薬理学の有力な提唱者となったことを指摘しておくことは、価値のあることである。もっと遠慮なくリタリンを推奨するレオン・エッティンガーのような人たちもまた、この薬物の副作用の危険性を軽視する傾向にあったし、副作用を抑えるために薬物を組み合わせるような示唆もおこなった。[71] 一方で、他の医師はリタリンの副作用について、かなり警戒しており、もっと多くの研究、特に長期の心臓血管系や食欲低下や年少の子どもへの影響についての研究を勧めた。[72] 副作用への懸念のために、多くの親は自分たちの子どもをリタリンや他の中枢神経刺激剤の比較対照試験に参加させることを、思い止まった。[73]「休薬日」を設けること、たとえば夏季休暇中やクリスマス休暇中は服薬量を減少させることが、副作用を軽減させる方法として、しばしば勧められた。しかし、そうすることで服薬量が元にもどった際、薬物の効果が低下すると警告する研究者もいた。[74] もっと副作用の少ない他の中枢神経刺激剤を求めて、一九七〇年代には多くの研究者が、多動症児を治療する際のカフェインの効果を調べた。それを試みた最初の研究者の一人ロバート・シュナッケンベルグは、コーヒーで自己治療していた彼の患者からヒントを得た。シュナッケンベルグは、カフェインは副作用が少ないだけでなく、安価だし、論争の的となることも少ないと主張した。彼は続けて、北アメリカの子どもはラテンアメリカの子どもほどにはカフェイン飲料を飲まないが、このことが南アメリカで多動症が稀である説明の一つとなると主張した[75]。

多動症の出現率の差（ある研究によると、今ではラテンアメリカの多動症の出現率は北アメリカの出現率と変わらないとされている）の説明として、子どものカフェイン消費量の差より文化的差の方が重要である、と思われるが、私は一九九〇年代に青少年カウンセラーとして働いているとき、カフェイン飲料で自己治療をおこなっていた若者を知っている[76]。一人の若者は「きちんと」しなければならない場所では、いつもペプシ・コーラの二リットル瓶を携帯していた。彼はリタリンを服用したいとは思わなかったが、彼の主治医は、自己治療のために彼が摂取している砂糖やカロリーや化学物質の量を減らすために、リタリンを服用するようにしきりに勧めた。もう一人の若者は、朝目覚めた時には、必ず一リットルのコーヒーを飲んだ。しかも彼はコーヒーを淹れる間が待てなくて、インスタントコーヒーをカップ一杯分飲んだ。

シュナッケンベルグはカフェインの効果を認めたが、他の研究者はそうではなかった。医師はリタリンの副作用を避けるために、カフェインを処方する気になるかもしれないが、一九七五年のカフェインとメチルフェニデートの比較研究では、きちんと比較するとリタリンの方が効果的であった[77]。シュナッケンベルグや他の研究者がカフェインの効果を認めたものの、それ以外の研究者はカフェインがリタリンの代替物にならないと主張した[78]。リタリンの害のある副作用、製造会社の疑問のある販売努力、不法なアンフェタミン類との関連性、および多くの子どもには無効であるといったことがあるにもかかわらず、カフェインが強力な競争相手にならなかったことが、リタリンの立ち直り力の強さを証言している。

しかしながら、これらの要素以上にリタリンのイメージを損ねたのは、それ自体の人気であった。一九七〇年代早期までに、二十万人から三十万人の子どもが、多動症の薬物を処方されていると考えられていたが、ＮＩＭＨは四百万人にも上る多動症児がこのような薬物の恩恵をこうむっていると報告した[79]。一九七〇年の『ワシントン・ポスト』の記事は、ネブラスカ州オマハの一〇パーセントにも上る学童がリタリンのような行動修正薬を処方されていることを明らかにした。これが人々の憂慮を呼び起こし、この問題に関する議会の聴聞会開催を促すことになった[80]。オマハのデータには問題があったものの、カリフォルニアやミシガンやミネソタでの多動症薬の蔓延についての関心が高まった。ミネソタでは、薬物治療のためにミネアポリスのアフリカ系アメリカ人の学生が、特別に選別されたと報告された[81]。多動症の「『治療の選択』として過度に薬物に頼ること」への不安は、薬物の短期および長期の身体への影響だけではなく、行動を変えるために、このような薬物に依存することが与える幅広い影響に関連するものであった。[82]　一群の研究者は、向精神薬が「準備態勢を整え、不安、悲しみ、怒りや、もっと極端な行動を調整するのに役立つ人間関係の方略を発達させる」ための能力を、集団や個人から消し去ってしまう、と警告した。[83]言い換えると、このような薬物は、子どもが学業や行動上の欠点に対処するための方略を育てることを妨げる松葉杖として作用する。アイオワ大学の児童精神科医マーク・スチュワートにとって、リタリンに頼る子どもは、彼らの親と同様に、彼らの「薬物のないときのパーソナリティ」がどのようなものかを決められないのである。[84]

　リタリンの過剰使用についての憂慮は、直接的には多動症が診断名として液体のように変形しやすく、容易に適用しやすいことと関連している。あるいは他の評者が述べるように、この診断名は、「概念としての明瞭さを欠いており、歯止めの利かない熱狂と結びついて、ほとんど混沌とも言える状態を作り出している」[05]。たとえば、カナダの著名な精神科医は、「カナダの都市の相当な数の小児科医や教師は、多動症のどの症状に関してもほとんど合意に達しなかった」ことを観察した。[86]このことは、「人口のかなりの部分に中枢神経刺激剤を過剰に処方する」危険性のあることを意味している。[87]インディアナ州マンシーの一人の特殊教育の教師は、このような意見に呼応して、「もし子どもが私たちのスクリーニングテストのどの項目にも該当しないのなら、私たちはその子どもをイエス・キリストと呼ぶだろう」と述べた。[88] 同じように、『タイム』の記事では、「教師があまりにも容易に正常な子どもの落ちつきのなさを、薬物による治療を必要とする多動症状あるいは他の異常として間違って判断している」と書かれていた。同じ記事の中で、一人の心理学者は、問題の一部は、多動症の症状が「大人が好まない子どもの行動のほとんどすべてを」表していることであると述べた。[89] 同じような反対の見解を持つ人たちもいて、彼らは、「これらの多動症に罹患しているとされる子どもは、実際にはいわゆるホルトの訴え*と呼ばれるものに罹っているのだ。その主要な症状はアメリカの教育を消化できないことなのである」と主張した。[90] 多動症と診断され、リタリンを処方される子どもが増えれば増えるほど、この薬物とそれが治療するとされる障碍についての討論が、ますます激しくなり、そして論戦の様相を呈するようになった。

多動症の診断のための診断項目は、ＤＳＭ‐Ⅲの発刊とＡＤＤという用語の出現によって、いくぶんか明瞭になった。もっとも、一時的にではあるが、用語から「多動症」ということばが除かれたため、新たな混乱と不確実性の要素が加わった。だが、多動症は診断カテゴリーとして存続し、しかもそれは容易に用いられるようになった。メディアによると、親はしばしば、学校や医療従事者から、彼らの子どもにリタリンを処方する許可を与えるようにと圧力をかけられた。[91]ある母親は息子が実際にはリタリンを必要としないのに、主治医が「学校を喜ばすために、どうしてリタリンを使わないの」と言う、と述べた。[92]歴史学者ニコラス・ラスムッセンが記載した他の例では、自分の子どもにリタリンの処方を積極的に要求する親の圧力もあり、一九八〇年代にはそれが増加した。[93]エリック・デンフォッフのような、多動症児に対する薬物療法の提唱者でさえも、自らが住んでいるロードアイランド州で中枢神経刺激剤を処方されている子どもの半数は、そうする必要のない子どもであると評価した。[94]他の研究者は、薬物は行動修正療法、カウンセリング、教育法および、家庭や学習環境や生活環境への十分な配慮を含む幅広い治療法の中の単に一つの要素にすぎないことを、多くの医師が認識していない、と警告した。[95]多くの論者からみると、リタリンは「最後の手段」とされるべきなのに、「最初にすすめられる治療法」になっていた。[96]

＊（訳注）ホルト（John Holt：一九二三―一九八五）は、教師としての経験から、子どもが落ちこぼれるのは、子どもに恐怖心や不安感を植えつけ子どもの知的創造的能力の大半を破壊してしまっている教育のせいであり、教育が子どもをダメにしていると考え、現行の教育システムに幻滅し、またそれを改革することができないと確信して、一九六〇年代に家庭での教育を提唱した。

リタリンに関連する多くの問題や憂慮があるにもかかわらず、この薬物の使用量は、一九七〇年代、一九八〇年代そして一九九〇年代を通じて、増加しつづけた。一九八〇年に多動症のために中枢神経刺激剤を処方された子どもは、三十万人から五十万人の間にあると見積られたが、一九八七年にはその数が七十五万人となり、一九九三年には百八十万人にまでに上昇し、そして一九九五年には二百六十万人となった[97]。このような増加は、この時期に多動症の診断も増加していたので、予想されるところであった。しかし、このことだけでは、他の治療法があるにもかかわらず、リタリンや他の向精神薬がなぜ多動症の突出した治療法となったのかを説明できない。なぜ多くの憂慮があるにもかかわらず、リタリンはこれほど流行するようになったのであろうか。

すでに述べたように、単純な答えは、それが効くと認知されたことであった。しかし、「効く」ということばは、実際に何を意味するのであろうか。このことばの中身を分析すると、リタリンの効果は単に多動症の諸症状を軽減させる以上のものであることが、一層明らかになる。治療しにくい困難な症例をしばしば診察する精神科医にとっては、このような薬物によって、ほとんどの他科の医師が日常の診療で経験している臨床的成功を手にすることができるのである。多動症研究の先駆者の一人モーリス・ラウファーが述べるように、リタリンは「医師が人々に対してすばやく何かをおこなうことができる数少ない状況の一つ」を創り出す[98]。何カ月あるいは何年もカウンセリングに従事したり、患者の社会的、教育的経歴を探求するよりも、リタリンはある程度の即席の満足を精神科医に与えた。ある医師にとって、「うんざりさせたりいらいらさせたりする子どもを診察するのは、興味津々でわくわくすることであった。メチルフェニデートを服用して十五分から三十分以内に、子どもは静かで、協力的になり、四時間ものあいだ集中力を維持できる」[99]。製薬会社によるこのような薬物の販売戦略や、科学的に洗練されていると評価してもらいたいと思う精神科医の願望が、リタリンをこれほど広く普及させるのに一役買ったことは確かであるが、患者や親や精神科医が臨床的に遭遇する陽性の効果を生み出すこの薬物の性能も、過小評価すべきではない。

精神科医は子どもに強力な中枢神経刺激剤を処方することに、慎重であったかもしれない。しかし、治療されない多動症児に予想される悲惨な将来と秤にかけると、中枢神経刺激剤を積極的に処方しようとするのは、理解できることである。精神科医ジェイムズ・スワンソンにとって、薬物は、「子どもがバークレイ校に入学するか刑務所に入るかの違いを生じさせる」ものであった[100]。小児科医シドニー・アドラーも次のように言う。

もし私たちが、子どもがもっと有意義な人生を歩める方法を思い描けるならば、私は最初に、

「薬なんか捨てろ」と言うだろう。しかし私たちは、これらの子どもが溝に落ちないように助けるための道具として、この薬を使わなければならない。[101]

アドラーがリタリンを道具として使うことに焦点を当てたことは、示唆的である。リタリンは、自信や健全な自己評価を生み出し、多動症と関連する心理的諸問題を予防するであろう、ある種の有益な対人関係や肯定的な人生経験に向かうための経路であると、しばしば考えられた。ラウファーが示唆するように、「あなたが二次的な情緒的問題が生じる前に……はやめに子どもと関わるなら、これが子どもの必要とするすべてである[102]」。この考え方からすると、リタリンの処方は、教師や親を悩ます行動を取り除くためよりは、将来の精神保健上の問題の予防のためになされることになる。

親もまた、リタリンを医薬品以上のものとみなした。この薬物は、親が幾層もの破壊的行動の下に隠れている「いい子」にたどりつける期待を、親に与えた。[103]「意地悪な小さな子ども」と題された雑誌『タイム』の記事に登場した母親は、息子を世話する苦労を次のように記述した。

私は何が問題なのかわからない。でも私は彼をうまくあつかえない。彼は私が言うことを何もしようとしない。一分間もじっと坐っていない。物をこわす、弟や妹をいじめる。彼が何かを欲しがり、私がすぐにそれを与えないと、かんしゃくを起こす。[104]

その子がリタリンを服用した後、母親は「今はこの子をまた愛することができるわ」ときっぱりと言った。一九七〇年代から載せられているリタリンの広告にある、子どもを抱いた母親の満足そうな笑顔は、多動症が母と子どもの間の関係にもたらした損傷をリタリンが修復できることを暗示している。このような感情は、この薬物を処方された子どもを持つ母親に共通のものであった。彼女たちの多くもまた、自らの精神保健上の問題を処理するために精神安定剤や他の薬物に頼っていたかもしれない。[105]また薬物の方が体罰より好ましいと思われたであろう。体罰はリタリンが流布するにつれて、次第に受け容れられなくなった。[106]本来の能力を発揮することを妨げている行動上の問題を持つ子どもにとっても、子どもの多動症のために非難される親にとっても、そして、多動症の誘因としてしばしば教え方の不十分さを指摘される教師にとっても、リタリンは贖罪《しょくざい》を約束した。たぶんもっとも重要なことは、リタリンが、他の魔法の弾丸が与えるものを提供したことである。リタリンは希望を提供したのであった。

二〇〇〇年代に、リタリン推奨者と非難者の間の溝はますます広がった。この薬物の使用は次第にありふれたこととなり、むしろ通常のものとされる一方で、インターネットの出現によって、反対意見は発言場所を見つけやすくなり、また視聴者も獲得した。議論の広がりの一方の極には、リタリンが多動症と診断された人の学業の達成を助けるのであれば、この薬の効果はすべての人によって享受されうると信じる人々がいる。このような意見は、『アメリカ生物倫理雑誌：神経科学』の創刊号で、説得力をもって表明された。その号では、社会学者イリナ・シンと小児科医ケリー・ケレハーが「若者における神経増強」を論じた。著者らは、学業成績をなんとか修めるために若者が不法に中枢神経刺激剤を使用しているならば、そしてこのような薬物が、「倫理的観点から」「広く使用されている非薬物的方法」、たとえばビタミンの摂取や、脳の訓練や早期からの音楽の学習となんら違いがないならば、リタリンのような薬物はもっと簡単に入手可能になるべきである」と主張した。[107] 著者らは、健康政策のこのような変更がもたらす倫理的意味と実際的意味を区別しているが、彼らはまた「すべての若者が自分自身や自らの遂行能力を改善するために、現存する手段を平等に利用できるようにするべきである[108]」と主張した。リタリンのような薬物による神経増強が、やむをえないだけでなく、分配の公平性の手段として論じられたのである。

議論のもう一方の極には、リタリンや他の多動症の薬物の副作用を考えると、それらの使用はまったく禁止されるべきでないにしても、制限されるべきである、と信じる人々がいた。このような薬物の心臓血管系への影響に関する一連の報告が現れた一九九〇年代後期や二〇〇〇年代に、薬物へのこのような憂慮が持ち上がり、その結果アメリカ心臓協会は、この薬物の子どもへの使用のためのガイドラインを定めた。[109] よく知られているのは、マシュー・スミスの例である。その例では、十四歳の子どもの致死的な心不全がリタリンの長期使用によるとされた。[110] 親が子どもに薬を飲ませるのをやめさせ、多動症に対して別の方法をとるよう勧告するべきと主張するスミスの親にとって、ガイドラインは十分なものではなかった。[111]

多くの子どもにとって危険率は低いと信じられていたが、多動症の薬であるアデラールに関連した一連の死亡が報告されたため、カナダ健康局は二〇〇五年に一時的に、この薬物の使用を禁じた。アメリカのFDAはそれに倣わなかったが、FDAの諮問委員会は二〇〇六年にそのような危険性を顧みて、ガイドラインと警告を強化するように勧告した。諮問委員会の顧問であるスティーブン・E・ニッセンは、重篤な心臓血管系の問題発生の危険性により、「強く直接的な対策が必要である」と信じており、多動症の薬物は「もっと選択的に、もっと制限して使用」されるべき薬物であると論じた。[113] これに応えて、FDAは「すべてのADHDの薬物の製造会社に、彼らの製品に対する使用説明書の『警告文』に、心臓血管系への危険性を指摘する文を追加するよう指示した[114]」。

このような処置によっても、論争は終わらなかった。小児科医マシュー・ナイトは、中枢神経刺激剤による死の危険性よりも、このような薬物の利益の方が優っていると反論した[115]。四人の医師は、同じく『小児科』誌で、リタリン服用中の子どもにみられる心臓血管障碍の危険性は、一般人口でみられる危険性と違いはないと主張した[116]。しかしながら、この論文に反応して出された手紙は、ＦＤＡに報告された多動症の薬物療法に関連した死亡例は十九であり、数は多くないが、この数字は実際の一ないし一〇パーセントを表しているにすぎないと論じた。またその手紙の書き手は、『小児科』誌の論文の著者らの動機を疑問視している。報告によると、彼らのすべてが製薬会社から資金を受けとっていたからである[117]。

リタリンが容易に入手可能な脳の効能促進薬となることを好む人々と、それを廃止することを望む人々の間に存在する、巨大な溝の中のどこかに、この薬物とそれが治療する障碍へのもっと良識のある接近法が存在する。リタリンの歴史は、この薬物が魔法の弾丸なのか、黒魔術なのかを決定する際に、考慮すべき多くの側面があることを示している。究極的にはいずれでもないのである。リタリンと多動症の概念は、チバおよびその後継会社によって精力的に販売されたかもしれない。しかし、スプートニクとそれがもたらしたアメリカの教育危機の歴史が示しているように、会社は需要を創り出すとともに、その需要に応えてきた。積極的な売り込みにもかかわらず、リタリンが老人に対する「強壮剤」として認められるに至らなかったことは、宣伝が流行をある程度しか創り出せないことを示している。リタリンは、化学的には、スピードやコカインのような不法なアンフェタミン類や中枢神経刺激剤と類似している。それはまたカフェインとそれほど違っているわけではない。リタリンには確かに副作用がある。しかし、この薬物が、問題を抱える子どもを正常な軌道にもどし、その過程で傷ついた家族関係を修復する力を有するならば、親や教師や医師がこのような危険性を受容することは、いくぶん理解可能である。リタリンを魔法の弾丸あるいは黒魔術とみなすことは、きわめて複雑な感情的および倫理的問題を、極度に単純化した評価にすぎない。

　このような場合、歴史家は高みに坐って、すべての物語には両面があると呑気に語るだけでいいのであろうか。きっとそうではない。リタリンの歴史は込み入っている。論争を支配しているイデオロギーとレトリックの間に、隠された教訓がある。リタリンは、それを服用した多動症児の八〇パーセントの症状を軽減するほどに、多動症の治療薬としては「有効」である。しかし、このことは、この薬物がこれらの子どもの役に立つということと、同じではない(118)。また、この薬物がなぜこれほど人気を博するようになったのかという疑問に答えることは、この薬物が処方されるべきかどうかを決定することと、同じではない。かなりの量の臨床的および逸話的証拠の存在を前提にすれば、リタリンがまったくどの子どもにも役に立たない、と論じることは困難である。しかし、それはまた、副作用によってだけでなく、その子の行動に重圧をかけている子どもの生活の他の側面に注意が向けられなくなることによって、子どもに害を与える可能性を有している。リタリンは、子どもや親や教師や医師に、神経学の範囲を超える問題を、化学的に解決するように教える。それは、複雑で多面的な問題に対して、あまりにも安易で機械的な答えである。

この半世紀、精力的に多動症の薬物を市場に宣伝販売してきた製薬会社の役割もまた考えなければならない。ラスムッセンが他のアンフェタミン類に関して論じたように、医学界や一般大衆に対して宣伝を通して影響を与えるこのような会社の能力を制限することが、公衆衛生のバランスのとれたやり方への賢明な歩みであるだろう(119)。リタリンはまた、多動、衝動性および不注意のような行動が、融通のきかない教室の束縛の外側にある多くの状況では、肯定的な意味を持つ可能性があるという事実を隠蔽《いんぺい》する。薬物を用いて子どものエネルギーや自発性や創造性を制限する前に、子どもの教育的、社会的、身体的、情緒的環境を変えることを考慮することが、多分われわれの義務なのである。もっと活動的で子ども中心の教室を設定し、子どもにもっと身体運動やよりよい栄養物を与え、形式張らないカウンセリングを提供し、そして子どもが健全な家庭環境で生活できるようにすることの方が、薬物を処方するよりも、困難であるだろう。しかし、長い目でみれば、それこそがより効果的で、人間的な方法でありうるだろう。

第五章　代替の治療的接近法

多動症の生物学的説明や薬物治療は、一九七〇年代までには優勢になったかもしれない。しかし、そのことは、すべての親――あるいは医師――が、この障碍へのそうした接近法に満足していたことを意味してはいなかった。たとえば、一九七八年の『ユタ・ホリデイ』の記事には、五歳の女の子の多動症が、中枢神経刺激剤によって「多少……ましになった」という話が載っていた。しかしその効果は、「幻覚、悪夢、不眠、頭痛、食欲低下」の代償を伴ってのものであった。[1]その記事に記載されている別の家族は、三人の多動症の子どもを養子にしていたが、その中の一人には「放火癖」があった。これらの子どもにリタリンが処方されたが、「効果は二時間で、子どもはその後いっそう手に負えなくなった[2]」。これらのユタ州の親にとって、リタリンは解決策ではなかった。また他の親は、別の理由で多動症に対する従来の生物学的接近法を疑問視していた。多動症への薬物療法に批判的な報告を読み、自分たちの子どもに薬物を与えることに不安を感じる親もいたし、中枢神経刺激剤による治療の前に他の選択肢を試したいと、単純に思う親もいた。

こうした親や、その親に共感を覚える医師にとって幸運なことに、一九七〇年代半ばまでに、選択すべき多くの代替療法が存在した。多動症の有病率の増加の説明として、蛍光灯や食品添加物、テレビ、さらには、大自然での運動の欠如など、あらゆるものが考えられた。『アメリカ心理学者』誌に掲載された、一見まじめそうな論文の著者は、多動症の原因の一つとしてきつくてかゆい下着を挙げ、彼の学生の一人が二週間ごとに着替えていた下着を毎日着替えるようになって、成績がCからAになったと述べていた(3)。

過去二、三十年の医学の文献で、多動症のますます多くの代替療法が出現したが、これはこの障碍についての従来の考え方への不満と、もっと一般的には伝統的ではない医療への興味が増したことの反映である。たとえば、二〇〇一年のL・オイゲン・アーノルドによる総説論文には、多動症に対する二十四の代替療法が挙げられていた。その中には、無添加食品、漢方治療、ビタミンやアミノ酸やミネラルのサプリメント、マッサージ、瞑想、鍼治療、筋電図（EMG）バイオフィードバックが含まれていた。(4) これらの多くの治療法の効果は少数の臨床観察に基づくものであったが、精密に研究され、中には有望な結果を示す多動症の代替療法もあった。しかし、臨床的にも試験的にも多くの支持が得られた治療法があっても、ほとんどの医師はそうした代替療法にきわめて懐疑的で、多動症の子どもの親に断固として中枢神経刺激剤を奨めた。

代替療法、特に検証されていない方法を試みるのをためらうことは、ある程度まで理解できた。多動症の患者を効果的に援助しようとした一九七〇年代の医師にとっては、中枢神経刺激剤療法がこの障碍をあつかう最良の、そしてもっとも信頼できる方法であると、単純に考えられていた。医学雑誌での多動症の薬物の数えきれない広告や、製薬会社による勧誘、臨床試験での肯定的な結果、そして、数多くの成功談を、普通の一般開業医や小児科医や精神科医が考慮すれば、彼らが最初に試みがちなのがリタリンの処方であっても驚くにはあたらない。その上、多動症の薬物治療は、ほとんどの医師が居心地よく感じるであろう生物医学的パラダイムに一致する一方で、ほとんどの代替療法は、医師が知的に居心地よく感じる領域から外れる医学理論に基づいていた。多動症についての非正統派の仮定は、典型的には、生態学、栄養学、あるいはアレルギー理論に基づいており、それらは、良く言えば議論の余地のあるもの、悪く言えばインチキしみなされていた。主流の治療法を放棄して、精神保健の伝統領域の外部の人々によって推奨される一見急進的と思える解決法を用いることは、ほとんどの精神科医や小児科医や一般開業医にとっては、あまりにもかけはなれた手段であった。

しかしながら、多くの不満を持つ親や、そのような親に好奇心や共感を覚える医師は、別のことを考えた。一九七〇年代の状況を考えると、彼らがそうしたのは理解できる。その時代、生態学や食品供給の安全性や公害の危険性についての関心が広く行き渡っていた。環境毒物学という成長しつつある科学の研究が、親の不安と環境の結びつきを説明するのに役立つとは言え、食物や化学物質や他の物質が行動上の問題を引き起こすかもしれないという考えと、親の恐怖を実際に結びつけたのは、アレルギーの分野で生じた何十年来提唱されてきた一連の理論であった。二十世紀の初期にアレルギーが確立されるとほぼ同時に、その領域の一分野で、アレルゲン、特に食物中のアレルゲンが、精神疾患の原因になりうるとの確信が生じた。[5] そこで食物アレルギーの専門医は、そうした問題の原因となる食物を見つけるために患者を研究し、そして、食物がもたらす反応を防ぐために除去食を処方した。たとえば、一九二二年の文献には、「きわめていらいらしており、十分に食事をとっておらず、友達に対して残忍で、学校に適応できず」、その結果一年生をやり直さなくてはならなくなった、八歳の男の子の記載があった。「小麦、ほうれん草、卵白、全卵、梨、オレンジ、豌豆《えんどう》、牛肉、いちじく」が彼の食事から取り除かれた後、その子の

「いらいらは軽減し、もはや友達に対して残忍ではなくなり、学校でもうまくいくようになった」[6]。

多数のアレルギー専門医が同じような症例を報告し、そうした反応をしばしば「脳アレルギー」とか「神経アレルギー」と記載した。ニューヨークのアレルギー専門医のT・ウッド・クラークは、一九五〇年に実施した調査を「アレルギーと子どもの性格の問題との関係」という題名の論文にまとめ、調査した百七十一人のアレルギー専門医のうち九十五人が、「アレルギーによるパーソナリティの変化があり、それはアレルギー物質を除去することで修正されることを認めた」、と報告した[7]。クラークは彼の調査に加えて四十の逸話を記載した。

他人とうまくやっていけない、いらいらして気難しく、けんか好きの子どもは、しばしばクラスをかき乱すので学校から追い出された。そのような手に負えないと考えられている子どもが、彼らのアレルギーの種類が見つかり、それを修正するための適切なステップがとられると、友好的で楽しそうになり、仲間との遊びにも、積極的に嬉しそうに参加した[8]。

カンザスシティーのアレルギー専門医、フレデリック・スピアーを含む他の人々もまた、多動症と似ている行動上の問題は、アレルギー反応の一形態であると主張した。スピアーは、「アレルギー性緊張疲労症候群」が、合成食品色素やカビや花粉だけでなく、チョコレートやミルクやトウモロコシといった食品に対する反応である、としばしば論じた。[9]

このような症状記載が十年後の多動症の症状記載と似ていることを前提にすると、多動症の初期の研究者が、自分たちの観察を、脳炎後障碍や器質性脳損傷の研究者の観察と関連づけたがるのに、食物アレルギー専門医の経験にほとんど言及しないのは印象的である。もっとも、「脳アレルギー」あるいは「アレルギー性緊張疲労症候群」の理論は、多くのアレルギー専門医に強い影響を与えたにしても、これらの理論は大いに議論の余地のあるものであったし、アレルギー領域が、精神医学と同様に、もっと科学的にしっかりとした学問になることが求められた。一九五〇年代および一九六〇年には、ますます議論の的になった。[10] 一九六〇年代までには、セロン・G・ランドルフ（一九〇六―一九九五）を筆頭とする、多くの非正統派のアレルギー専門医が、アレルギー学の主流から分かれて、臨床生態学という新しい学派を形成した。臨床生態学は主として、環境的および栄養的要因によって引き起こされると信じられた、慢性的な健康の問題に関心を持つ学問であった。食物アレルギーがどのようにして子どもの行動上の問題の引き金となるかを以前に記述したランドルフは、「食物、食物上の殺虫剤の残留物、ガスレンジからのガス、およびその他の多くの非人間的な環境への身体の曝露が、精神や行動の障碍の明白な原因としてごく普通に認められる」、と確信していた。[11] ランドルフの見解は、アメリカアレルギー学会や当時の彼の雇用先であるノースウェスターン大学、および同僚のほとんどのアレルギー専門医の考えと異なったものであり、そのため彼は彼らと対立するようになった。しかし、彼の経験主義的で、個性の強い接近法は、多くの賞賛者を得た。特に彼の患者の中ではそうであった。彼らの慢性疾患は、しばしば本質的に心身症であるとして、まともに取り上げられていなかったからである。

食物アレルギーや臨床生態学の不和を生じさせる性質のために、多動症についての栄養や環境理論はしばしば酷評された。多動症の本性についての精神医学論争で、生物学的精神科医が勝利を収めた後は、特にそうであった。だが、これにはいくつかの例外があった。たとえば、多動症と鉛への曝露を結びつける理論は、一九七〇年代の初期にかなりの注目を浴びた。この期間にそうした物質が広汎に悪魔のように嫌われただけでなく、多動症の子どもは発達早期にたまたま毒物に接したことが多いらしいと言う臨床家がいたためである。[12] ある神経科医は次のように述べていた。

私がそもそも鉛に興味を持ったのは、鉛中毒で治療を受けて自宅に退院した子どもが、その後、いずれにしろ品行が悪く学校での成績もよくなく、私の神経科クリニックを受診したた

めであった。……彼らはみな鉛中毒の徴候を示し、〔そして〕彼らが六歳か七歳になった時、
神経学的損傷の症状を示した。[13]

このような障碍を引き起こすのに必要な鉛の量を決めるのは難しいが、多くの研究者は著しく少ない量で十分であり、おそらく、あまりにも少量なので鉛中毒の通常の臨床症状が現れないと信じていた。[14]他の研究者は、その関連を示す追加の証拠を得るために動物モデルを使って実験をおこなった。[15]精神科医のオリバー・J・デイヴィッドにとっては、鉛と多動症の関連は十分に強いものであったので、彼は鉛の量の測定は「多動症の症例に必須の検査であるべきだ」と主張し、さらに、そうした知見は社会にとっても公衆衛生にとっても「信じ難いほど」重要であると論じた。[16]

すべての医師がそのように強く感服したのではなかった。たとえば、『ランセット』誌への投稿者は、その関連は因果関係より相関関係の一つである可能性があると論じた。言い換えると、「鉛の量の上昇は、子どもの多動症の原因より結果かもしれない」。[17]別の動物実験もおこなわれたが、鉛仮説に有利な証拠はほとんど見出されなかった。[18]その後数十年間この論争は続いた。しかし、鉛系の塗料の制限（一九七八年）や有鉛ガソリンの制限（一九七五年から始まった）を制定するア

メリカの新しい法律によって、論争の緊迫性はいくらか軽減した。しかしながら、最近の研究はその関連に新たな関心を示し、ある程度メディアもそれに注目している。[19] しかしこの鉛仮説は、多動症を食物アレルギーと関連づける理論ほどには、論争的であったり、扇動的になることはなかった。鉛は神経系への影響も含めて有毒であるとずっと認められてきたのが、その理由の一つである。同じく、バイオフィードバック、ビタミンおよび魚油による多動症の治療も、ある程度まじめな医学的関心を引き起こした。多分、それらが他の病態の治療で有用と考えられてきたからである。[20]

同じことは食品添加物と多動症の関連に対しては言えない。多動症の代替の原因説の中で、もっとも悪名高く、議論の余地があり、しかし永続きしているものは、サンフランシスコのアレルギー専門医、ベンジャミン・F・ファインゴールド（一八九九―一九八二）の理論であった。彼は一九七〇年代初期に、多動症の子どもを対象として合成着色料や合成香料を除去した食品による治療を始めた。ファインゴールドの理論やいわゆるファインゴールド式食事療法は、その時代の食品添加剤についての憂慮や多動症への伝統的な接近法に対する不満によって、メディアや一般市民を引きつけた。しかし、医学界はそれに納得せず、すぐに彼の仮説を検証するために計画された試験を始めた。その試験によって得られた主な見解によると、ファインゴールド式食事療法は多動症の効果的な治療法ではなかった。

ファインゴールド式食事療法の歴史は、もっと幅広い多動症の歴史の中で、一風変わった一章をなしており、その結末はまだ書かれていない。それは、精神医学と多動症の歴史であるとともに、食品やアレルギーや環境主義、および科学的知識の本質の歴史でもあり、他の領域で詳細に議論されてきた。[21]しかし、多動症がどのように理解され経験されてきたかについての他の展開と対比すると、ファインゴールド式食事療法の物語は、多動行動にどのような要因が影響するのかについての論争において、イデオロギーや経済的なご都合主義が、いかに臨床的および科学的証拠をしばしばでっちあげてきたかを明らかにしている。特に、ファインゴールド式食事療法を検証するために計画された試験を詳細に調べると、効果がないとする確固たる結論が、試験で得られた証拠からどのように引き出されたのかを理解することは、困難である。試験の多くは、方法上の問題を有しており、しばしば利害関係にある人々から資金を提供されており、またファインゴールドの支持者と中傷する者の双方から、試験結果の解釈が疑わしいとされた。しかも、何千もの親が、ファインゴールド式食事療法は自分たちの子どもの多動症を軽減させるのに有効であることを見出していた。しかし、彼らの経験や観察は無視された。多くの点で、ほとんどの医師がファインゴールドの仮説を検証し、判定し、結局は否定するに至るその様式は、医学界が多動症の非正統的理論のいかなるものもまじめに検討するのを嫌がることを浮き彫りにしている。一九七〇年代初期にその障碍についての遺伝的、神経学的説明や中枢神経刺激剤療法がしっかりと確立されて以後、特にそうである。

「なぜあなたの子どもは多動か」

ファインゴールドは、たぶん有名な食事療法を考案するずっと以前に、食物アレルギーと子どもの行動上の問題の関連についてよく知っていたが、彼が一九六五年に初めてその関連を主張したのは、ある中年女性の蕁麻《じんま》疹《しん》を治療した後であった[22]。ファインゴールドは、人工的な食品添加物がそうした症状の原因となっている症例を、新たに見直した。さらに、その女性が蕁麻疹を起こす典型的な他のアレルギー物質のいずれにもアレルギー反応を示さないことを確認した後で、彼は食品添加物を除去した食事を処方した。数日以内に、蕁麻疹は消えた。一週間後に、当時カイザー・パーマネント健康センターのアレルギー科の部長であったファインゴールドは、そのセンターの精神科の部長から電話をもらった。その精神科医は、ファインゴールドが何を処方したかを知った後で、その女性が自分の患者でもあり、何年にもわたって攻撃的で敵意ある行動を示していたことを明かした。除去食が始まって、これらの行動は、蕁麻疹とともに、消失していたのであった。

その後の数年間で、ファインゴールドは、食事から食品添加物を除くと「パーソナリティの障碍」が軽減する他の患者がいることに気づいた。[23] 一九五〇年代に、低分子量の化学物質のアレルギー誘発性の研究をおこなっていたので、彼は同じような低分子量の化学物質の一群であるサリチル酸塩が、このような反応の原因かもしれないと考え始めた。サリチル酸塩は合成着色料や合成香料に含まれているだけではなく、トマトやブドウやリンゴのような果物や野菜にも自然に含まれていた。彼はまた、多動症が大流行し、北アメリカを襲っていることを知った。ファインゴールドは、多動症と診断される子どもの数と同時に「ぎょっとするがでもしばしば必要とされる薬物療法」にも「はっとさせられ」、「衝撃を受けた」と報告した。[24] 食品添加物の急増は戦後の現象であり、多動症の流行も同じであることに気づいて、彼はこの二つが繋がっているのではないかと考え始めた。添加物除去食事療法が多動症の子どもを助けるだろうと信じて、彼は、一九七〇年代初期にその療法の処方を本式に始めた。そしてすぐにそれが有効であることを確信した。

ファインゴールドの仮説が注目されるのに時間はかからなかった。一九七二年までに、彼は自分の理論をサンフランシスコのテレビで論じ、一九七三年春にはアメリカ医学協会に招かれ、その会員に対してのみならず、医学協会が設定した記者会見でもその理論を提示した。報道機関はファインゴールド式食事療法の話を取り上げて、まもなくそれにまつわる話が定期的に大手の新聞や雑誌に載るようになった。[25] サリドマイドの醜聞を報道した新聞記者であるモートン・ミンツが書いた『ワシントン・ポスト』掲載の逸話は、『連邦議会議事録』にそのまま再掲載され、その後政治的に注目された。[26] 多動症の薬物療法に不満を持ち、他の代替療法に失望していた親もまた、ファインゴールドの考えに魅了された。ファインゴールドの療法を用いる家族を支持して、助言や情報を与えるファインゴールド協会が、アメリカ合衆国や他の場所で急速に組織された。

ファインゴールドは最初アメリカ医学協会から激励を受け、アメリカ医学協会はファインゴールドをもう一度講演に招いた。しかし、協会やもっと幅広い医学界の支持はすぐに下火になった。ファインゴールドはそれまでに、気管支アレルギーやノミによるアレルギーやアレルギーの心身症的側面について何十もの論文を代表的な医学雑誌に発表し、また、当時高く評価された臨床アレルギーの教科書を出版した。[27] ところが、彼が論文を『アメリカ医学協会雑誌（JAMA）』や『イギリス医学雑誌（BMJ）』や『西部医学雑誌』に送ると、彼の投稿は採用されなかった。[28] カリフォルニアの指導的なアレルギー専門医としての彼の評判、カイザー・パーマネントにおける彼の地位、そして五十年に及ぶ臨床経験やこれまでの出版実績、さらに自負があったので、彼はこの否定的反応に落胆したばかりか、ショックを受けた。彼は医学界からのこのすげない拒否に対処するために、一般の人々、特に親に目を向けた。出版界の雄ランダムハウス社が、彼の考えを一般向けの書物として出版するよう申し出た時、ファインゴールドはこの機会を逃さないことに決めた。

その結果生まれた、『なぜあなたの子どもは多動か』（一九七四）と『多動症の子どものためのファインゴールドの料理本』（一九七九）はベストセラーになり、後者は『ニューヨーク・タイムズ』紙のノンフィクションのペーパーバック部門の第四位に挙げられた。しかし、ファインゴールドの出版での成功や、新たに生じたテレビやラジオの有名人としての地位は、彼が医学界で高く評価されるのにほとんど役に立たなかった。多動症の多くの専門家が特に嫌がったのは、ファインゴールドが、彼の臨床観察に基づいて主張するだけで、それを検証するために、無作為対照試験をおこなわなかったためであった。ファインゴールドがそうした試験を避けた理由は三つある。第一に、ファインゴールドはもう七十歳代で健康を害しており、癌と心臓病を体験しており、そうした試験の結果を見られるほど長生きしないと彼は思っていた。第二にファインゴールドは、一九五〇年代および一九六〇年代に、臨床的脱感作法に適していると思われたノミの食い跡アレルギーの抽出物を検証するために、同じような試験を計画した際、挫折を経験していた。彼の研究は免疫学に重要な理論的貢献をなしたが、彼は抽出物の効果を明らかに示すであろう試験の計画が困難であることがわかった。最後に、食事療法を処方し親から成功譚を聞けば聞くほど、ファインゴールドはそうした試験が不必要だと判断した。彼がラジオ放送で述べたように、「私には、科学の聖牛、二重盲検プラセボ対照試験のための時間がない」のであった[29]。

多くの医師がそうした言い訳に満足しなかったのは驚くにあたらない。ニュージーランドの児童精神科医で、モントリオールで仕事をしたことがあるジョン・S・ウェリーは、ファインゴールドが対照試験をおこなう前に自分の理論を公にした決断を批判し、次のように率直に怒りを表した。

だまされやすい一般の人々に対して、価値がないか危険であるかもしれない治療を押しつけることと以上に、重大な医学的倫理違反はない、と私は個人的に思う。人々は、魔法や万能薬を信じる権利を持っているのかもしれない。しかし、私たち専門家は、責任をもって、注意深く、そして科学的に、偏見を抱かせることなく行動しなければならない。一握りにすぎない小児精神薬理学研究に従事する私のアメリカの同僚すべてが、ファインゴールドの仮説は正しいか正しくないかを、そしてそれが安全か安全でないかを、要求がましい一般の人々に示すために、どうして自分の仕事を中止しなくてはならないのか。自分の仮説を一般の人々に公表する前に仮説検証をすることが彼の義務なのではないか。[30]

多くの医師はそうした考えに賛意を示し、ファインゴールドの仮説を検証するために、まもなく一連の対照試験がおこなわれた。それらの試験をおこなったグループの中には、栄養学協会と呼ばれる食品、化学物質、薬品に関するロビー活動団体があった。栄養学協会は一九四一年に設立され、しばしば、「一九五八年までに普通に食品に添加されていた七〇四の化学物質に疑問を呈する、『浅薄な一時的に流行するだけの考え』を正すために科学的な見解を整理」してきた。[31] 栄養学協会はレイチェル・カールソンと彼女の『沈黙の春』（一九六二）をそれまで標的としてきたのであった。そして、多くの試験に資金を提供してきただけでなく、多動症と食品添加物に関する全国諮問委員会（ＮＡＣＨＦＡ）という作業部会を組織して、食品添加物に関するそれまでの試験を概観し、それらの知見を評価した。[32]

ファインゴールドが亡くなる一九八二年までに、医学界の大部分、ＮＡＣＨＦＡ、科学と健康アメリカ評議会（ＡＣＳＨ）および食品会社と結びついた非営利的消費者教育団体はすべて、これらの試験がファインゴールドの仮説を支持する証拠をほとんど提供しないと認めた。[33] 何らかの効果はたぶんプラセボ効果によるものであろうと論じられた。多動症の子どもにいっそう向けられるようになった注意に加えて、家族の日課の変化や、ファインゴールド自身の、やさしく、祖父のような影響力が、変更された食事よりも効果を生じさせた原因であると考えられた。ほとんどの医師が多動症は根本的には神経学的な缺陥であると信じていたことを前提にすると、この家族内の変化に焦点が当てられているのは、奇妙なことではある。しかし、このことは、ファインゴールドを非難する者がいかにさまざまな点で彼を攻撃しようとしていたかを如実に示している。食事療法を退ける他の理由も挙げられたが、それはその食事療法の実施可能性に注目したものであった。特別の買い物をして、食品の表示を読み取り、食事を用意せねばならないことは、多動症の子どもの負荷とすでに闘っている家族に、不当な負担を課すと考えられた。他の研究者はまた、ファインゴールド式食事療法をおこなっている間、子どもは十分なビタミンCが摂れないと主張した。なぜなら、食事療法の初期の段階では多くの果物が食事から除かれており、それらが何の反応も生じさせないことが判明した後で、摂取可能とされたからである。[34]最後に、衝動的で注意散漫な子どもがその食事療法をすすんで守るかどうかも疑問であった。彼らは、ハロウィンや誕生日会にどう対処したらよいのか。たとえファインゴールド式食事療法が効果的であったとしても、それを実行することはできないと、NACHFA、ACSHおよび栄養学協会は主張した。

指導的なサンフランシスコのカリスマ的アレルギー専門医が亡くなると、ファインゴールドの考えを支持していた推進力は失われた。ファインゴールドは、その経歴のほとんどの期間、正統的なアレルギー専門医であったし、そうであるから「食事療法による『治療』には用心深かった」のであるが、当然仲間であるはずであったランドルフのような食品アレルギー専門医や臨床生態学者に親しみを持たれることはなかった。そして、親が主導のアメリカ合衆国ファインゴールド協会（FAUS）を別にすれば、彼の死後に彼の任務を引き継ぐ者はほとんどいなかった(35)。それに加えて、一九八〇年代の報道機関は、ある程度、一九六〇年代後半や一九七〇年代の食品恐怖に関心を向けなくなっていた。一九八〇年代に健康食品とされるものは、化学物質の含まれていない食品よりはむしろ脂肪や炭水化物や砂糖の少ない食品になった。一九八二年以後におこなわれた数少ない試験のうちの多くは、よりよく計画されたもので、ほとんどがファインゴールドの仮説を支持したが、それらは報道機関の注目を浴びることはなかった。ファインゴールド式食事療法は、医学、報道機関、そして一般の人々の想像の中では、わくわくする可能性を持つものから食の一時的流行に止《とど》まった。ほとんどの医師や多動症児の家族にとって、多動症児のための実行可能な治療の選択肢ではなくなったのである。

問題の多い試験

しかし、医師や報道機関や一般の人々のみならず、栄養学協会のような団体が、ファインゴールドの仮説について、正しい結論に達したかどうかは明らかでなかった。それを知る手掛かりの一つは、一九八二年に開かれたアメリカ国立衛生研究所（NIH）の合意形成会議での所見である。その会議には、病気を抱えたファインゴールドとその批判者がともに参加した。会議は、「今の時点では、厳密な指示に従う食事療法は児童期の多動症の治療に普遍的に使用されるべきではない」と述べたが、しかし、いくつかの症例で「家族や医師が利益を感じている患者において、食事療法の試行を開始すること、あるいは、食事療法を継続することを妨げるものではない」とも指摘した[36]。会議はまた、問題点をきっぱりと解決するためには、疫学や動物研究を含めたもっと多くの試験が必要であると強調した。NIHによれば、その件に関してまだ結論が出ていないのであった。

ファインゴールド式食事療法の試験を注意深く調べてみると、この結論に至るしかないことがわかる。文献をざっと見ただけで、否定的な結果がある一方で、肯定的な結果もたくさんあり、結論を下せない試験もあることがわかる。詳細に調べると、計画に不備がない試験はほとんどなく、どうして研究者は決定的でないデータに基づいて大胆な結論を出したかが、疑問となる。多くの方法論的問題があり、それらには盲検対照試験を保証すること、どの物質を検査するのかを決めること、子どもの行動上の変化を測定すること、および被験者の試験手順遵守を維持することが含まれていた。ファインゴールド式食事療法は、家族にとって「困難で骨の折れる治療法」であったかもしれないが、しかし、テストするにはもっと困難なのであった。[37]

ファインゴールド式食事療法を検証する研究者の第一の課題は、検証結果に影響を与えるプラセボ効果の可能性を排除することであった。既述したように、ファインゴールドの批判者の多くは、ファインゴールド式食事療法の効果は、食事療法そのものによるのではなく、プラセボによって引き起こされると信じていた。そのため、試験は二重盲検でなくてはならなかった。参加者も研究者もともに、どの子が添加物なしの食事で、どの子が統制群の食事なのかを知っていてはいけなかった。それに加えて、子どもの行動に影響を与える可能性のある生活上のありとあらゆる面が、可能な限り統制されねばならなかった。しかしながら、これらを確実におこなうのは、とりわけ簡単、というわけではなかった。

その際の第一の問題は、ファインゴールド式食事療法のどの面を検証すべきかを決めることであった。その食事療法には、さまざまな着色料、着香料、保存料、それに果物や野菜が含まれている。ファインゴールドでさえ合成食品着色料に焦点を当てるのが簡単であると認めていた。これは、彼の食事療法のすべての面が検証されるわけではないことを意味し、その範疇に入らない子ども（たとえば、特に保存料や着香料に反応する子ども）が見逃されるという可能性を残すことになる。それでもその検証はもっと厳密な対照試験に役立つかもしれないことが期待された。しかし、食品着色料だけを検証することさえ込み入ったものであることが判明した。第一の問題は、テストされる着色料の量であった。NACHFAは、助成対象となる試験の媒介変数を定めることの一環として、検証クッキーを作り、研究者に供給した。このクッキーに含まれる着色料の量は、アメリカ合衆国で一九七三年と一九七四年の間にもっとも一般的な九つの食品着色料の、一人当たり一日の消費量の平均に基づいて計算された。使用された着色料のそれぞれの量は、それらの消費総計に比例しており、たとえばインディゴチン（青色二号）のような着色料は、クッキーに含まれる全着色料の量のわずか一・七パーセントになるにすぎない。NACHFAが認めているように、こうしたいくぶん鮮明さを欠く測定法に伴う問題の一つには、子どもは大人よりも小さいだけでなく、キャンディー、ソフトドリンク、および加工されたおやつの形で、平均して大人よりたくさんの食品添加物を消費することであった。[38] 心理学者で自閉症の研究者である、バーナード・リムランド（一九二六―二〇〇八）は次のように主張した。

用量はばかばかしいほど少なかった。たとえ七から十種の着色料がファインゴールド式食事療法において圧倒的に重要な因子であるという、まったく是認できない結論を受け入れるとしても、研究の大半は却下されねばならないだろう。研究者は取るに足らない少量の着色料を使うからである。[39]

リムランドの非難はともかくとして、もっと正確に言えば、用量が諸研究ごとに著しく異なっていた。試験材料には一・二ミリグラムの着色料しか含まない研究もあれば、参加者に一五〇ミリグラムを与えた研究もあった。奇妙なことには、これら双方の研究が肯定的な結果を出していた。[40] NACHFAは、助成している研究に参加する子どもが検証クッキーを二枚食べることを、当初期待していた。そこには総計で二六ミリグラムが含まれていた。しかし、委員会はこれでは少なすぎると気づき、その後に、三六ミリグラムが含まれている「炭酸飲料」の摂取を計画した。[41] だが、この量もまたFDAが示す平均値である五七・五ミリグラムより少ないもので、さらにFDAが試算した、消費量のスペクトラムの多い端にいる子どもの消費量、つまり九〇パーセンタイルに位置する子どもの一日量が一二一ミリグラムであり、最大量が三一五ミリグラムまでになるのと比べると、はるかに少ない[42]。また、このことをインディゴチンのような着色料がクッキーの中の着色料のごくわずかの量を表しているにすぎない事実と組み合わせると、ある試験への参加者は、彼らが特に反応を示すかもしれない着色料のごく微量にしか曝露されていない可能性が生じる。それにもかかわらず、その材料の中の着色料の量について批判を受けたNACHFAは、「口や指に色がついてしまうことなく……つまり、プラセボ試験が見やぶられないように、食品の中に入れることのできる食品着色料の量には技術的な限界がある」と応じた[43]。しかし、サフラン（黄色）、ベタニン（赤、紫）、蝶豆《ちょうまめ》（青）、タカノキ（緑）を含む、多くの自然の食品着色料が入手可能であり、積極的にそうした困難を克服しようとする研究者がいることを前提にすると、そのような主張はファインゴールドの支持者の目には、まったくの大失敗であった。

研究者はまた、試験をおこなう子どもの行動の評価についても意見が分かれた。このことは、多動症の症状の主観的な性格を考えると、特に驚くに当たらない。注意の転導、衝動性、反抗、攻撃性といった多動症のさまざまな構成要素すべてを、どう同定するかにも違いがあった。一九六〇年代に心理学者のC・キース・コナーズによって作られたコナーズの親と教師用質問表が多くの試験で使われたが、何が病的で障碍のある行動であり、何が活気に満ちた遊びを構成しているかに関して、観察者の意見が異なっていた。『ランセット』誌の匿名の論説が述べるように、ファインゴールドの「仮説の検証は、たとえ子どもの多動症の状態を正確にそして容易に認識できたとしても難しいであろう。ところが状態の認識は容易ではないのである[44]」。

たとえば、ウィスコンシン大学の心理学者であるJ・プレストン・ハーリーがおこなった影響力のある試験において、ある標本全体の結果が破棄された。多動症行動の識別が困難であったからである。このハーリーの研究は、栄養学協会の資金でおこなわれ、ファインゴールド式食事療法を二つの群の子どもで検証を試みた。一つの群は、六歳から十二歳までの三十六人の男の子からなり、もう一つの群は、十人の就学前の男の子からなっていた。栄養学協会の資金助成(概算で一家族当たり週に百二十ドル)の存在は、彼の試験がうまく計画されておこなわれたことを意味する。しかし、「就学前の子ども群十人すべての母親と七人の父親のうちの四人が、食事療法で子どもの行動が改善したと評価した」にもかかわらず、彼は就学前の標本を破棄することを決めた[45]。ハーリーが就学前群を破棄した理論的根拠は、これらの試験が、親と教師の評価尺度ではなく親の評価尺度に基づいていたこと、そして、就学前の子どもの多動症の測定がいっそう難しいことにあった。この判断は特に疑問である。年少の子どもの方が添加物除去食品に特によく反応するというファインゴールドや他の研究者の観察があるからである。また、ハーリーが資金提供者に不当に影響を受けていたのではないかと疑う研究者もいた[46]。あるいは、コナーズは次のように論じた。

二股をかけることはできない。もし彼らの研究が食事の内容物がまったくわからないように厳密に操作された上で実施されているならば、その結果得られた親の評価は、それが「主観的」であっても、詳しく説明されなければならない。そうした知見を得る偶然の確率は非常に小さいのである[47]。

親の評価についてのハーリーの解釈に対するコナーズの批判は興味深い。なぜなら、コナーズは多動症の評価手法を作成するのに重要な役割を果したのであり、また、彼自身がファインゴールド式食事療法についての評価に迷っていたからである。ファインゴールドの仮説について確固とした判断を下すための心理学者の苦悩は、検証がとても困難であることを示しており、同時に、どうして他の研究者は自らの結果に対してそれほど確信を持つのかという疑問も生じさせる。

方法論的な最後の問題は、試験に参加した子どもや、終了するのに数週間を要する試験期間中の子どもの能力や意欲の維持に関係していた。学習障碍の子どもの夏季キャンプで実施された試

験の著者によると、

一つの結果は間違いのないものであった。子どもはファインゴールド式食事療法を喜ばなかった。教師は、その食事療法をもう一週間長く続けたら、反乱が起こると感じた。子どもは無色の食品を特に嫌い、マスタードやケチャップを恋しく思った。……厳密なファインゴールド式食事療法は、典型的なアメリカの子どもにはおいしくないようであった。(48)

その著者らは違反を減らすために夏季キャンプで試験をおこなったが、これによっても、彼らの研究が多くの方法論的問題によって台無しになるのを防げなかったことは、皮肉なことである。子どもの多くは実際には多動症ではなかったし、子どもの行動の観察方法や、適切な対照群の設定という問題もあった。試験の継続性も問題であった。限定された環境にもかかわらず、添加物が食事に再び加えられた週に、三人の参加者が行動上の問題で帰宅させられた。著者らは食事療法が子どもには「おいしくなく」、それを続けていたら「反乱」が起きたかもしれないと主張したが、そのキャンプの実施者や教師の評価は、食事療法が導入された週の子どもの行動が、前よりよいという結果であった。

多くの他の研究は、その参加者や親に二重盲検対照試験の厳密な条件を遵守させるために苦労していた。試験手順遵守が二つの違反によって損なわれる可能性があった。一つは子どもがこっそりと添加物入りの食品を食べようとする。もう一つは、親が、添加物の再導入の大切な時に子どもを研究から引きあげてしまうことである。手順遵守は議論の余地のある問題でもある。ハーリーは、彼が報告した一週間に一・三三の違反行為が六日の間子どもの行動を混乱させると論じた。それによると、ハーリーの結果は実際のところは缺陥があることになる。[49] 別の事例では、一人の参加者は、研究者が与えた六枚の検証クッキーを毎日食べようと苦労していた。[50] それほど多くのクッキーを食べた後に子どもが示す反応を見て悩んだすえに、二組の親が子どもを研究から撤退させた。ところが実際には、合成食品着色料入りのクッキーを食べたのは一人の子どもだけであり、他の子はプラセボのクッキーを食べていたのだった。六枚のクッキーに含まれている砂糖などの他の因子もまた、親が目にした子どもの行動上のいくつかを説明するかもしれない。他の多くの親は、添加物が子どもを害すると信じて子どもを試験から撤退させた。だがその子どもは実はプラセボを食べていたのであった。[51] このような撤退は試験の統計的有意性の算出の妨げとなった。特に参加者の数が少ない時にはそうであった。

ファインゴールド式食事療法の検証には固有の難しさがあったが、方法論的に健全な試験を計画して実施しようとする研究者の自発性は、それほど明白ではない。おざなりに計画された試験が、問うている問題の答えをすでに知っていると考える研究者によって遂行されている、と論じる者もいた。カナダの研究者のJ・イバン・ウィリアムズやダグラス・M・クランのような研究者は、「(ファインゴールドの仮説の) 検証に興味を持つのは、それを反証する場合に限る」、と主張した。つまり、方法論的に健全な手段を確保することは、ある種の研究者には非常に重要というわけではないというのである。[52] それに加えて、適切に計画された試験があることは、ファインゴールド式食事療法の洗練された最新の検証方法が可能であることを示している。たとえば、カルガリー大学のボニー・カプランによっておこなわれた試験の一つは、「食品置き換え法」を組み合わせることで、多くの方法論的な難題を克服した。[53] この方法は、少数の合成着色料だけを検証するのではなく、一つの添加物を除いた食事が行動に及ぼす効果を比較した。こうした接近法は複雑で資金がかさむ。しかし、カプランは、試験に携わったほとんどの研究者とは違って、その研究がファインゴールドの考えを賞賛したり批判したりする機会ではなく、刺激的な挑戦であると考えていた。カプランはこれまでの試験の質がひどいことにびっくりし、試験結果に先入観を持たないと主張し、もう少しましな仕事ができるだろうと信じた。そして、多くの評価者の意見では、彼女は実際にそうした仕事を成し遂げたのであった。

「任意に否定的な結論は作り出せるか」

カプランの研究でもっとも興味深いことは、ファインゴールド式食事療法をわずかに支持するその知見そのものではなく、結果についての彼女の解釈や、結果が持つもっと幅広い意味である。彼女は、次のように書いた。

一方で、これまでの研究で見られたよりもはるかに大きな割合の子どもが、食事への介入に反応した。他方、研究に最後まで参加した子どもの半分のみが、行動上の改善を示した。そして、この研究への参加によって自分たちの子どもがあつかいやすい人物に変わったと信じた親は一人もいない、と言ってさしつかえない。[54]

カプランのこのバランスのとれた要約は、ファインゴールドの支持者や批判者のいずれとも異なっていた。彼らはしばしば、食事療法を考える時、もっと融通のきかないもっとはっきりと限定された見方をしていた。これは確かにファインゴールド式食事療法の研究概観の場合に当てはまった。その概観が統計的なメタ解析であろうと、もっと形式的でない評価であろうと、概観の著者は自分たちの見解を支持する研究を拾い上げ、選択して判断しているように見えた。精神科医のジェフリー・マッテスは、食事療法は「一時の流行」で、添加物が行動にもたらす効果についての憂慮は「正当な理由のないもの」だ、と強く主張していた。一方で、バーナード・リムランドのような人は、「任意の否定的な結論を」研究者が作り出していると批判した。[55] どちらの概観の著者が正しいのか。

その答えは、多動症の歴史に関連したほとんどの問いへの答えと同じく、判定するのが困難である。しかし、このことを認識している研究者がほとんどいないことは奇妙である。ファインゴールド式食事療法に関する論争で顕著なことは、研究者や観察者の大部分が、ファインゴールド式食事療法を二者択一の命題として考えようと決めているらしいことである。カプランのような慎重な意見や、食事療法が有効かどうか決めるのは困難だとしたコナーズのように、揺れ動く意見は、標準的というよりも稀であった。それよりも、論争に関わったほとんどの者は、自分の見解をあからさまに表明していた。多動症は食品添加物によって生じるか、そうでないかのどちらかなのであった。添加物除去食は、家族に与えられた神のたまものか、有害な負荷のどちらかであった。食品添加物は多動症と診断された子どもの少数においての多動行動を引き起こすかもしれない、あるいは、そうした行動が合成着色料や添加物や保存料によってさまざまな程度に悪化させられるかもしれない、といった可能性が存在する余地はほとんどないようであった。

どうしてこのような事態になったのか。栄養学協会や他の利益関連団体の役割が関係しているかもしれないが、この問題に関わった人々が抱いていた医学的イデオロギーが決定的な因子であるようだ。もし人が多動症の遺伝的側面や神経学的側面の研究に長年たずさわり、多動症は中枢神経刺激剤でもっともよく治療されると信じ、おそらくそうした理論を自らの臨床に適用しているとすれば、ファインゴールドの理論は不吉な底流を内に秘めていると考えるだろう。たとえば、ジョン・S・ウェリーのことばは、ファインゴールド式食事療法が精神医学の新しく確立された生物学的パラダイムを脅かすだろうという恐怖をあからさまに示している。

ファインゴールドの仕事でもっとも恐ろしいのは、アメリカの大衆の反薬物療法や反精神医学の党派が彼の仕事に対して抱く熱狂ぶりであり、またその仕事が小児精神薬理学の研究を中止させようとする際の棍棒《こんぼう》として使われることである。(56)

ウェリーによるとファインゴールドは、子どもとその親、そしてある程度の医師をさえも、多動症の真の原因や治療から遠ざけるように導く「医学界のハーメルンの笛吹き」以外の何者でもなかった[57]。

これとは対照的に、食品添加物と行動の結びつきを昔から信じてきた食物アレルギー専門医であるウィリアム・G・クルック（一九一七―二〇〇二）のような人々は、ファインゴールドの考えに対して「多くの医師が懐疑的あるいは敵対的でさえあり続ける」が、「私は私の患者が語ることに基づいて、ひとかけらの疑いもなく、多くの、おそらくは大部分の多動症の子どもが、彼らの食事を変えることで救われうることを知っている」と信じていた[58]。多動症の歴史の他の多くの側面と同じように、ファインゴールド式食事療法についての論争で失われていたのは、その障碍が多様な因子によって生じ、あるいは悪化させられうるという良識であった。子どもの行動は、複雑で変わりやすいものであり、社会や家族、さらに言えば物理的な環境における数々の変化の影響を受けるとみられるよりは、一つのイデオロギー的に凝り固まった視点からのみ考えられている。

皮肉なことに、ファインゴールド自身は、多動症や行動上の問題が、一般的には家族的な、そして特に社会的な次元を持つことを認めていた。彼にとっては次のような事態であった。

疑いもなく、社会経済的な圧力が本能的行動に影響し、そうした行動は個人のパターンの上に刻まれる。それは簡単にわかることであり、心理学者の説明を必要としない。諸条件を剝奪された幼児期や青年期は問題の多い成人を作りうる。[59]

しかし、

これらの因子は、もはや過去二十五年間の攻撃性や暴力の急激な増加に対する完全な答えとはならない。もはや貧民区街だけに攻撃性や暴力がみられるのではない。こぶしやナイフや銃による攻撃は、中流階級の行きつけの場所や裕福な郊外に広がっている。不満や怒りのうなり声はどこにでも聞かれ、そして、思ってもみない人々の口からも溢れ出ている。[60]

ファインゴールドは彼の食事療法が効果的であることを熱烈に信じていたが、彼はまた多動症が、「遺伝的要因と環境側の活性化因子の間の多面的な反応」であることも確信していた。言い換えると、問題行動というのは数々の状況の混合物であり、その多くは制御し予測することが難しいのであった。食品添加物は第一の誘因でありうるが、すし詰めの教室もまた影響因子でありえた[61]。もっと多くのアメリカの精神科医が、多動症というのは多次元的な現象であることに合意していたなら、ファインゴールド式食事療法はこれほどの論争の対象とならなかったし、この複雑で手に負えない障碍の別の側面を示すものと考えられていた可能性がある。

試験や競合するイデオロギーについての熱狂の中で、食事療法を実際に試みた家族の経験は忘れ去られた[62]。一九八三年までに、二十万家族がその食事療法を試みたと推定され、二万家族が各地域のファインゴールド協会のメンバーであった。その協会は最終的にはFAUSに結集する[63]。多くの親は、当時の多動症についての通例の説明や治療が子どもを助けないとわかった後で、藁《わら》にもすがる思いでその食事療法を試みた。食品の表示を注意深く読み、添加物のない食事を用意し、家や学校や街角の店や友達の家で食べるものを管理するといった食事療法の厳格な実施に対処できない家族もいたが、何千もの家族は食事療法が効果的であることを見出し、その大部分はファインゴールドの死後長きにわたって彼の食事療法を生き延びさせた。多くの例では、一九七〇年代にファインゴールド式食事療法を始めた子どもが、今でも家庭で添加物のない食事を採用している。つまり、ある家族では四十年近くその方法を実施していることになる。多くの親は、ファインゴールド式食事療法がしばしば子どもの多動症と闘うためのより大きな方略の一部であることを認めており、一部の子どもはもっと食事に融通をきかせてくれる学校に転校するか、学校に行かずに家庭教育を受けたが、すべての親が、食品添加物の除去が子どもの行動に根本的な影響を与えることを確信していた。しかしながら、比較対照試験でファインゴールド式食事療法を試みる際の固有の問題や数えきれない方法論的な問題があったにしても、ファインゴールドを支持する家庭の経験は、医学の専門家の意見を形作る上でほとんど役割を果さなかった。

『なぜあなたの子どもは多動か』が出版された三十年後の二〇〇四年、ファインゴールド式食事療法への関心が再燃した。大衆の圧力に応えて、イギリス食品標準規格局（ＦＳＡ）は、食品添加物と子どもの行動の関係を調べる研究を募集した。サウザンプトン大学の心理学者であるジム・スティーブンソンが率いるグループは資金の提供を受け、ワイト島の二百七十七人の子どもを対象として実施する計画を立てた。親による評価尺度は、「食事から人工着色料と安息香酸ナトリウムを取り除くことによって、子どもの多動的行動に重要な変化が生じうる」ことを示しており、研究者たちは、「もし人工着色料と安息香酸保存料が食事から取り除かれるなら、すべての子どもに利益が生じるだろう」と結論づけた。(64)

『児童期の疾患』誌の研究チームの報告は、ほとんど評判にならなかったが、二番目の試験は権威のある『ランセット』誌に掲載され、ファインゴールド式食事療法が再び新聞の一面に取り上げられた。また、彼らの知見は、「食品添加物が……少なくとも中期児童期までの子どもの多動的行動を悪化させる場合のあることを強く支持し」、そして、そうした症状の悪化は「極端に多動な子ども（すなわち、ＡＤＨＤ）においてだけでなく、一般の子どもにおいても、そしてさまざまな程度の多動症においても、見られうる」ことを示した。(65) そして著者らは、「これらの結果は食品添加物使用の規制の必要性を確実に示している」と述べた。この意見は予言的であった。たとえば、ＦＳＡとヨーロッパ食品安全局（ＥＦＳＡ）の双方が、ある種の食品着色料の消費に対するガイドラインを改訂したからである。(66) ＥＦＳＡの改訂の中には、主要な合成着色料のうちの六つを含む食品や飲み物は、それらが「子どもの活動や注意力に有害な効果を及ぼす可能性がある」と印した表示を貼らなくてはならないことも含まれていた。(67)

アメリカの医師、政策立案者、それにアメリカのメディアもその新しい知見に反応するのが遅かった。一つの例外は、アメリカ小児科学会が作成した『ランセット』誌の論文の要約の中に見出された。アメリカ小児科学会は長らくファインゴールドの仮説を批判していた。ところが、要約に付け加えられた論説の中で、小児科医のアリソン・ションウォールドは、その試験とそれが小児科臨床に与える意味を賞賛し、次のように結論づけていた。

その研究の発見は、全体として明快で、いろいろな食品が子どもの行動に影響を及ぼすという親の主張を長いあいだ疑っていた私たちのような懐疑者でさえもが、私たちは間違っていたかもしれないと認めることを要求している。[68]

そうした承認がヨーロッパで生じた事態を反映して、アメリカ合衆国の規制活動を促進するであろうと考えられるかもしれないが、そのようなことは起きなかった。FDAは二〇一一年三月にこの問題を議論する審査会を組織した。しかし、八対六の投票結果をもとに、FDAは食品着色料を含む食品の表示貼付を強制しないことを決めた。食品着色料について何らかの行動を延期させた第一の理由は、十分厳密な研究やデータがないことであり、審査会はもっと多くの研究を要求した。[69] 言い換えると、何十もの試験や何千もの家族の経験にもかかわらず、医学会は多動症と食品添加物の間につながりがあるのかどうかについて、依然として結論を出さないままでいる。

ファインゴールド式食事療法についての長く続いた論争は、多くの点で教訓的である。それは、新しい医学理論の妥当性を明確に証明することがいかに難しいか、特に理論が食品や行動を含んでおり、そしてすでに確立された考えに反する時にそうであることを示している。それはまた、ファインゴールドの努力や彼が亡くなった後のFAUSの努力の源となった臨床や患者の経験と、無作為二重盲検対照試験によって権威づけられた知識の間に存しうる断絶を、浮き彫りにしている。それは、新しい医学の仮説への関心が、しばしば歴史や文化の趨勢に影響されることを示している。たとえば、一九九〇年代後半から二〇〇〇年代のイギリスにおけるファインゴールド式食事療法への関心は、BSEや口蹄疫《こうていえき》のような食品供給上の惨事や、三種混合ワクチンと自閉症の論争の例にみられるような主流医学への信頼の低下に影響されていた。しかし、多動症の歴史の中のエピソードとして、ファインゴールド式食事療法の歴史は、この障碍の理解がいかに狭く柔軟性がないものであるかを明らかにする。多動症の専門家は、食品アレルギー専門医によって何十年ものあいだ認められている現象、つまり子どもの行動が彼らの消費している食品によって影響されうる可能性を考えるよりも、ファインゴールドの理論の土台を壊し、それを否定しようと試みた。二十世紀後半にリタリンを処方された何百万もの子どもが、その代わりに添加物除去食を処方されるべきであったかどうかは、これから見極めねばならないのである。

第六章　世界の多動症

二〇〇七年に、ADHDについての初めての世界会議が、同じように印象的な響きを持つADHD世界連合によって組織されて、ドイツのヴュルツブルクで開催された。この会議は「すべての大陸」から発表がおこなわれたことを誇り、討議の話題は、認知障碍のモデルを作るためにショウジョウバエを用いる実験から、「心理教育法として子どもにADHDについての漫画」を用いる試みまで多岐にわたっていた。おこなわれた発表によると、もっとも発表者の多い国は、会議の場所を考えると当然ながら、アメリカ合衆国とドイツであったが、上位十カ国には、マレーシア、ポーランド、ブラジルが含まれていた。会議のための科学プログラム委員会は同じく国際的で、そのメンバーには中国、日本、ナイジェリア、エジプト、ルーマニア、トルコが含まれていた。

そうした広い範囲の国々の代表で構成されているにもかかわらず、連合のＡＤＨＤについての概念は、かなり狭いものであった。具体的には次のようなものであった。

ＡＤＨＤは高頻度に遺伝性を有する、児童期発症の精神医学的病態であり、不注意、多動、衝動性といった中心的な症状が、年齢に不相応なレベルで存在することで特徴づけられる。……ＡＤＨＤの最近の科学研究によって、基底核視床皮質神経回路中の神経伝達物質の変化のみならず、多くの遺伝因子や、ＡＤＨＤに関連する脳の構造や機能の差異などの生物学的基盤が明らかになっている。(1)

この障碍へのこのような生物学的接近法と、その会合の国際的な雰囲気の双方を反映して、初回およびその後の会議のスポンサーは、第一に、多動症の薬物を専門とする諸製薬会社であった。それらは、ニュージャージーのヤンセン製薬（コンサータ）、ベルギーのＵＣＢ（メタデート）、ドイツのメディセ（メディキネット）、イギリスのシアー（アデラール）、スイスのノバルティス（リタリン）などである。他のスポンサーは、スウェーデンの多動症診断テストであるクブテストの制作会社であるクブテックや、多動症の子どものリハビリテーションクリニックであるドイツのリハ・クリニック・ノイハーリンゲルジールなどであった。多動症は地球規模になっただけでなく、地球規模で利益を生むものであるようだ。

二〇〇〇年代までに疫学研究もまた、多動症が世界規模で子ども——そして大人——を苦しめる障碍であることを示した。ADHDについての第一回の世界会議と同じ年に、ブラジルの研究チームは、多動症の世界的な有病率を計算した。多動症の有病率が地域ごとになぜそれほど違うのかを説明しようとして、彼らは医学や心理学のデータベースをじっくりと調べ、一九七八年から二〇〇五年までの間にこの障碍を検討した疫学研究を精査した。そのチームは数値を計算して、多動症は世界の子どもの人口の五・二九パーセントに生じることを確定した。より重要なのは、多動症の有病率の違いは、国によってこの障碍の実際の分布が異なっているためではなく、研究間の方法論的な差異によると、彼らが主張したことである。言い換えれば、多動症の子どもは世界中で等しく分布しており、この障碍を占有している国はないと、『アメリカ精神医学雑誌』に掲載されたブラジルのチームの論文は説明した。(2) その論文に添えられた論評によれば、このような知見は、この障碍を「社会的構造物としてではなく……真正の精神障碍としての独白性」のある状態として重視し、多動症が「利益優先の製薬企業や、新しい役割を期待する高い地位にある専門分野（精神医学）によって普及させられた偽物」であるという主張を弱めた。[3] だが、その研究自体が製薬会社のイーライリリーから資金の一部を提供されていた。しかも、著者の一人シルバ・デ・リマは、イーライリリーで医学部門の理事であった。他の著者のうちの二人はイーライリリーの評議員であり、また他の多くの製薬会社とのつながりを有し、それらから資金を受け、それらの会社の談話表明事務局の委員を務めていた。[4] それにもかかわらず、同じような論文（別の製薬会社であるジョンソン・アンド・ジョンソンから資金の一部を提供されていた）は、多動症の世界的な流行が、この障碍が「主にはアメリカ人の障碍であり」、「アメリカ社会でもっともありふれた社会的、文化的な要因」に基づくという考えの土台を崩すと主張した。[5]

こうした論文が製薬会社の資金提供によっておこなわれたにしても、これらの知見は、多動症が課す難題にもっと効果的に対処するためには、多動症の起源や文化的側面を理解することが大切であるという主張を、危うくするように見えるかもしれない。本書でこれまで記述してきた多動症の歴史は、大部分アメリカの話であり、アメリカの医師、親、教育者が登場し、またアメリカ社会の変化が主要な役割を果したと論じた。しかしながら、アメリカの状況に焦点を当てたのは、偶然ではない。多動症が初めにどのようにして、そしてなぜ出現したのかを、この障碍の初期の頃を調査しつつ考察すると、その話は明らかにアメリカ合衆国に起源を持つことになる。アメリカ以外の医学文献で、多動症の子どもについての議論はきわめて少ないし、おそらくもっと重要なことには、この障碍はアメリカ合衆国の外部ではほとんど文化的に重要でない。一九六〇年代の『タイム』や『ライフ』や『ワシントン・ポスト』にみられた多動症についての逸話が、他の国のメディアで同じ規模で繰り返されるようになるのは、数十年後である。しかも多動症は、一九五〇年代後期に初めて多動症の子どもが診断されてから以後二十年以上のあいだ、ほとんど北アメリカの概念であった。ところが、この一九五七年から七七年の期間は、ブラジルのチームの研究に含まれておらず、またなぜそうなのかについて何も述べられていない。[6]もし含まれたなら、疑いなく北アメリカの研究が大部分を占めたであろう。これらの研究者はまた、自分たちが調べた研究の時間的分布を明らかにしておらず、そのため多動症についての研究が国際的な医学文献にいつ現れたかという疑問が生じる。彼らが調査した最初の十年である一九七八年から八八年のあいだに、彼らは何件のアメリカ以外の論文を見つけたのだろうか。一九八八年から九八年のあいだはどうであるのか。ある特定の障碍の有病率を計算するために疫学研究を概観して使うのは役に立つことではあるが、しかし、そうした診断がいつ、どこで、なぜ議論するに足るものとなったのかを、はっきりさせることが重要である。第二章で論じたように、ある割合のアメリカの子どもは常に過活動で、衝動的で、注意散漫であったが、一九五〇年代後期のスプートニクによって引き起こされたアメリカの教育危機まで、そのような行動が医学的診断、すなわち多動衝動性障碍とするにふさわしいと、みなされることはなかった。たとえ多動行動が世界中の子どもの人口の五・二九パーセントに等しく分布するとして、そしてそれは「利益優先の」製薬会社を喜ばせるであろう予想であるとしても、このことはなぜそうであったのかを説明していない。多動症の専門家は、ヨーロッパやアジアの精神科医が今になってこの障碍の存在に気づき始めたと仮定するかもしれない。しかし、多動症がある状況においてのみ病的と考えられることを前提にすれば、このかなり横柄な説明は、まったく事態を明らかにするものではない。

多動症が主としてアメリカの障碍から、世界中で診断される病態へとどのように広がったのか。アメリカ合衆国における多動症の歴史と同じく、その流布には多様な理由があり、その多くはある特定の国に特有のものである。各国がどのようにして多動症を発見したかをすべての国で分析することは実行困難であるが、二つの国、カナダとイギリスにおけるこの障碍の推移を調べよう。多動症の国際的出現が、アメリカ合衆国と緊密な関係を持つ国においてさえ、地域的要因と世界的な傾向の混合の結果であることを示すためである。それゆえ、多動症についてのアメリカの生物学的医学モデルの採用は、それぞれの国の状況や伝統によってかなりの程度抑えられてきた。このことは特に驚くべきことではない。精神医学や子どもの行動上の問題への接近法は、各国固有の文化的政治的偶然性によってしばしば形作られてきた[7]。たとえば、フランスで精神分析が生命力を保っているのは、一部にはジャック・ラカン（一九〇一―一九八一）の影響によるが、それは硬直した生物学的な決定論よりも思考の自由に重きを置くフランスの知的な伝統の産物でもある[8]。その結果、他の大部分の国の精神科医が自閉症を神経学的な障碍と解釈していた事実があるにもかかわらず、フランスではそれはしばしば精神分析的な観点から理解されている[9]。

国の間だけでなく、地域の間でも有意な差がある。多動症はアメリカの障碍と見られているが、それは、アメリカ合衆国中で平均的に分布していることを意味しない。疾患管理予防センター（CDC）の統計が示すように、診断の比率は州ごとに大きく異なり、有病率はネバダ州の五・六パーセントからノースカロライナ州の一五・六パーセントまでの幅がある[10]。このような幅広い差異は、ADDの子どもと大人の会（CHADD）のような支援団体の存在と活動、障碍の同定に関する地域の教育委員会の考えや手続き、地域の保健当局によるスクリーニングの規模の程度、製薬会社の市場戦略、および、さまざまな人種間での多動症の考え方や多動の捉え方の違いによると考えられる。同じように、既述のブラジル人の研究は、その国の多動症への生物医学的な接近法の増加を反映してはいるが、そうした展開に激しく抵抗する地域がブラジルにもある[11]。次第に増加しつつある医学史や人類学の研究が次第に示し始めているように、地域差がしばしば健康と病気についての経験の相違を説明したり理解したりするための鍵となる[12]。

地域差があるにもかかわらず、多動症の国際的急増を説明する助けとなる根本的な傾向がみてとれる。特に多動症は、医学の世界規模化が作動している例と見ることができる。医学の世界規模化は、多くの特徴を持つ。すなわち、非西洋（アーユルヴェーダや中国の）医学の伝統の西洋医学への取り入れあるいは浸透やその逆の過程、健康対策における市場の力の支配、国際的な保健の流行とそれへの対応、健康チェック旅行、国際的な医学の訓練、インターネットを通しての健康についての考えの瞬時の広まりなどである[13]。そうした考えは、ジャーナリストのイーサン・ウォッターズの、『クレイジー・ライク・アメリカ――心の病はいかに輸出されたか――』にも反映されている。その著書は、アメリカの障碍が世界規模になったのは多動症だけではないことを証明している。ウォッターズは、香港における神経性食思不振症、スリランカにおけるPTSD、ザンジバルにおけるスキゾフレニア、そして日本におけるうつ病に焦点を当てて、主として製薬会社の利益追求に応じるために、地球の多くの地域で心の理解がアメリカ化されている、と論じている[14]。

ウォッターズの製薬企業の告発は、多動症の場合にも確かに当てはまる。しかし、彼も認めるように、他の要因を考慮することも重要である。もっとも重要なのは、特に西洋の医学的概念の広まり、つまり、多動症のような障碍の普遍主義と本質主義の広まりである[15]。多動症は、あらゆるところに存在すると考えられる点で普遍的な障碍と考えられており、それはブラジル人の研究で確かに強調され、ＡＤＨＤ世界連合の誕生によって示される特徴である。本質主義は、多動症が見つかるいかなる場所でも、それは同じ鍵となる症状、経過、および転帰で特徴づけられるだろう、という考えに反映されている[16]。アフリカにおける多動症の子どもは、同じ神経学的機能不全を患っているので、それぞれの子どもの社会的、教育的、文化的、家庭的および環境的経験が完全に異なっているにもかかわらず、北アメリカの子どもと同じ指針で診断され、同じ薬物を用いて治療されるべきなのである。精神科医のサミ・ティミミとベグム・マイトラによれば、この「狭い決定論的生物学的医学の枠組み」の多動症への適用が、「児童期や子育ての性質についての信念や実践が、時代や文化によって違っており、また変化している」にもかかわらず、この障碍の国際的な拡散に寄与した[17]。文化的な次元は、児童期の行動のなんらかの理解に欠くことのできないものなのだが、多動症の普遍的で本質的な性質を正当と認めたいという衝動の中では無視されてきた。

精神疾患の概念化に関する普遍主義や本質主義の勢力はかなりのものであり、多動症が世界中でどのように理解されてまた経験されるのかに影響を与え続けるであろうが、そのような考えに挑戦するためには、文化や歴史や政治に根ざす地域の諸要因の力を過小評価しないことが重要である。以下に提示する事例研究は、多動症の普遍的で本質的な概念が、しばしば驚くようなやり方で、異なる国の脈絡ではどのようにして受け取られ、また疑問視されてきたかを示している。多動症とその歴史の他のあらゆる側面と同じように、多動症が繁殖するに至った条件を詳しく調べれば調べるほど、多動症は普遍的でも、神経学的機能の確固とした突然の故障でもなく、また人口当たり五・二九パーセントで存在するのでもないことが明らかになり、ますます文化の産物となるのである。

象とともに眠る――カナダにおける多動症

カナダの首相になって一年もたたない一九六九年にピエール・トゥルドー（一九一九―二〇〇〇）は、ワシントンDCの記者クラブで講演をした。その中で彼は、カナダがアメリカ合衆国に隣接するということは、「象とともに眠るようなものである。そう言ってよいなら、その獣がいくら友好的で平静であっても、体をぴくつかせるとかうなり声を出すだけで、人は影響を受ける」と述べた。(18) その有名な発言は、自由党のトゥルドーとリチャード・ニクソン大統領の間の刺々《とげとげ》しい関係を説明するのに役立ち、また、カナダの経済、外交、貿易、環境政策から、カナダのアメリカンフットボール連盟の変遷まであらゆることに適用されてきたが、カナダにおける医療保険の経験や供給の話になると、曖昧さが残る。ほぼ四千四百万人のアメリカ人（人口のほぼ一五パーセント）が医療保険を持たず、私的保険と保険サービスの不平等な利用といった特徴を持つ「ダーウィン的なアメリカ合衆国の医療保険制度」に隣接しているので、カナダ人は、一九六六年に設立された自分たち独自の公的医療保険制度を高く評価することになった。[19]医療保険制度の非公式名称メディケアへのカナダ人の愛着は、カナダ人の八六パーセントが自分たちの医療保険制度をアメリカの隣人の制度よりも好んでいることを示す最近の世論調査に反映されているだけでなく、メディケアの生みの親として知られているトミー・ダグラス（一九〇四―一九八六）が二〇〇四年のテレビ番組で、「もっとも偉大なカナダ人」として選ばれたことにも示されている。[20]メディケアは、過去五十年にわたりカナダの国民のアイデンティティを形作る際のもっとも決定的な要因の一つであった。特に自国を南の隣国から区別する際にはそうであった。

他方で、カナダの医療実践は（医療の供給とは対照的に）、アメリカの医学の伝統に長いあいだ影響を受けてきた。費用を持つのが誰かは別として、カナダとアメリカ合衆国の医学教育、臨床実践、医療行政、医学知識は、同じ方向で発展してきた。たとえば、カナダとアメリカの医学校の双方が、アブラハム・フレクスナー（一八六六―一九五九）の医学教育に関する報告書の対象であったし、いずれの国の医学プログラムも、一九一〇年に出版された彼の勧告に従った。[21] ウィリアム・オスラー（一八四九―一九一九）が、カナダとアメリカ合衆国の双方で成功した医師としてもっとも有名な例ではあるが、数えきれないほどの医師が両国で働いてきた。カナダ人がアメリカ医師会で理事を務めることもあれば、その逆もあった。アメリカの医学がカナダの医師に及ぼした象効果のもっとも印象的な例は、カナダ医師会が、メディケアの人気にもかかわらず、カナダの医療保険制度に民営化の要素を加えることにずっと興味を持っていることである。[22]

一般的に言って、カナダにおける多動症の理解と治療は、アメリカ合衆国における発展の反映であったし、またその発展に影響も与えてきた。もっとも、この障碍が国境の北で定着するのには長い時を要した。アメリカ合衆国とのあらゆる点での結びつき、特に医学の知識やアメリカのメディアの影響にさらされている点を前提にすると、この障碍がアメリカ合衆国で出現した後すぐにカナダで認識されなかったことは、いくぶん驚きである。しかしながら、アメリカ合衆国で多動症への警告を生じさせる土台を設置するのに重要な役割を果した政治的、教育的雰囲気は、一九五〇年代後期や一九六〇年代初期のカナダでは、白熱したものではなかった。カナダのメディアは障碍としての多動症についての話を一九七〇年代初期に書き始めたが、ジャーナリストは多動症を児童期、特に年少児の正常な特徴として記述する傾向にあった。[23] 一九六八年の『カナダ家庭医』誌の一論文も、青年期の攻撃的で衝動的で自然に生じる非行行動を論じてはいたが、多動症のような明確な障碍としてあつかってはいない。アンフェタミンについての言及もあるが、うつ病における使用に関してだけであり、しかも著者はその使用に不賛成であった。[24] しかし、その一年後の、薬物と児童精神医学に関する一論文は、多動症の治療におけるアンフェタミンの使用を論じ、このような薬物は「急激で驚くべき変化をもたらすことができ、子どもはよりおとなしくなり、より活動的でなくなり、より従順に教育を受けるように」なると述べた。[25] まもなく、多動症は他のカナダの医学雑誌やカナダのメディアでも、アメリカ合衆国で刊行される雑誌でと同じように、日常的に論じられるようになった。

しかし、カナダの多動症への関心の増加は、カナダの研究者がこの障碍への接近法に関して単純にアメリカの同僚の猿真似をしたことを意味しなかった。その反対に、カナダの研究者の多くは、多動症がカナダとアメリカ合衆国の双方での理解のされ方を形作ることに大きな影響力の及ぼし手となった。特に重要なのは、モントリオールの研究チームであった。彼らは一九六〇年代の半ばに研究を開始し、多様な視点から多動症を研究しはじめ、特に臨床症状、医学的治療、地理的そして時代的な観点においてこの障碍を拡大することに貢献した。[26] 彼らの最初の研究は中枢神経刺激剤の効力を臨床家たちに納得させるのに役立ったが、モントリオールでのこの障碍に関するその後の仕事により、多動症が生涯続く障碍であり、世界中の子どもが罹る病態であり、多動とともに不注意を中核特徴とする機能不全であると医学界が考えるようになった。このようにして、モントリオールのチームは、多動症が、大人にまで存続しうる障碍であり、過活動の男の子だけでなく、見逃されていると思われる不注意の症状をもつ女の子をも苦しめる障碍であるとする考えを、形作るのに大きな役割を果した。モントリオールのチームはこのような理論の発展の中心的存在であり、また多動症の大流行に多大な貢献をなしたが、彼らやもっと一般的にカナダの医師の多動症への接近法は総じて、隣人であるアメリカ人の接近法よりも注意深く、もっと全体論的で、もっと微妙な色合いを含む傾向があった。

マックギル大学とモントリオール小児病院で仕事をしていたこのチームのメンバーの中に、ヴァージニア・ダクラス、ガブリエル・ワイス、クラウス・ミンデ、リリー・ハッチトマン、ジョン・ウェリーがいた。彼らの研究はしばしば製薬会社から資金を提供されていた。そして彼らは最初に彼らの生物学的な接近法に対する抵抗に遭った。ワイスが最近のインタビューで説明しているように、小児病院の精神科は「強い精神分析的志向を持ち」、第一の治療法として遊戯療法を採用していた。ワイスと彼女の特別研究生であるニュージーランド人のジョン・S・ウェリー

は、遊戯療法の治療場面の観察を割り当てられた。しかし、

多動症の男の子は、セラピストがその子どもの遊びを「解釈する」ことが可能なほど静かに遊ぶのが得意ではなかった。彼らは五階のプレイルームから飛び出して、エレベーターに乗って、十二階へのボタンを押すのだった。セラピストは追いかけるが、彼が十二階に着いた時には、子どもはまた五階にもどってきている。プレイセラピーは役に立たないし、他に利用できる治療法もないために、百人に近い多動症の男の子たちが取り残され、誰も彼らを救うすべを知らなかった(27)。

精神科はためらっていたが、ワイスとウェリーは、そのような子どもに種々の向精神薬の効果を調べる一連の試験を始めた。それらの研究によって、抗精神病薬のクロールプロマジンは無効だが、アンフェタミンであるデキセドリンは被験者の多動症を減少させて、集中力を増すのを助けた(28)。このような知見は、アメリカの研究、特にアイゼンバーグとコナーズによってなされた研究結果と一致するものであり、精神科医、それに多動症の子どもにおける中枢神経刺激剤の使用を促進するのに熱心な製薬会社に、補強となる証拠を提供した。

ウェリーはニュージーランドにもどり、そこで多動症の中枢神経刺激剤療法を推進する中心人物でありつづけた。ワイスと彼女の同僚は、子ども、主に男の子を児童期、青年期、成人期を通して観察しつづけた。この研究は、その分野での長期の追跡研究の最初期のものの一つであった。[29]一九六〇年代に多動症の研究者が直面した主要な問題の一つは、この障碍の症状が子どもが青年期へと成長するにつれて減少するかどうかであった。さまざまな意見があったが、ほとんどの精神科医は、多動症の子どもの行動は改善するだろうと信じていた。それはこの障碍に発達的要素があることを示している。モントリオールのグループはこの仮説を、彼らの多動症群が学業や仕事、認知や感情、そして社会的にどうやっていくのかを、比較対照群と長年にわたって比較することによって、検証しようとした。そのために、自己評価チェックリストから脳波検査に至るまでのあらゆるものを使用した。[30]この縦断研究の結果を熟考して、ワイスは比較対照群と多動症群の双方が問題を共有するにしても、多動症群は人生の苦難に対処する際により多く問題を抱え、こうした困難はしばしば大人にまで存続して、しかもより深刻な精神医学的な問題を発現させることに気づいた。[31]こうした知見は、医学界が、多動症は単に発達期の障碍でなく、大人になっても存在することを納得するのに役立った。そして、多動症と診断される大人の数の増加をもたらした。それはまた、教育者や医師たちが、多動症を将来の学業上の失敗や精神疾患の予測因子たりうると考える圧力となった。

このような知見は製薬会社にとってとてつもない恩恵と思えた。製薬会社は中枢神経刺激剤を子どものみならず大人にも処方するよう勧めることを始められたからである。しかし、ワイスによれば、状況はそれよりももっと複雑であった。彼女のチームは初め中枢神経刺激剤に関して肯定的な知見を得たが、ワイス自身はこのような薬物は長期的に「(多動症の対象者の)転帰に必ずしも影響を与えず、転帰は多くの要因で決定される」ことを認めた[32]。実際ワイスは、多動症の人への将来の治療が、精神力動的な要素を含み、総合的な接近法であることを望んだ[33]。適切な教育や職業の環境を整えることも、多動症の子どもや大人にとって重要であった。ワイスは、教師がしばしば多動症群を比較対照群に比して悪く評定するが、彼らの最終的な雇い主はしばしば差異を見出さないことを認めた。このことは、適切な職に就くことを含む社会環境が、どのような型の行動が問題とみなされるかの重要な決定因子であることを示している[34]。

ワイスの多動症に対する複雑な態度はまた、モントリオールチームの他のメンバー、特にワイスの初期の薬物試験のいくつかに参加したマックギルの精神科医であるクラウス・ミンデにも反映されていた。ミンデは、長年アフリカや精神障碍の文化的側面に興味を持っており、このことに促されて、彼は多動症がウガンダで問題となっているかどうかを調査した。ワイスの縦断的研究が、多動症への新しい接近法であり、この障碍が世界的にどれぐらいの潜在的広がりを持つのかについてのなかなか決着のつかない問いに対する鍵となったのと同じように、ミンデの研究は、一九七〇年代に現れたこの障碍についての最初の異文化間研究の一つであり、アフリカを含む最初の研究であった。ミンデと彼の共著者のナンシー・コーエンは、ウガンダでこの障碍が見つかることを疑問視していたが、自分たちが間違っているとわかった[35]。ウガンダの子どもたちもまた、多動症の症状を示すのであった。しかし、カナダとウガンダでは、この障碍の現れ方に重要な差異があった。カナダの多動症の子どもたちは衝動的であったが、ウガンダの多動症の子どもは、より攻撃的で短気になる傾向があった。著者たちはまた、親や教師がそうした行動をどのように憂慮するかにも文化的な差異が作用することを認めた。たとえば、ウガンダの親はしばしば、このような行動を医学的障碍というより迷惑行為と捉えた。そして著しい症状を示す子どもをしばしば登校させないだけであった[36]。このような知見は多動症の普遍性の証拠として用いられたが、また、児童期の行動の表出や解釈が、いかに文化的差異によるかを強調するためにも用いられた。

同じように、一九七五年の論評でミンデは、彼自身は多動症が遺伝に基づくと信じているが、社会環境がさらに大きな役割を果すと論じた。

自分たちの周りの世界との間で困難を感じる子どもたちの多くは、初めから多動症ではなく、自分たちの発達に必要な要素を提供してくれない環境に対して反応しているのである。こうした発達上で必要とされるものの理解は、われわれが、学校、家族、それに子ども自身を含む子どもの生活空間の全体を評価する時に得られる。……環境からほとんど個別に注意が向けられず、テレビを見ることで娯楽の多くを得ている子どもは、しばしば退屈し、落ちつきがなくなり、衝動的で攻撃的になる。これらの子どもの大部分はしばしば薬物よりも信頼できる人たちを必要としている。[37]

ミンデは、薬物療法に心を奪われている多くの医師が、多動症の社会的および環境的側面を見逃し、その結果、リタリンのような薬物の処方のしすぎや過量処方が生じていると警告した。この論評や他の論文で、ミンデはまた、この障碍、特に年少の子どもの障碍の診断が困難であると論じ、そして多動症の心理社会的側面の重要性を強調した。[38] このような多動症に対する多面的な接近法は、この障碍を研究した者の中では特に珍しいものであった。この障碍とその薬物治療の議論の多い性質を前にして、医学の評論家は、その複雑性を認めるよりもむしろ、生物学的な接近法を守るために苦心しながら、多動症を論争的でないだけでなくもっと確固たる用語で論ずる傾向にあった。ミンデが初期の薬物治療の試みの仕事と、多動症が西洋にのみ存在する精神医学的障碍ではないという考えを発展させたことでよく知られているのは正当であるにしても、彼の多動症の子どもの社会的環境への関心は、多動症へのカナダの接近法にしばしばみられる繊細さも浮き彫りにしている。

同じような繊細な色合いは、モントリオールのチームが多動症の理解のされ方に影響を与えたその最後の、そしてもっとも意義深い研究法に明らかである。心理学者のヴァージニア・ダグラスは、一九六〇年代にミンデやワイスとともに、多動症の症状に対して種々の薬物の効果を試験した。彼女は多動症の精神薬理学の研究を続けていたが、一九七〇年代初期までにこの障碍の中核症状に疑問を持ち始めた。ラウファーとデンフォッフによってこの障碍が多動衝動性障碍と命名された後でさえ、多動症は、まさに多動であることによって特徴づけられていた。しかし、このようなエネルギーに満ちた手に負えない行動に駆りたてるのは何か。そして、男の子が女の子よりもはるかに多く診断されやすいのはなぜか。モントリオールのチーム、とりわけダグラスは、多くの子どもにとって、注意の障碍が、彼らの多動で衝動的で攻撃的な行動の背後にある真相ではないかと考えた。[39] 言い換えると、学業や家庭での雑用や読書のような仕事に集中できないことが、このような子どもを特徴づける衝動的で多動的な行動の基盤なのであった。一連の試験をおこなった後、ダグラスは多くの子どもたちの多動症の要となる特徴が不注意であるだけでなく、中枢神経刺激剤がこのような子どもの集中して注意を払う能力を改善する助けとなりうると確信した[40]。

この焦点の移動のもっとも明白な結果は、多動症がＤＳＭ－Ⅲ（一九八〇）で注意欠如障碍（ＡＤＤ）と記述されたことであった。初めて、多動ではなく注意が鍵となる症状となり、そして公式の用語に反映された。ＤＳＭ－Ⅲの最重要テーマの一つが精神障碍の診断をより信頼のできる、客観的なものにすることであったので、この新たに見つかった注意への注目はこの障碍に対する臨床家の見方を変え、不注意の問題をもっと真剣に考えるよう彼らを促した。研究者も同じように用語の変化に基づいて多動症について異なる問いを立て始めた。教師や親に関連のある事柄もあった。ＤＳＭ－Ⅲでは、ＡＤＤは多動症と併存することもある（ＡＤＤ－Ｈ）し、そうでないこともあった。これは、多動症児が必ずしも問題児、非行児、あるいはクラスの道化者でなくともよいことを意味した。その子どもは、学業に苦労するが、病的でないことはもちろん、問題と認められるほど破壊的ではない、白昼夢を見ている生徒でもありえた。ＡＤＤは、なぜこれらの子どもがしばしば知能テストで高得点を示すのに、自分たちの潜在能力を発揮しないのかについての有力な説明となった。多動症がＤＳＭ－Ⅲ－Ｒ（一九八七）の用語に、注意欠如・多動性障碍

（ADHD）として再び導入されたが、それにもかかわらず不注意への強調は、この障碍が子どもで、そして大人でも、長年気づかれないままである可能性を示唆するものだった。

不注意に焦点を当てることはまた、多動症の疫学にとっても重大な意味を持っていた。特に、研究者を何年も悩ませた難問、すなわち、多動症が遺伝的な障碍だとすると、なぜ女の子よりも男の子により多くみられるのかという疑問への解答を与えた。[41]その答えは、女の子は多動症よりも不注意の型であることが多いというものであった。控え目で落ちついているこのような女の子は、教師によって問題のある子として認知されることはないだろうが、それにもかかわらず、注意の缺如は、彼女が学校の成績で悩むことを意味した。結果として、このような子どもは、過少診断される傾向にあった。[42]このような考えは、多動症の多くの支持者に、この障碍は過剰診断されていない、実際はもっと多く診断されるべきで、特に多動症ではなく不注意の型の女の子や男の子においてそうであるべきである、と考えるよう促した。また、注意を強調することによって、児童期の多動症の症状がある程度なくなった大人が、ますます診断されるようになった。大人の場合、不注意は、仕事と、家庭の双方で問題となってくる。たとえば、締切を守れず、間に合うように請求書の支払をしそびれ、子どもを学校に迎えに行くのを忘れるなどである。総じて、ダグラスが注意を強調したことによって、多くの医師は、多動症がしばしば見逃されて診断されるとのない、隠れた障碍のままであることを再確認した。

ワイス、ミンデ、ダグラス、そしてモントリオールの彼らの同僚の貢献によって、医学界で多動症が概念化される仕方に変化が起こり、この障碍が北アメリカと世界中の双方で急増することが可能になった。このようにして、カナダにおける多動症の理解がアメリカ合衆国の理解を作ったのであり、その逆ではないと言えるだろう。しかし、マックギルの研究者のこれらの知見が多動症の理解に重要な影響を及ぼし、この障碍がより普遍的で本質的な観点で見られる道を拓いたのであるが、ワイスとミンデが特に発した多動症の社会的、文化的、環境的複雑さについての鋭い警告は、同じようには影響力を持たなかった。ほとんどのアメリカの多動症研究者は、ワイスやミンデのような研究者が支持し、カナダの臨床家のほとんどが共有している多動症についての比較的全体的で慎重な接近法に影響されなかった。アメリカの精神科医は、一九八八年に『カナダ医学協会雑誌』で多動症についての論文を書いたカナダの医師、レイ・ホーランドの多面的な方法にほとんど賛成しようとしなかった。ホーランドは、リタリンを彼の患者の一人に処方したが、他の患者には除去食を奨め、そして他の四人にはもっと構造化された社会的環境がもっとも効果的であることを見出した。彼は、ＡＤＨＤへの用語の変化が、この病態をますます曖昧なものにし、過剰診断につながり、さらに子どもを動機づけして潜在能力を十分に発揮できるような構造化がなされていない社会自体が非難されなくなると信じていた。[43] 特にカナダ小児科学会がカナダでリタリンの使用をまさに奨めようと一九九〇年に出した声明の後で、同じようないくつかの論文もまた、カナダの医師がいかに多動症への従来の接近法にしばしば抵抗したかを示している。多動症を中枢神経刺激剤による治療を要求する純粋に神経学的な障碍とする見方に対するこのような抵抗は、アメリカの雑誌ではほとんどみられなかった。[44] 象とともに眠っているにもかかわらず、カナダの研究者や臨床家は、多動症へのカナダ独自の対応を作ることが可能であった。それはしばしば、典型的なカナダ人の性質、つまり妥協的、交渉的、総合的性質によって形成されたものであった。

大西洋の向かい側：多動症へのイギリスの抵抗

多動症へのアメリカの硬直した接近法に対する抵抗は、また異なる形をとりえた。多動症をはっきりした医学的障碍として比較的早くに認めたカナダの医師と違って、イギリスの医学界は、アメリカと強い関係を有していたにもかかわらず、一九九〇年代になるまでその概念を受け容れるのをためらった。北アメリカで一九六〇年代に多動症が引き起こした熱狂にもかかわらず、一九七〇年に至るまで『ランセット』誌では多動症について何の言及もなく、アメリカの精神科医のチームからの編集委員への一通の手紙があるだけであった。[45] その手紙への唯一の応答はまた、アメリカの精神科医によって書かれたものであった。[46] 一九七〇年代以前にも『イギリス医学雑誌（BMJ）』には、時に多動行動にふれた論文があったが、それらはたいていてんかんや脳損傷や鉛中毒に関係したものであった。フィリップ・グラハムとマイケル・ラターがワイト島でおこなった、子どもの精神障碍についての影響力のある調査の一つを発表した一九六八年まで、この障碍を特別にあつかった学術雑誌の論文はなかった。[47] 一九八〇年代までの『イギリス精神医学雑誌』（以前は『精神科学雑誌』と呼ばれていた）のほとんどの論文はまた、多動症そのものを障碍と見るよりは、多動症をその背後にある脳炎からフェニルケトン尿症に至る病態の症状として論じる傾向にあった。[48] イギリスのメディアが多動症について報じる話も同じように少なく、出版された話はイギリスで起こっていることよりは北アメリカでの問題を論じる傾向があった。[49] 北アメリカの多動症への興味に匹敵するほどの興味は、一九九〇年代や二〇〇〇年代までイギリスには生じなかった。関連する文献を調査した一つの研究は、一九八五年から一九八九年の間にこの主題で出版された論文はたった三百五十六であったのに対して、二〇〇五年から二〇〇九年の間では六千百五十八に上ると断定している。[50]

イギリスの医師が多動症をはっきりと識別できる児童期の障碍と認識することをためらったのには、多くの理由があった。決定的なのは、イギリスの精神科医が精神疾患の生物医学モデルを受け容れるのに、大西洋の向かいの同僚ほどには熱心でなかったことであった。シュラッグとディヴォキーの『多動症児の神話』のイギリス版の序文で、犯罪学者のスティーブン・ボックス（一九三七—一九八七）は、児童精神医学が一九七〇年代のイギリスの「成長産業」と考えられうる一方で、「イギリスの児童精神医学の専門家の間には強い反薬物療法感情がある」と論じた。[51] 一人の上級児童精神科医は一九八一年に『タイムズ』で、「私は子どもに対して化学戦をおこなわない」[52] と意見を述べた。

精神薬理学に対するこのような反感の理由の一つは、先駆的な児童精神科医のマイケル・ラターに典型的にみられるように、精神疾患は器質的な脳機能不全の結果にすぎないという考えを受け容れることに対するイギリス国内でのためらいであった。一九七〇年代中期までに社会精神医学の教義を大部分廃棄したアメリカの精神科医と違って、イギリスの精神科医は、児童期の精神疾患の一因となる「心理社会的なストレスを改善する」ことに熱心であった。[53] たとえば、ラターはワイト島の児童期の精神疾患の出現率をロンドン中心部でみられる出現率と比較し、ロンドンの出現率が二倍高いことを見出した。ラターはこれを、混沌とした現代の大都市に住む子どもが、親もそうであるように余分なストレスに直面しているからであると説明した[54]。他のイギリスの研究は、多動症が被虐待児に共通の特質であることを見出した[55]。さらに他のイギリスの精神科医は、同じく「社会的および家族的要因が、年少の子どもの行動に関連するもっとも重要な影響であろう」と主張し、神経学的機能不全が果す役割を疑問視した[56]。あるいは、『ランセット』誌の一九七三年の論説は、「アメリカはイギリスより進んでいるのか、それとも遅れているのか。あるいは、アメリカの子どもの脳は、薬物療法を必要とするほど人目を引く奇妙なアメリカ風の機能不全に陥っているのか」と問いを発した[57]。その論説の口調は、アメリカ人はイギリスの同僚よりも十分に遅れており、あるいは多くのイギリスの精神科医が不快に感じるであろう生物学的精神医学に突進しているのであろうと示唆していた。

多動症の診断が少ない他の理由は、イギリスでやっかいな子どもを記述するために用いられる用語に関係していた。イギリスの学童は教育者によってしばしば、「不適応」あるいは「並の学業不振（medium educational subnormal）」と記述されるが、イギリスの精神科医は彼らを、「行為障碍」、「学校恐怖症」、「情緒障碍」、あるいは「自閉症」とすら診断しただろう。このような用語は、このような子どもが示すであろう行動に関してかなり異質のものであったかもしれないが、イギリスの精神医学における精神分析学と社会精神医学の双方の影響を反映していた。行為障碍と診断されたイギリスの子どもは、もしアメリカで暮らしていたなら、多動症と診断されたかもしれないが、これらの子どもの問題は、イギリスでは依然として、生物学的な用語ではなく心理社会的な観点で見られていた。薬物は、またアメリカと違って、治療に使われることは稀であった[58]。イギリスの精神科医が実際に子どもを、はっきりと識別できる障碍としての多動症と診断する時、その症状は北アメリカでなされた多動症の診断で記述される際のものよりもずっと重いだけでなく、外傷や病気による器質的な脳損傷と関連させられた[59]。イギリスでは多動症は普通は、やっかいな学童と関連する障碍とは考えられていなかった。

多動症が明確な障碍として認められた時には、食品添加物や重金属曝露や、栄養不良のような環境因が、器質的な脳損傷と並んで、特定されることが普通であった。たとえば、一九七〇年代に多動症を正統な障碍と主張したイギリスの協会のうちの三つは、多動症を引き起こす環境因子の役割を強調した[60]。これらのグループの一つで、一九七〇年代後期にサリー・バンディによって創立された多動症児支援グループは、食品添加物除去の食事を採用したメンバーの成功譚を集めて、『プディングの吟味』というタイトルの本まで出版した[61]。このような考えは、イギリスでその障碍について書かれた多くの初期の論文や、メディアでの報道、そして、一九七〇年代や一九八〇年代にファインゴールド式食事療法について批評した論説の主旨にも反映されていた[62]。

第五章で示したように、食品添加物と多動症のつながりへのイギリスの関心は、大衆と医学の領域の双方から発したものであり、長く持続し、食品の中の化学物質やもっと一般的に食品供給の安全性についての、古くからありそして今も続いているイギリスの憂慮を反映している。添加物除去食の試験が最近もイギリスでなされているが、それは食品標準規格局（FSA）が支援したサウザンプトンの試験であり、この問題に対する一般の人々の関心に促されたものであった。サウザンプトングループの関連性を示す結果は、メディアの注目を非常に集め、また、FSAの主任研究であるアンドリュー・ウェッジによると、FSAにかってないほどの感想が寄せられた[63]。このような食品添加物と多動症のつながりへの大きな関心は、二〇〇〇年代までには多動症がイギリスで主要な関心事になったことを示しているが、また、この障碍の従来にとらわれない説明や治療法が広まったことをも示している。

しかしながら、環境因への関心や、ラターやグラハムのような精神科医の研究にもかかわらず、一九八〇年代のイギリスでは、多動症の流行の兆しはほとんどなかった。この障碍が、「児童期の多動症候群」と名付けられ、一九七八年にWHOの国際疾病分類（ICD－9）に含まれた後でさえもそうであった[64]。一九八四年のある論文は、この障碍は北アメリカの児童精神科医が診察した患者のうちの三〇―四〇パーセントを占めていたが、一九六八年から一九八〇年の間にロンドンのモーズレーおよびベスレム王室病院では、七十三人の多動症児がそのように診察されたにすぎないと述べた[65]。しかし、多動症への関心が大西洋を横断しはじめる兆候があった。一九八六年の『ランセット』誌の論説は、「イギリスの小児科医、家庭医および、児童精神科医は、アメリカ合衆国の同僚に比べ多動症の症候群を診断し治療する準備をほとんどしていない」ことに同意したのみならず、「重くて広汎な多動症は、危険因子であり、社会的成長を損なう可能性があり」、「イギリスの医学界や教育界は考え方の修正を最優先させる必要があるだろう」と警告した[66]。イギリスにおける多動症の診断を推進するのに大きな役割を果したロンドンの精神科医エリック・テイラーは、その障碍がアメリカでは過剰診断されていると考えているにもかかわらず、別の論文で『ランセット』誌の論説と同じくイギリスの教育者や医師はもっと多動症を認識すべきだと提案した[67]。テイラーやその他の研究者が提案するところによると、イギリスの精神科医が多動症を認識するためにすべきことの一つは、イギリスでありふれた診断である行為障碍と多動症を鑑別することであった[68]。テイラーのような精神科医は、多動症はイギリスでもっと真剣に取りあつかわれなければならないと主張したが、しかしたぶん、アメリカでそうであるほどには熱狂的でなく、取りあつかわれるべきなのであった。

一九九〇年代が経過する頃に、北アメリカの多動症への接近法は次第にイギリスで気に入られるようになった。イギリスとアメリカの多動症の診断の比率の相異は、何人かの人たちが考えていたような文化の差異の問題ではなく、使用している診断基準による、と信じるイギリスの精神科医が増えていった[69]。混乱の多くは、この障碍についてのDSMとICDの基準の相異にあった。北アメリカの医師が使っていたDSMの基準は、イギリスではしばしば使われているICDの基準ほど厳格でなかった。イギリス国立健康推進臨床評価機構（NICE）によれば、ICDを用いると、多動症と診断される子どもは一―二パーセントにすぎないが、DSM‐Ⅳを用いると、その割合は三―九パーセントになると推定された[70]。北アメリカの基準の方が好ましいと信じて、上級精神科医のピーター・ヒルとともにエリック・テイラーは、DSM‐Ⅳの基準に基づいて、多動症を診断するための手順書を、二〇〇一年に出版した[71]。DSM‐Ⅳの基準を用い、一般人口を標本とすると、児童期の人口の八パーセントがこの障碍の症状を示すと見積られた。この数字は、北アメリカでの有病率の推定値とほとんど同じものとなった[72]。

診断基準の変化を前提にすれば、イギリスで多動症と診断される比率が二〇〇〇年代にかなり増加したことは、驚くにあたらない[73]。イギリスにおいて一般の人々がこの障碍に気づくことも多くなった。それは一部には多動症の支援団体が出現したことによるが、また、そうした団体が会員を集めたり支援したりするために効果的に用いたインターネットのためでもあった。イギリスの研究者は、多動症が環境や社会の要因よりも遺伝に基づく、という考えを抱くようになり、自分たちの理論を証明するために双子研究に着手した。[74]最後に、イギリスの精神科医は、一九九〇年代および二〇〇〇年代を通して、以前よりかなり高い割合で中枢神経刺激剤を処方しはじめた。これは、多動症に対する北アメリカの接近法が最終的にイギリスに浸透したことを示している。[75]

しかし、イギリスでの多動症の比率が増加し、中枢神経刺激剤による治療がより一般的になったとしても、この障碍のイギリスでの認知の仕方と、アメリカの仕方の間には重要な差異が依然としてあった。NICEのような公的機関は、多動症の医学的病態としての妥当性を認めていたが、それに反対する立場も正当であると認識しており、何が異常な行動と定義されるかはその時代の社会の見方によって変化することも認めていた。[76]NICEはまた、多動症の原因やそれを治療する最善の方法については確信は持っていない。たとえば、最新のガイドラインでは、「ADHDの診断は医学的あるいは神経学的な原因を意味するのではない……ADHDの原因論は多くの遺伝的要因と環境的要因の相互作用を含む」と強調されている。[77]遺伝と並んでこの障碍の一因になるとして列挙されたのが、環境的諸要因であり、それは、鉛やたばこやアルコールへの曝露、食事や心理社会的な因子などであった。このような広範囲の原因となる要因を認めたことは、慣例的でない接近法を評価する以上の意味を有する。すなわち、この認識は、多動症は複雑であり、しばしば多くの要因によって引き起こされ、そしてそういうものとして治療されなければならないという理解をも強調するのである。したがって、ガイドラインに列挙されている治療の選択肢として、確かに薬物治療が論じられているが、教育的、行動的、心理的、養育的そして食事療法的介入も言及されている。実際、ガイドラインで提示されている最初の症例は、多動症と診断された患者が彼の困難を薬なしで克服しており、この例では、身体運動、創造的活動、やりがいのある職業、およびカウンセリングの方が望ましいことが明らかとなった[78]。NICEは多動症の治療のために就学前の子どもに薬物を処方することに反対しており、中程度および重度の症状があり他の介入に反応しない年長の子どもにのみ薬物療法をすすめた[79]。

多動症の遺伝的、神経学的側面を強調し、他の介入を犠牲にして、年少の子どもに対してさえも中枢神経刺激剤の治療の利益を強調するアメリカの接近法と比較すると、イギリスの多動症の考えは、より柔軟で、開かれており、確かに確信に満ちたものでないことは明らかである[80]。アメリカ式の多動症の生物医学的理論を支持する多くの医師はいるが、それに懐疑的であり、この障碍のもっとバランスのとれた多面的な見方を選ぶ医師も同程度いる。多動症を医学的診断として受け容れても、イギリスの精神科医は、代替の説明や治療を考慮したいと思っている。医学の世界規模化の影響で、確かにイギリスでも多動症が、正統で広汎にみられる精神医学的障碍として徐々に認められるようになったが、この障碍についてのイギリスの理解や経験はまた、イギリス特有の精神医学や子どもの精神疾患への接近法によって形作られていることは明らかである。イギリスの精神科医および一般の人々にとっては、児童期の行動上の問題は、遺伝的で神経学的な側面を持つかもしれないが、これらの側面はいつも、子どもの生活に常在する社会的、家庭的、教育的、環境的要因と相互作用している。そして、遺伝的、神経学的側面はこれらの諸要因と比較するとしばしば見劣りするのである。

カナダやイギリスのような国が独自の方法で多動症に接近する手段を講じているという事実があるにもかかわらず、多動症が神経学的な機能不全であり薬物での治療が最善であるという考えは、急速に全地球に広がっている。最近の二十年間でメチルフェニデート（リタリン）の製造は十六倍に増加し、この薬物は百カ国で多動症の治療に使われている。二〇〇四年から二〇〇八年の間だけでも、リタリンやそれと関連する薬物の世界中の消費は年間で二八・二トン（三一USトン）から五二トン（五七USトン）に増加した。アメリカがその七五パーセントを消費しているが、全体に占める割合は減少してきている。しかも、現在一人当たりでもっとも多くのリタリン錠を服用しているのは、アメリカ人ではなく、アイスランド人である。夏の真夜中に出ている太陽が高緯度地方での多動症の有病率と何らかの関係があることが示唆されているが、しかし、ADHDという名のアイスランドのジャズバンドがある事実がまた、この障碍が文化的関連性を有していることを示唆している[81]。

しかし、一般的に言って、多動症や多動症児の文化的側面への気づきは、この障碍の医学認知あるいはリタリンや他の薬物の認知ほどは急速には広まっていない。リック・リオーダンの人気のある児童文学シリーズ『キャンプ・ハーフブラッド』の十二歳のヒーロー、パーシー・ジャクソンは、数少ない国際的な例である。彼はADHDの診断と読字障碍のために、数えきれない学校から追い出される。多動症と診断される子どもが多数に及ぶので、アメリカの児童文学のヒーローにとって多動であることは完璧な意味を持つ。このような子どもは、何十年にもわたってアメリカ文化の傑出した部分である。多動症の子どもの行動特性をもっと肯定的な視点から考えるなら、このような精力的で、創造的で、自己主張の強い子どもが、ヒーローになるのは驚くに値しない。しかし、中国やナイジェリアやブラジルのパーシー・ジャクソンはどこにいるのか。多動症が北アメリカで保っている文化的普遍性を、世界の他の地域で得るには時間がかかるのかもしれない。しかし、パーシー・ジャクソンが存在しないことは、多動症の地球規模での出現が人為的であることを示している可能性もあり、児童期の行動や中枢神経刺激剤療法についてのアメリカ式の概念が、非常に異なる背景を持つ子どもに無理やり適用されてきた可能性もある。

健康への関心より営利的な関心で動かされている製薬会社には、アメリカ式の概念を、自分たちの製品とともに、強く売り込んだ責任が大いにある、と考えられなくてはならない[82]。ノバルティスやヤンセン製薬のような会社は、ADHDについての世界会議だけでなく、他の国際会議や医学研究を助成することによって、多動症の概念とそれを治療する薬物を世界中に売り込んだ。その結果、多動症についての科学的な文献の大半はアメリカ発であり続けている一方で、国際的な研究者がその遅れを取りもどしつつある。製薬会社は、資金を得る機会を提供することによって、国際的な多動症への関心を促進しているが、同じように重要なのは、精神疾患の生物医学モデルの拡散である。現在流通している神経学的で遺伝的なパラダイムは、子どもの行動上の問題を、手際よく整然と説明しつくし、精神疾患を概念化する時に、世界中の研究者が同じ言語を話すことを可能にしている。文化の点から言えば国際的な研究者はアメリカの同僚とそれほど大きな違いがない。そして、彼らが研究している子どもはアメリカの子どもとは非常に異なる状況で育つかもしれないが、彼らの脳は同一であると仮定されている。多動症の子どもの脳の機能（あるいは、おそらくは機能不全）の詳細や中枢神経刺激剤のメカニズムは、じれったいほどにとらえどころがないので、製薬会社に資金を受けると、これらの問題や他の難問を探究するために長期間の研究プログラムを構築することは可能だが、その間多動症は生物学的な実体として再確認され続けるのである。生まれた国や母語はそうした試みの障壁にはならないだろうが、生物医学モデルへの信念があやふやであることは障壁になる。生物医学の言語を話さない者は、最近の自閉症の歴史が証明しているように、非科学的な時代遅れと疎んじられ、笑い者にされるのである。[83]

このような発展の根底にあるのは、世界規模化自体やそれが支持する価値であるのかもしれない。精神科医のサミ・ティミミは、西洋世界における自由市場資本主義の要塞とそれに伴う自己陶酔的な自己愛の賛美を、多動症のような障碍の急増と結びつけ、その結果、子どもの精神保健の「マクドナルド化」が生じていると述べた。ファストフードと同じように、子どもの無作法への生物医学的接近法は、

即時的満足への欲求を食いものにしている。それは消費者の忙しい生活様式に合致し、消費者にその製造への関与をほとんど要求せず、製造するために非常に表面的な訓練や知識や理解しか必要とせず、「簡単な解決法」を与えることで人々を非技能化させる……生物医学的接近法は製品を生涯使用してくれる可能性のある消費者を作り出し、そして、より一般的な公衆衛生のみならず、これらの製品を消費する個人を長期に害する可能性を持っている。[84]

ティミミはさらに、最近の世界的な景気後退期にはっきりと認められている、新自由主義の経済的社会的不安定性と、子どもの精神保健の問題だけでなく、医学が一九六〇年代の社会精神医学者によって非難された病原性を持つかもしれない社会よりもむしろ、欠点のある個人に焦点を合わせていることとを結びつける。収益逓減の妥協のない世界で競争しようともがいているので、中国からチリに至る国々の人々がますます多動症とその化学的な治療を、自分たちの困難に対する説明や可能性のある解決法として考えるようになることは、驚くに値しない。

しかし、生物医学モデルや製薬会社の資金提供や圧倒的な新自由主義の強力な影響にもかかわらず、文化、イデオロギー、教育方法、医学実践の点でアメリカにもっとも近い二つの国であるカナダとイギリスの例は、多動症の急増が、複写されたビッグマックの譬喩《ひゆ》が示唆するであろうよりも、ずっと複雑で微妙であることを示している。ともかく、カナダとイギリスにおける多動症の歴史は、歴史家と医学研究者にとって一般化しすぎないことが大切であることを示している。多動症の推進者によって今盛んに喧伝されている五・二九パーセントの有病率は、この障碍の理解や経験が国々ごとに違っていることを、大々的に言い繕っている。多動症が取り入れられ、あるいは拒否され、変形されてきたそれぞれの例で、どうしてこのような事情になったかを説明する固有の物語がある。ティミミとマイトラが正しく主張しているように、文化的差異、特に児童期についての考え方の差異が、しばしばこうした特有の話の核心にある。(85)

たとえば、中国の精神科医はこの数十年、多動症が児童期の階層で流行していると認識してきた。(86) こうした関心は、おそらく、中国では学業の成功に高い重要性が置かれているためであり、また破壊的な行動に不寛容であるためであろう。(87) しかし、親や一部の医師が、薬物療法に懸念を持っているので、伝統的な中国医学がしばしば好まれる。(88) 薬物療法はインドでも疑いの目で見られている。もっとも、インドでは多動症が熱心に取り上げられることは少ない。(89) インドにおける多動症の薬物療法への抵抗についてのある研究では、八三パーセント以上の対象者が彼らの処方に忠実に従うことを拒んだ。この抵抗の理由には、副作用、無効性、薬物嗜癖の可能性への恐怖、費用、「養育者の無頓着な態度」が含まれていた。(90) 他の研究者は、彼らが調査したインドの親は、子どもの多動症についての生物医学的説明を受け容れたがらず、その代わりに心理学的、教育的、社会的あるいは養育的問題のせいにすることを好むことを見出した。これらの親は、薬物を選択する代わりに、教育や宗教の介入に頼る傾向があった。研究者は、発展途上国で行動上の問題を抱えた子どもの親を援助するには、「地域に受け容れられる病気のモデル」が用いられる必要があると結論づけた。(91) もっともこれは、巨大なインドの市場を開拓するのに熱心な製薬会社には無念であっただろう。インドの多動症研究に反映されている地域的条件に焦点を当てるもう一つの側面は、この障碍の環境的原因（特に鉛の汚染）や栄養的原因（たとえば、ミネラルやビタミンの欠乏）を同定することに、皆が一致して関心を寄せていることである。おそらく、多動症の西洋の概念を発展途上国に輸出することに熱心な人たちが最初に焦点を当てるべきは、これらの環境や栄養の不平等の問題なのである。

他の場所でも地域の状況が、多動症の概念を形作ってきた。ヨーロッパの多くの場所で、多動症の有病率や中枢神経刺激剤の処方が非常に増加している。しかし、この障碍がある特定の国でどのように取りあつかわれているかを調べるなら、興味をそそる相矛盾した話が表面化してくる。北欧の国々の間でも、多動症の薬物の使用量はさまざまである。アイスランドの子どもはフィンランドの子どもよりも薬物を十倍処方されやすい。フィンランドでは、多動症は、病理というよりも、「日々の教育への挑戦」と見られることが多い。(92) スウェーデンでは、多動症の歴史は二つの事態によって形作られてきた。一つは、濫用の報告を受けて、一九六八年に政府が決定したリタリンの禁止であり、もう一つは、高名な児童精神科医のクリストファー・ジルバーグを巻き込んだ、最近のいわゆるジルバーグ事件である。その事件は、ジルバーグが重い多動症児の縦断的研究に関する何万もの文書を廃棄する決定を下したことが引き金になったかもしれない。それらの文書は主には、多動症のような児童期の精神障碍の有病率と原因に関係するものであった。[93]ジルバーグはスウェーデンの子どもたちの一〇パーセントが神経精神障碍に罹っていると考えていたが、学識経験者のレイフ・エリンダーとエヴァ・カルヴフェがこれに異議を唱えた。彼らは二〇〇〇年にジルバーグの主張に真っ向から反対する本を出版した。ジルバーグは憤慨して、エリンダーとカルヴフェの議論は精神薬理学に反対しているサイエントロジー運動集団*から提供された文書に基づいていると非難した。エリンダーとカルヴフェはそれに対抗して、ジルバーグが縦断的研究のデータを不正に操作してだましていると非難し、彼らにそのデータを見せるように要求した。しかしその要求が拒否されたため、裁判沙汰となった。法廷はエリンダーとカルヴフェにジルバーグのデータを見る権利を与えた。ジルバーグがそれは守秘義務の合意への違反であると主張したが無駄であった。しかしながら、彼らが資料を見ることができる前に、ジルバーグは二〇〇四年にデータを破棄してしまった。その結果彼と共同研究者に罰金と条件つきの判決が言い渡された。

＊（訳注）サイエントロジーは「個人の精神性と能力と理論性を高めることによってより良い文明を実現しよう」と主張する新興宗教団体であり、L・ロン・ハバードが一九五〇年代にアメリカで創設した。この団体は精神医学に真っ向から反対している。

ジルバーグの事件はスウェーデンの科学界を二分した。ある者は、ジルバーグを製薬企業のまわし者だと非難し、他のものはエリンダーとカルヴフェがサイエントロジーと関係を持っていると論難した。どちらの側も無傷ではいられず、また罪なく振舞うこともできない、と言うのが無難なところである。しかも、しばらくのあいだ事件によって生じた痛烈な批判が、疑いもなくスウェーデンにおける多動症についての議論に影を落とすであろう。このことは、論争的な態度が児童期の行動の理解のされ方にどのように影響を与え続けるかを示している。

すべての国がジルバーグ事件を経験することはないであろう。しかし、個々の国が児童期の行動上の問題の有力な説明として多動症の出現をどう考えるかに、地域の状況が疑いもなく影響する。個々の国の状況を詳細に調べるなら、多動症の世界的流行とその意義についてなされる支配的な発言は、本質において意味がなく、この障碍があらゆる時間と場所で常に存在している本質的で普遍的な神経学的機能不全であるという考えを支持するためにだけ生み出されたものであることを理解するのに、それほど時間はかからない。このような多動症の普遍性といった考えは多くの国で受け容れられるかもしれず、その過程で確かに製薬会社の利益を増加させるかもしれない。しかし、このことは、児童期、教育、精神疾患、および精神薬理学についてまったく異なる信念を持つ国で、このような考えが、多動症が理解され、経験されてきたその仕方と本当に調和することを、意味しない。さまざまな国で、多動症についての別個の歴史を見出すことが、そうした退屈な一般化を覆す一つの方法だろう。

結論

上手に多動症を、か

多動症はもはや子どもだけのものではない。ガブリエル・ワイスや他の研究者の仕事を基にし、そしてまたアメリカ合衆国の障碍者教育法（一九九〇）のような障碍者の法律の出現にともなって、精神科医は一九九〇年代に、この障碍をもつ大人を診断しはじめた。[1] 多動症の子どもが学校で苦闘するであろうように、大人は職場や対人関係や諸事情の処理に困難を抱えるだろう。雑誌『タイム』の一九九四年のある記事に登場するチャック・ピアソンが、なぜ十二年間に十五もの職から解雇されたのか、なぜ請求書の取り立て人が絶えず彼の玄関の扉を叩くのか、そしてなぜ駐車場のチケット代の支払いを忘れて運転免許証を取り上げられたのかを説明するのに、多動症が役立った。多動症と診断される多くの大人と同じように、ピアソンは一日に三十ないし四十杯ものコーヒーを飲んで、自分で治療していたのだが、自分の子どもの一人が多動症の診断を受けた後、自らも診断されたのだった。「私が効果的に治療されていたならば、私が家族に与えることができたはずの生活のことを、深刻にずっと悲しく思っていた」ので、ピアソンはこの障碍の情報を広めるために、成人注意障碍財団を設立した。(2)この記事に登場するもう一人の人物カレン・ブルームガーデンは、四十三歳の体育教師であり実業家でもあったが、多動症であると医師に診断された時、それは彼女にとって啓示であり救済であった。「私は三十八年間自分が悪い人間であると考え続けてきた。今私は、かつて考えていた自分像を記録してある磁気テープを、今の現実の自分像に書き換えている(3)」

他の人にとっては、多動症の診断やその結果処方される中枢神経刺激剤の影響は、それほど甚だしいものではないが、それでも陽性のものである。三人の子どもの母親である四十三歳のヘレンは、やっと「坐って、夫が仕事中に何をしたかに耳を傾けることができる」ようになった。彼女は今では「夫がテレビを見ている時にベッドに腰かけて、本を読めるようになった(4)」。

このような報告や、この障碍の支持者の数多くのインタビューが掲載されているものの、この『タイム』の記事の全体の論調は、用心深いものであった。著者らは、「ADHDの認知が」CHADDのような支援団体や自助本にある程度エネルギーを注入されながら、どのようにして「産業や受難劇、そしてほとんど救世主運動となった」かを書いている。著者らはまた、薬物は有益でありうるが、多動症の子どもも大人も適切な環境によって利益を得ることができることを強調している。たとえば、子どもは坐るよりも立って使える机を用いるとか、大人は多動症の傾向が有利に作用するような仕事を選択するなどである。ブルース・ローズマンは神経科医であったが、帳簿の管理や経営の詳細は他人に任せることができる環境のおかげで、彼自身は創造的に働くことができた。彼は仕事をする上で多動症が役に立っていると感じている。彼ははっきりと「多動症に大いに感謝している」と述べている。[5] しかし、自らの長所に合った仕事を見つけられなかった人はどうなるのか。体制順応的なアメリカ社会は、大学の学位が成功の必要条件であり、「何人かの人々が適応できるようにするために医療化する必要がある」状況を創り出した、とこの記事は主張している。必要とされるのは、「期待されるものがもっと柔軟であり、差異にもっと寛大な社会」なのである。[6]

この記事が出た二十年後も、依然として多動症についての単純な解答はない。多動症は子ども（および大人）の何を表象しているのか、そして彼らが生活する社会の何を表象しているのか。見たところ、数かぎりない絶望的な見解や意見で満ち溢れている。たとえば、FDAが食品添加物と多動症の関連を再考した二〇一一年の同じ月に、『タイム』は多動症と診断された多くの大人が、実際には仮病であるとほのめかす記事を載せた。「多動症を装う」という見出しのもとに、その記事は、大人の患者が症状をおおげさに訴え、ADHDの診断を得て学業上の便宜を与えられていることとか、勉学の助けになると広く知られている多動症の薬物を処方してもらっていることを確認した研究について論評している。[7] その研究者たちによると、「ADHDの症状を装うことはきわめて容易である……。ADHDの症状は一般の出版物やインターネットで広く公にされている」。[8] このような知見は、MSNBC.comでの世論調査のデータと一致している。そこでは調査対象となった初期治療医の三八パーセントが、彼らの患者は診断を得るために症状を誇張していると疑っていることが、明らかになっている。[9] 一人の神経科の教授は、その根底には「これらの薬物を得ようとする大きな文化的圧力がある。すべての人々は業績の腕相撲競技に参加しているからである」と論じた。[10] 同じくBBCの調査報告も、破廉恥な親が障碍者としての利益を要求するために子どもがADHDと診断されることを求めている、と論じた。[11]

著名な喜劇役者であり、多動症であるリック・グリーンとパトリック・マッケンナの二人を取り上げた「ADDとそれを愛すること」という題名のカナダのドキュメンタリー番組およびそれと同時に公開されたウェブサイトでは、多動症の違った評価が提案されている。彼らにとって、多動症は「犬が宿題を食べてしまった、僕が悪いんじゃない」式の言い訳の生物医学版ではなく、また給付金や学業上の便宜や薬物を手に入れるための手段でもなく、年余にわたる欲求不満や失敗や習慣的に車の鍵をなくすことの有力な説明なのであった[12]。マッケンナやグリーンにとって、彼らの成功を援助するためには、診断を得ることは何も悪いことではない。診断によって彼らはもっと肯定的に自らの行動を概念化できるし、個人の特色を長所とみなせる環境を見出そうと試みられるし、「競技場で対等に闘う」ことのできる薬物も手に入れられるからである[13]。彼らのウェブサイト、totallyadd.com は、多動症の専門家の意見を載せている。そして十二本ものビデオ（そのいくつかは製薬会社がスポンサーである）によって、障碍についての「神話」を一掃し、支援を提供し、さらにそこにアクセスした人が自ら「まったくのＡＤＤ」であるかどうかを決定するのを助ける「実質上のテスト」さえも提供している。

子どもや親にとって多動症が何を意味するかについての意見も、同様にさまざまである。一方の極には、リサ・ルーマーの最近の劇『取り乱して』がある。そこでは、過剰な情報媒体の刺激の流行があり、ともかくそのため親が子どもに十分な注意を払わなくなっているとの批判がなされている[14]。もう一方の極では、ジャーナリストのジュディス・ワーナーが、『私たちの論争：医療化時代の子どもと親』という本で、多動症のような障碍のために本当に薬物を必要とする多くの子どもは、薬なしでやっていくと、その結果苦しむことになると論じた[15]。まったく違った観点からすると、文字通信方法やソーシャルネットワーキングや携帯機器からなる「高度に結びついた」世界で要求される多重処理作業は、eメールをしつつ、テレビを見、そして同時に電話で友達と話すことに慣れている多動症の子どもに、お誂え向きになっていることもありうるのだ[16]。

多くの多動症についての歴史書、あるいは少なくとも本書は、これらの多種多様の見解のすべてを調和的に統合できない。しかし、これらの本は、医師や政策決定者や教育者が、そしてもっと重要なのは、患者やその家族が、十分な情報のもとに多動症児者の行動を概念化し、説明し、望むらくは変える方法についての、よりよい選択ができるための、洞察や状況を与えることができる。多動症をそれが出現した歴史的時期から分離することが不可能である、と私は論じた。一九五〇年代後半以前には、医師も一般の社会も、多動で衝動的で注意散漫な子どもに、特別な関心を持つことはなかった。多動症の子どもは時々問題とされたが、そのような事態が生じる場合、彼らの行動は今日の多動症の子どもが示すより、はるかに激しく、しばしば入院を必要とするほどの混乱を引き起こすものであった。それ以上に、彼らは外傷や脳炎のような感染症あるいはアレルギーによる器質的な脳損傷に罹患していた。そこで、なぜ医師はそれほどの激しい症状ではない子どもを、多動症と診断するようになったのかという、決定的な疑問が出現する。

浮かび上がってきた答えは、このような子どもを記述するために使用されるラベルの変化だけではなく、冷戦時代の緊張から生じる幅広い政治的圧力、人口統計学的な難題、教育システムについての疑問、そして核時代の世界でのソビエト社会と競うためのアメリカの子どもの能力への懸念であった。同様に、子どもの家庭的、社会的、そして物理的環境が及ぼす子どもの精神保健への影響を、ほとんどあるいはまったく考慮することなく、この障碍がこのような単純な生物学的用語で理解されるようになった理由は、単なる医学の領域を越えたものである。精神科医の野望と企業の貪欲さおよび生物医学的イデオロギーもまた、多くのやり方で概念化されうる障碍を、中枢神経刺激剤でもっともよく治療される神経学的病態に変質させるのに、重要な役割を演じた。鉛中毒、食品添加物、テレビの見すぎあるいは運動不足といったような別の説明を与えようとする試みは、今も地球上に拡散しつづけている哲学的にも経済的にも強力な生物薬物学的パラダイムを前にして、正統性を得るために悪戦苦闘している。それにもかかわらず、多動症の概念が他国に移行していけばいくほど、地方の状況や伝統や哲学が、この障碍が理解され、経験され、認知されるそのやり方を変化させる上で、今度は重要な役割を果すであろう。製薬会社が世界中に多動症の概念を売り込もうと最善の努力をしても、子どもの行動が医学的障碍であるかどうかの決定は、最終的には非常に異なった文化や社会の期待や判断を含む幅広い脈絡の中でなされるのであろう。

さて、これらすべてのことは、多動症の子どもやその親にとってどのような意味を持つだろうか。なにはともあれ、医学概念としての多動症は、大いに特定の時代と場所と状況の産物なのである。この障碍は、永遠に一貫して変わることのない本質的で普遍的な医学的真実ではない。多動症は、子どもへの期待や態度が変化するように、時間経過や空間の変化に応じて、かなり変動する概念であったし、またそうあり続けるのであろう。教育者や医師といった権威によって、多動症のおそれがあると言われている子どもや親にとって、この障碍の歴史は、彼らがもっと確信をもって、そのような判断を受け容れるか修正するか拒否するための、力強い道具となりうるであろう。

多動症の歴史の他の側面が、たぶん口述歴史学的手法を用いることによって、もっと詳細に探究されるならば、よりいっそうの洞察が得られるであろう。たとえば、性は多動症の出現を解釈するための理想的なレンズであるだろう。(17) なぜ男の子の方が女の子よりも多く多動症と診断され続けるのだろう。どのようにして、そしてなぜ、男の子の行動への期待が、過去数十年間で変化したのだろう。性と教育についての研究は、女の子より男の子に目を向け始めている。その理由の一つとして、学業上で男の子の方が女の子より劣っているという懸念があるからである。しかし、どのようにして男の子であるという体験が変化し、そしてこのことが男の子の行動を病的なものにするようになったのだろうか。[18]

同様に、子どもの身体的活動の歴史もまた、私たちが多動症をどう理解するかに関連しているようである。最近の研究によると、子どもでも大人でも、多動症はしばしば肥満と関連していることが示されている。[19] 研究者は、この結びつきの背後に代謝と認知システムの間に「基本的な生物学的つながり」を仮定しようとしている。だが、もっと単純に子どもの活動や運動の減少によって、このことは説明可能ではないだろうか。CBC（カナダ放送会社）の報告によると、カナダのニュー・ブランズウィックとサスカチェワン地方の学校では、子どもの集中力をつけるために踏み車や他の運動器具を教室で用いているとのことである。[20] CBCの報告に対する論議の大部分は、賛成を表すものであり、大人の仕事場にもこのような器具を備えるべきだと熱心に唱えている。それでも、一人のインターネット閲覧者は皮肉っぽく次のように言っている。「わぉ、人類は混み合った部屋で小さな机に坐って、無気力な教師の話を聞いたり、つまらない課題をこなすために、一日のうち八時間も費やすように設計されてはいないみたいだ」

しかしながら、他の人々にとって、運動器具の取り付けは、木を見て森を見ないことなのである。ジャーナリストのリチャード・ロウブは、子どもは「自然欠如障碍（nature deficit disorder）」に罹っており、その結果、行動や注意の問題が生じていると論じている。ロウブによると、子どもが広大な野外で遊ばなくなっているのは、親が荒野を恐がり、自然に触れられる場所が知られていなかったり限られていたりするためであり、またそれが屋内で坐ってできる遊びと競合するためである[21]。環境学者マイケル・ディプレッジは、イギリスの環境保護局の科学顧問の主任を務めているが、情緒的健全さと自然に触れることは関連していると述べる。彼の「青い体育館」という概念は、子どもや大人が水中あるいはその周辺での活動に参加することによって、身体的および精神的健康状態を改善できると仮定している[22]。ディプレッジの目標の一つは、このようなつながりが妥当であり、青い体育館のような構想が精神的および身体的疾患を予防するための費用対効果のよい方法であることを、政策決定者に確信させるための科学的証拠を提供することである。戦後期以来、子どもが運動や自然に触れる機会がどのように変化したかを、人々の郊外への移住や車文化の興隆およびテレビやテレビゲームやインターネットでの娯楽の急増を考慮に入れつつ、詳細に歴史的に調査することはまた、子どもの行動や学習に何が影響するかについてのこのような直観的な見解が、妥当かどうかを見定めるのに役立つであろう。

最後に、多動症の歴史は、生活上での子どもと大人、主として親と教師である大人との関係の変化の脈絡の中で、検討されるべきである。大人と子どもの相互交流が、身体的暴力の脅威によって調節されていたのは、そう遠い昔の話ではない。親や教師は多動な子どもを効果的に叩いて従順にさせていた。[23]私の学童期には、慎重に使用されていた「革ひも」の脅《おど》しが、確かにほとんどの時間、私が列から離れないようにするのに効果的であった。このような体罰が今日おこなわれると、それは一般には身体的虐待とみなされるし、そのことは正当なのであるが、このために子どもと大人の間の関係のバランスがいくぶんか変化した可能性はある。たぶん多動症のような障碍の一部は、そのバランスを埋め合わせるために生じたのだ。その結果大人は物理的ではなく生物化学的に子どもを統制するようになった。それはトラジンのような抗精神病薬が化学的拘束衣として使用されたのと同じ措置である。例として挙げたほんの三つの項目、つまり性によって期待されることの違い、身体活動、そして大人と子どもの関係に時とともにみられる変化と多動症を関係づける観点から多動症を解釈することによって、現代社会の中で多動症の概念とその役割を、もっと洗練された、明確な、そして最終的にはもっと権利を有するものにすることが可能であるだろう。

歴史は健康や病気についての私たちの理解を改善させる上で、きわめて重要な役割を持っている。しかし、もっと広い意味で、そのもっとも重要な機能は見通しを与えることである。多動症は、過去五十年間、児童期、教育、精神医学および薬理学の領域の論議の中で、しばしば取り上げられてきた。しかし、このことは、この障碍がいつも臨床医学的にも文化的にも普遍的であるたことを意味しない。ヒステリーや多重人格障碍、あるいは性倒錯といった、かつて流行していた多くの精神疾患が、廃れるか別様に概念化されるか、またはまったく見捨てられたように、多動症と児童期の行動の概念は、変化し突然変異しつづけて、たぶん未来のある時点でまったくばらばらに壊れるであろう。このことは、歴史家が愚かな予言をおこなうのに用心深くあるべきことを意味しているのだが、しかし私たちは研究している主題について、公の議論のために情報を提供するだけでなく、それに参加して貢献することに尻ごみすべきであることを意味しない。

私はこの結論の章を大人の多動症を論ずることから始めた。この障碍が普遍的であり、本質的であって、年齢、性差、文化や人種そしてあらゆる他の社会的カテゴリーを超えて存在するとする主張があるにもかかわらず、この障碍や薬物治療は、大人にとっては子どもの場合とまったく違った何ものかを表象している、と信じるからである。大人は、程度の差はあれ、自らの活動や選択に責任がある。もし彼らが多動症を、自分自身をいっそう理解し、競争に満ち容赦のないこの世界により効果的に対応するために役立つ診断であるとみなすならば、それは大いに彼らの特権である。もし彼らが「競技場で対等に闘う」ために、あるいは有利となるために、薬物を服用したいと望むならば、このこともまた理解可能である。確かに形成外科の隆盛は、人々が自分自身の、あるいは自分のイメージの、よりよい未来を創り出すことを希望して、あまりにも快く身体を危険に晒す実状を露にしている。[24] 集中を改善するのを助ける薬物を服用することは、虚栄とは別のちょっとした理由で、体の一部を大きくしたり縮めたり形を変える外科的処置と比較すると、いくぶん穏やかに見える。大人が外科的であれ化学的にであれ、他者より一歩先んじるために、このような手法を採用するよう強制されていると感じている社会に私たちが暮らしているという事実は、いくぶん悲しいことだが、それほど驚くべきことではない。たぶんリタリンは学業や仕事を進める上で、ステロイドと同等であるとみなされうるかもしれない。その薬物は一九五〇年代後半に好評を博した別の範疇の薬物であるが、そして、結局ある状況下では詐欺とみられるようになった。しかし、もし大人がそれらを危険を承知の上で使用することを望むのなら、それは使用者次第と言っていいかもしれない。[25]

多動症と診断された子どもが大人になると、その診断を受け容れるにしても拒否するにしても、そのことはもっと容易になるであろう。この最近の例は、七フィート（約二一三センチメートル）もの身長の、NBAのロサンゼルス・クリッパーズのセンタープレーヤーで、ミシガン育ちであったクリス・カーマン（一九八二年生まれ）である。カーマンは二歳のときに多動症と診断され、長年にわたりリタリンとアデラールを服用してきた。カーマンは、医師記録には「知的だが、手に負えない若者」と記述されていた。そしてバスケットボールの試合中にコーチが指示するプレーを記憶するのにひどく苦労した。薬物が助けになっていると感じられなかった[26]。それに加えて、薬物は食欲を奪い、バスケットボールのセンタープレーヤーが必要とする筋肉の量と強さをなかなか手に入れられなかった。大人になって、カーマンはセカンドオピニオンを求め、ついに彼を不安障碍と診断する医師に出会った。その医師は思考過程を遅くし、プロバスケットボールの選手としてのストレスを効果的に処理するために、脳を訓練する神経フィードバック療法をすすめた。この治療法は効果を発揮し、カーマンのコートでの覚醒度やプレー続行能力がかなり改善した。この例は、カーマンが単に一つの生物医学的障碍を別の障碍に置き換えたにすぎないと言いうるかもしれない。だがもっと重要な点は、大人として、そして望むだけ多くのセカンドオピニオンを探し出すための資金を有している人として、この事柄に関する最終的な決定を、親や教師や医師ではなく彼がおこなったことである。

子どもの場合、事態はまったく異なる。子どもは彼らの精神状態について大人が下した決定に異を唱える力を持っていないし、精神状態を変える方法も知らない。子どもは単にある状況下で統制できないだけであり、時々医療を必要とするかもしれない。しかし、もし多動症の歴史が何らかの洞察を与えることができるとすれば、そのような行動は、ある種の状況、概して子どもらしくではなく大人のように振舞うことを必要とされる状況下でのみ、破壊的とみなされてきただけなのである。子どもの行動が病的と認められたとして、その子の家庭、社会、文化、教育環境、そしてその子の朝食で食べるものまで、数えきれない要因が症状に関連すると考えられてきたことを、多動症の歴史は証明している。遺伝のせいにして薬物を与えるといった容易な方法を用いる前に、大人は子どもに対して、歴史に注目し、これらの要因のすべてをまずは最初に考える義務があるのである。

訳者あとがき

本書は*Hyperactive: The Controversial History of ADHD*（Matthew Smith, Reaktion Books, London, 2012）の全訳である。

著者のスミスは、本書の「はじめに」にあるように、教育学を修め、歴史学、特に科学の歴史学の徒で、今はStrathclyde Universityの講師であり、医学史を研究しているらしい。ちなみに、二〇一五年には*Another Person's Poison: A History of Food Allergy*（New York, Columbia University Press）を上梓している。本書は彼が自らの経験をきっかけにして、ADHDに興味を持ち、その概念の歴史を研究した成果である。彼自身が幼少期に多動であったらしく、また御子息もそのようである由。さらに教育実習生時代に出会った子どもや青年カウンセラーとして働いていた時期のADHDの青年との関わりが、彼の科学史から医学史への研究テーマの変更を余儀なくさせたらしい。

ＡＤＨＤはアメリカでは猖獗《しょうけつ》をきわめている。この病態はイギリスのラターらの一九七〇年のワイト島での調査報告（Rutter et al., 1970）では、約千人に一人ぐらいの頻度でみられるにすぎないとされていた。しかし、その頃のアメリカではすでに五十万人から百万人の子どもや青年が中枢神経刺激剤を服用していた（Schrag & Divoky, 1975）。つまりＡＤＨＤやその前身の病名であるＭＢＤ（微細脳機能障碍）は、ごく最近まで主としてアメリカでのみ論じられ、診断治療されていた病態なのであった。ところが、今や世界中どこでもみられると報告されるようになり、本書にもある通り、ブラジルの研究チーム（Polanczyk et al., 2007）は世界中の子どもの五・二九パーセントがＡＤＨＤであると見積っている。さらにＡＤＨＤは、子どもにのみ見られる発達的な障碍と考えられていたが、次第に大人にもこの病態はあると認識されるようになった。そして、二〇一三年に改訂されたアメリカ精神医学会の精神疾患の診断と統計マニュアルであるＤＳＭ－５の診断基準によって、大人にも診断可能になった。それ故ますますＡＤＨＤと診断される人の数が増えている。アメリカでは今もその数は増加しつづけているようであり、二〇一一年から二〇一二年にかけての調査では、四歳から十七歳の子どもの約一一パーセントがＡＤＨＤの診断を受けているとの報告がある（Hinshaw & Ellison, 2015）。ディラーの著作を読むと、一九九六年の時点で製薬会社は年間に中枢神経刺激剤で四億五千万ドルの収益を挙げたらしい（Diller, 1998）。また、彼によると、アメリカでは、十五分の診察でリタリンを処方する医師があるらしい。ヒンショウらは「不幸にもあまりにも多くの人々が十分か十五分そこらの診察でＡＤＨＤであるかもしれないとされている」と述べている（Hinshaw & Ellison, 2015）。

わが国でも事態は同じようになってきている。私見によれば、ここ十年の間ににわかに多くの子どもや大人が診断や治療を求めて、精神科の外来を受診するようになった。そして、ある統計によると二〇〇七年の第一四半期のわが国における中枢神経刺激剤の売上高は三億円程度であり、その年は横ばいであった。しかし、その翌年から売上高は四半期ごとに放物線を描いて上昇し、二〇一二年の最後の四半期には二十三億円ほどになっている。だから、わが国の流行は二〇〇七年以降に始まったと推測できる。そして、また、わが国でも、短時間の診察で、薬物療法がおこなわれていると耳にすることが時にある。

これは異常な事態である。子どもの十人に一人がある特定の精神疾患であるとするアメリカ社会が異常なのである。そして、それに追従しようとするわが国も異常なのである。臨床家としては、これを特異なあるいは奇異な現象であると認識することが大切であるのではないか。

現在ＡＤＨＤの病因仮説は、遺伝による中枢神経系の機能異常説が支配的であるが、この病態の短期間でのアメリカでの急増と世界的流行は、この仮説では説明できない。大流行を前にして可能性のある要因としては、通常なら感染症や何らかの環境因を思い浮かべるべきなのではないだろうか。しかし、今までのところ、感染症によるとする根拠はない。では環境因か。

著者はADHDの大流行を前にして、まずこの病態が歴史的に医学界でどのようにあつかわれてきたかを文献に基づいて丁寧に読み解く。二十世紀初頭までは、この病態はきわめて稀にしか記載されなかったし、また、あるいは一九一五年から一九一八年にかけてヨーロッパで大流行し、その後世界に広まった脳炎の後遺症の一つの症状として記載された時も、重症の脳障碍に伴うものであって、それゆえ一般人口の中ではかなり稀な症状なのであった。ところがこの病態はアメリカで一九六〇年代から急増した。著者は要因を追究する。著者によると、急増の要因は生物学的病因よるのではなく、社会的背景にあるのであった。それらは第二次世界大戦後のベビー・ブーム世代の学校への入学であり、もっと直接的にはアメリカとロシアの間での冷戦のさなかにあったアメリカの支配層の教育への危機意識なのであった。つまり、ADHD診断の急増はスプートニクの打ち上げによるアメリカの政治的軍事的敗北感が、アメリカの教育界に及ぼした結果なのであるというのが、著者の見解である。この仮説は訳者らには新鮮であった。ただこれだけがADHDの診断の急増のすべての要因ではない。製薬会社の販売戦略も見逃せない。SSRIの市場拡大に向けた製薬会社の市場開拓の戦略がどのようなものであり、それらがうつ病の診断増加にどのように影響したかは、ヒーリーの『抗うつ薬の時代―うつ病治療薬の光と影』（Healy, 1997）やヒーリーの『抗うつ薬の功罪―SSRI論争と訴訟』（Healy, 2003）に詳しく述べられている。リタリンにまつわるこれと同じような製薬会社の販売戦略の一端は本書でも述べられている。製薬会社は薬を販売するだけでなく、販売拡大のために「病気」を宣伝するのであり、それが病気の流行を産み出す一要因となる。もう一つはDSMの診断基準に準拠したチェックリストの利用による診断が可能になったことである。それが簡便な、悪く言えば安易な診断行為を支えているといえるであろう。

ADHDが幻想であると、本書は論じてはいない。ADHDの大流行が時代的なものであり、歴史的にみて普遍的なものではないと主張しているのである。今わが国の事情に引き付けてADHD診断の増加の要因を探れば、市場経済と高度情報化社会のグローバル化によって、学校の教育や職場で適応困難な人々が急増し、それまで問題化していなかったADHDや自閉症スペクトラムの「症状」があぶり出されている実態が見いだされるであろう。

訳者らはADHDを単一の疾患単位とは考えていない。ADHDには数多くの精神障碍が合併する。不安障碍、うつ病、素行障碍、そしてPTSDの子どもに、ADHDの症状がしばしばみられるし、一方ADHDの子どもにはこれらの障碍が合併する（Barkley, 2006）。学習障碍にも、自閉症にもＡＤＨＤは症状として現れる（Dykman & Ackerman, 1991; Simonoff et al., 2008）。ＡＤＨＤは病因や症状や経過に関して、雑多な症候群なのである（Loney, 1980）。そこで、ＡＤＨＤは多くの身体疾患に伴って出現する痛みや疲労感や発熱と同じようなレベルの実態と考えるしかないのではないか。

ＡＤＨＤの治療の中心は、中枢神経刺激剤であるとされている（Hinshaw & Ellison, 2015）。だが、それ以外にもさまざまな対応策の可能性があることが本書で説明されている。その中でも食品添加物とＡＤＨＤの関連がかなり詳細に論じられている。本書によるとアメリカではこの問題は最近ほとんど論じられなくなっているようなのであるが、たとえば二〇一四年のスティーブンソンらの展望論文では、食物から人工着色料を除去することがどの程度有効であるかまだ不確かであるものの、その有効の可能性があることが示唆されている（Stevenson et al., 2014）。実際本書にあるようにイギリス食品標準規格局やヨーロッパ食品安全局は二〇〇七年に子ども向けの食品から六種類の食品着色料を除くようガイドラインを改訂した。ヨーロッパではしっかりと関心の的になり研究対象となっているようなのである。

ところで、中枢神経刺激剤の使用について、その副作用とは別の懸念すべき問題がある。学業成績を向上させるためにこれらの薬物を脳の効能促進剤として、学生が利用しているのである。

この傾向はアメリカ合衆国（Diller, 2006）にみられるだけではない。それ以外の国（Hildt et al., 2014）でも、そのような学生の存在が明らかにされている。

本書が示すようにADHDの概念には歴史があり、またその病態に対処する方法もさまざまに試みられてきた。しかも概念や対処法は文化的、社会的に大いに影響される。それらを知ることはわが国の臨床家にも親にも、そして子どもにも有益なことであろう。特に臨床家は日々の診療活動の背後にこれらの知識を有していることが求められるであろう。そのことによって、チェックリストで診断し機械的に薬物を処方するのではなく、個々の子どもに応じてその症状への対処法を工夫することが可能になるであろう。さらに倫理的な側面にも注意が必要なのである。

本書は桂病院精神科での勉強会で取り上げたテキストである。読み始めると、ADHDを歴史的に考察した今までに類のない内容を有していることが分かり、勉強会で読み進めるより、分担して訳してしまおうということになった。分担を決めたときには、訳の進行予定表を作り、比較的速やかに作業が終わるであろうと予想された。しかし、予定外の事態は必ず生じるものである。そのため、予想された進行が願望にすぎぬ事態となり、分担箇所を変更せざるを得なくなった。また各々は日々の臨床業務を抱えており、個人的な事情も重なり、訳業が遅れてしまったのである。いつもながら願望は現実でないことを思い知らされるのであった。

結局、花島が「序章」と「第一章」を、村上が「第三章」と「第五章」と「第六章」を、そして石坂が「はじめに」と「第二章」と「第四章」と「結論」を担当した。そして出来上がった原稿を花島と石坂それぞれがすべてに目を通し、それに基づいて訳語を統一した。Hyperactivity は多動、あるいは多動症とした。Attention deficit/hyperactivity disorder（ADHD）は注意欠如・多動性障碍とした。Attention deficit/hyperactivity disorder という用語が、そもそも奇妙なことばであって、その日本語訳も奇妙なものにならざるを得ない。著者は hyperactivity を ADHDに代わって使用しているが、訳者らもそれでいいと考えている。

なお手書きの訂正原稿の浄書は山本幸代さんにお願いした。読みにくい字を苦労して解読していただいたようで、ずいぶんお手をわずらわせてしまった。ここに心から感謝いたします。

今回もまた星和書店の石澤雄司さんに本書翻訳の出版を申し出たところ、心よく引き受けていただいた。本書が出版できたのは石澤さんのいつもながらのご英断あってのことである。心よりお礼を申し上げます。また星和書店編集部の桜岡さおりさんには丁寧な校正とご助言をいただいた。本書がこんなりっぱな体裁になったのは、桜岡さんのご助力のおかげである。ここに記して感謝の辞に換えさせていただきます。

本書ができるだけ多くのＡＤＨＤに関心のある方々の目にとまり、わが国のＡＤＨＤの臨床がもっと広い視野のもとでおこなわれ、また学校や職場でＡＤＨＤの子どもや人々に対する理解が深まり、より適切な対応がおこなえるために役立つことを願っています。

平成二十九年　松の内吉日

訳者一同

索　引

〈人名索引〉

ア行

カ行

サ行

タ行

ナ行

ハ行

マ行

ヤ行

ラ行

ワ行

〈事項索引〉

あ行

か行

さ行

た行

な行

は行

ま行

や行

ら行

わ行

文献

序論　なぜ多動症か

1 Guilherme Polanczyk, Maurício Silva de Lima, Bernardo Lessa Horta, Joseph Biederman and Luis Augusto Rohde, 'The Worldwide Prevalence of ADHD: A Systematic Review and Metaregression Analysis', *American Journal of Psychiatry*, 164 (2007), pp. 942–8.

2 Anita Thapar quoted in Jane Dreaper, 'New Study Claims "ADHD has a Genetic Link"', BBC News (30 September 2010), at www.bbc.co.uk, accessed 1 October 2010.

3 Oliver James quoted in Dreaper, 'New Study Claims'.

4 Fergus Walsh, 'The Genetics of ADHD', BBC News (30 September 2010), at www.bbc.co.uk, accessed 1 October 2010.

5 It is ironic that Anderson called hyperactivity minimal brain damage since she claimed that the disorder was rooted in genetics.

6 Camilla Anderson, *Society Pays the High Cost of Minimal Brain Damage in America* (New York, 1972), pp. 214–16, 219.

7 Peter Schrag and Diane Divoky, *The Myth of the Hyperactive Child: And Other Means of Child Control* (New York, [1975] 1982), p. 37.

8 Ibid.

9 Peter Breggin, *Talking Back to Ritalin: What Doctors Aren't Telling You about Stimulants for Children* (Monroe, ME, 1998), pp. 147, 179.

10 Stephen W. Garber, Marianne Daniels Garber and Robyn Freedman Spizman, *Beyond Ritalin: Facts about Medication and Other Strategies for Helping Children, Adolescents, and Adults with Attention Deficit Disorder* (New York, 1996), p. 5.

11 Gabor Maté, *Scattered Minds: A New Look at the Origins and Healing of Attention Deficit Disorder* (Toronto, 1999); Ben F. Feingold, *Why Your*

Child is Hyperactive (New York, 1974); Matthew Smith, *An Alternative History of Hyperactivity: Food Additives and the Feingold Diet* (New Brunswick, NJ, 2011).

12 Nancy L. Morse, *Attention Deficit Disorder: Natural Alternatives to Drug Therapy* (Vancouver, 2000).

13 Richard DeGrandpre, *Ritalin Nation: Rapid-fire Culture and the Transformation of Human Consciousness* (New York, 1999), p. 9.

14 Thom Hartmann, *Attention Deficit Disorder: A Different Perception* (Grass Valley, CA, 1997).

15 David Healy, *The Antidepressant Era* (Cambridge, MA, 1997).

16 Mark Jackson, *The Borderland of Imbecility: Medicine, Society and the Fabrication of the Feeble Mind in Late Victorian and Edwardian England* (Manchester, 2000).

17 Allan Young, *The Harmony of Illusions: Inventing Post traumatic Stress Disorder* (Princeton, NJ, 1995).

18 Ali Haggett, *Desperate Housewives, Neuroses and the Domestic Environment, 1945–1970* (London, 2012).

19 Erika Dyck, *Psychedelic Psychiatry: LSD from Clinic to Campus* (Baltimore, MD, 2008); Jack D. Pressman, *Last Resort: Psychosurgery and the Limits of Medicine* (Cambridge, 1998).

20 Maurice W. Laufer, Eric Denhoff and Gerald Solomons, 'Hyperkinetic Impulse Disorder in Children's Behavior Problems', *Psychosomatic Medicine*, 19 (1957), pp. 38–49; Maurice W. Laufer and Eric Denhoff, 'Hyperkinetic Behavior Syndrome in Children', *Journal of Pediatrics*, 50 (1957), pp. 463–7.

21 Charles A. Malone, 'Some Observations on Children of Disorganized Families and Problems of Acting Out', *Journal of the American Academy of Child Psychiatry*, 2 (1963), pp. 22–49.

22 National Institute of Mental Health, 'Attention Deficit Hyperactivity Disorder among Children', at www.nimh.nih.gov, accessed 14 December 2010.

23 Perri Klass, 'Untangling the Myths about Attention Deficit Hyperactivity Disorder', *New York Times* (13 December 2010), at www.nytimes.com, accessed 16 December 2010.

第一章　多動症以前

1 One good recent example of this is: Klaus W. Lange, Susanne Reichl, Katharina M. Lange, Lara Tucha and Oliver Tucha, 'The History of Attention Deficit Hyperactivity Disorder', *ADHD Attention Deficit and Hyperactivity Disorders*, 2 (2010), pp. 241–55.

2 Russell Barkley, *Attention-deficit Hyperactivity Disorder: A Handbook for Diagnosis and Treatment*, 3rd edn (New York, 2006), pp. 3–52; Wikipedia, 'History of Attention-Deficit Hyperactivity Disorder', at http://en.wikipedia.org, accessed 23 December 2010.

3 Erica D. Palmer and Stanley Finger, 'An Early Description of ADHD (Inattentive Subtype): Dr Alexander and "Mental Restlessness" (1798)', *Child Psychology and Psychiatry Review*, 6 (2001), pp. 66–73.

4 Russell Barkley, *ADHD and the Nature of Self Control* (New York, 1997); Michael Fitzgerald, 'Wolfgang Amadeus Mozart: The Allegro Composer', *Canadian Journal of Diagnosis*, 17 (2000), pp. 61–4; Paul H. Wender, *ADHD: Attention-Deficit Hyperactivity Disorder in Children and Adults* (Oxford, 2000); Michael Fitzgerald, 'Did Lord Byron Have Attention Deficit Hyperactivity Disorder?', *Journal of Medical Biography*, 9 (2001), pp. 31–3; A. Siddiqui and M. Fitzgerald, 'Did Sir Winston Churchill Have Hyperkinetic or Bipolar Affective Disorder?', *European Journal of Child and Adolescent Psychiatry*, 12 (2003), p. 219; R. Doyle, 'The History of Adult Attention-Deficit/Hyperactivity Disorder, *Psychiatric Clinics of North America*, 27 (2004), pp. 203–14; George Capaccio, *ADD and ADHD* (Tarrytown, NY, 2008).

5 B. Raymond Hoobler, 'Some Early Symptoms Suggesting Protein Sensitization in Infancy', *American Journal of Diseases of Children*, 12 (1916), pp. 129–35; T. Wood Clarke, 'Neuro-Allergy in Childhood', *New York State Journal of Medicine*, 42 (1948), pp. 393–7.

6 W. Ray Shannon, 'Neuropathic Manifestations in Infants and Children as a Result of Anaphylactic Reaction to Foods Contained in Their Dietary', *American Journal of Disease of Children*, 24 (1922), pp. 89–94; Walter C. Alvarez, 'Puzzling "Nervous Storms" Due to Food Allergy', *Gastroenterology*, 7 (1946), pp. 241–52; Theron G. Randolph, 'Allergy as a Causative Factor of Fatigue, Irritability, and Behavior Problems of Children', *Journal of Pediatrics*, 31 (1947), pp. 560–72; T. W. Clarke, 'The Relation of Allergy to Character

Problems in Children', *Annals of Allergy*, 8 (1950), pp. 175–87.
7 Anne Applebaum, 'The ADHD-ventures of Tom Sawyer', *Slate* (9 August 2010), at www.slate.com, accessed 22 December 2010.
8 German Berrios, '"Mind in General" By Sir Alexander Crichton', *History of Psychiatry*, 17 (2006), p. 471.
9 Palmer and Finger, 'An Early Description', pp. 66–73.
10 Alexander Crichton, *An Inquiry into the Nature and Origin of Mental Derangement Comprehending a Concise System of the Physiology and Pathology of the Human Mind and a History of the Passions and Their Effects* (London, 1798), p. 254.
11 Ibid., p. 271.
12 Italics in original. Ibid., pp. 271–2.
13 Ibid., pp. 255–6.
14 Ibid., pp. 258–9.
15 Ibid., p. 267.
16 Ibid., p. 268.
17 Ibid., p. 260.
18 Ibid., p. 277.
19 Ibid., p. 278.
20 Ibid., p. 280.
21 Ibid., p. 276.
22 Ibid., pp. 271–5.
23 Ibid., p. 271.
24 Russell A. Barkley, 'Commentary on Excerpt of Crichton's Chapter, On Attention and Its Diseases', *Journal of Attention Disorders*, 12 (2008), p. 206.
25 Heinrich Hoffmann, *Struwwelpeter: Merry Stories and Funny Pictures* (New York, [1844] 1848), at www.gutenberg.org, accessed 10 January 2011.
26 Jack Zipes, *Sticks and Stones: The Troublesome Success of Children's Literature from Slovenly Peter to Harry Potter* (New York, 2002), p. 131.
27 Hoffmann, *Struwwelpeter*.
28 Margaret R. Higonnet, 'Civility Books, Child Citizens, and Uncivil Antics', *Poetics Today*, 13 (1992), p. 133.
29 Ibid.
30 Ibid., p. 134.
31 J. Thome and K. A. Jacobs, 'Attention Deficit Hyperativity Disorder

(ADHD) in a 19th Century Children's Book', *European Psychiatry*, 19 (2004), pp. 303–6.

32 Ibid., p. 305.

33 Seija Sandberg and Joanne Barton, 'Historical Development', in *Hyperactivity and Attention Disorders of Childhood*, ed. Seija Sandberg (Cambridge, 2002), pp. 1–29.

34 Thomas S. Clouston, 'Stages of Overexcitability, Hypersensitiveness and Mental Explosiveness and Their Treatment by the Bromides', *Scottish Medical and Surgical Journal*, 4 (1899), p. 483.

35 Ibid.

36 Ibid., p. 485.

37 D. A. Jackson and A. R. King, 'Gender Differences in the Effects of Oppositional Behavior on Teacher Ratings of ADHD Symptoms', *Journal of Abnormal Child Psychology*, 32 (2004), pp. 215–24.

38 Clouston, 'Stages of Overexcitability', p. 489.

39 George F. Still, 'The Goulstonian Lectures on Some Abnormal Psychical Conditions in Children', *Lancet*, 159 (1902), p. 1008.

40 One exception to this is sociologist Adam Rafalovich. See Adam Rafalovich, 'The Conceptual History of Attention-Deficit/Hyperactivity Disorder: Idiocy, Imbecility, Encephalitis, and the Child Deviant, 1877–1929', *Deviant Behavior*, 22 (2001), pp. 93–115.

41 Still, 'Goulstonian Lectures', p. 1008.

42 Ibid., p. 1009.

43 Ibid.

44 Ibid., p. 1079.

45 Mark Jackson, *The Borderland of Imbecility: Medicine, Society and the Fabrication of the Feeble Mind in Late Victorian and Edwardian England* (Manchester, 2000), pp. 1–5.

46 Ibid., 12.

47 Ibid., p. 28.

48 Eric G. L. Bywaters, 'George Frederic Still (1868–1941): His Life and Work', *Journal of Medical Biography*, 2 (1994), pp. 125–31.

49 F. T. Thorpe, 'Prefrontal Leucotomy in Treatment for Post-encephalitic Conduct Disorder', *British Medical Journal*, 1 (1946), pp. 312–14.

50 Franklin G. Ebaugh, 'Neuropsychiatric Sequelae of Acute Epidemic Encephalitis in Children', *American Journal of Diseases of Children*, 25

(1923), pp. 89–90.
51 Ibid., pp. 90–96.
52 See Jack D. Pressman, *Last Resort: Psychosurgery and the Limits of Medicine* (Cambridge, 1998).
53 Thorpe, 'Prefrontal Leucotomy', pp. 312–14.
54 Still, 'Goulstonian Lectures', pp. 1077–8.
55 Eugen Kahn and Louis Cohen, 'Organic Drivenness: A Brain-stem Syndrome and an Experience with Case Reports', *New England Journal of Medicine*, 210 (1934), pp. 748–56; Alfred A. Strauss and Heinz Werner, 'Disorders of Conceptual Thinking in the Brain-injured Child', *Journal of Nervous and Mental Disease*, 96 (1942), pp. 153–72.
56 Myerson quoted in Rick Mayes and Adam Rafalovich, 'Suffer the Restless Children: The Evolution of ADHD and Paediatric Stimulant Use, 1900–1980', *History of Psychiatry*, 18 (2007), p. 442.
57 This contrasts somewhat with sociologist Ilina Singh's suggestion that Bradley Home was 'grounded in a combination of behaviorist, psychoanalytic, and mental hygienist principles', although Bradley's 'more active biomedical interventions' are discussed. Ilina Singh, 'Bad Boys, Good Mothers, and the "Miracle" of Ritalin', *Science in Context*, 15 (2002), p. 589.
58 Anonymous, 'Images in Psychiatry: Charles Bradley, MD, 1902–1979', *American Journal of Psychiatry*, 155 (1998), p. 968; Charles Bradley, 'The Behavior of Children Receiving Benzedrine', *American Journal of Psychiatry*, 94 (1937), pp. 577–85; Charles Bradley, 'Benzedrine and Dexedrine in the Treatment of Children's Behavior Disorders', *Pediatrics*, 5 (1950), pp. 24–37.
59 Mayes and Rafalovich, 'Suffer the Restless Children', p. 443.
60 Anonymous, 'Images in Psychiatry', p. 968.
61 Rafalovich, 'Conceptual History', p. 95.

第二章　最初の多動症児

1 Carol Ann Winchell, *The Hyperkinetic Child: A Bibliography of Medical, Educational, and Behavioral Studies* (Greenwood, CT, 1975).
2 David Healy, *The Antidepressant Era* (Cambridge, MA, 1997).
3 Herb Kutchins and Stuart A. Kirk also discuss the emergence of PTSD and the expansion of the DSM more generally, implicating the

role of the American Psychiatric Association. Herb Kutchins and Stuart A. Kirk, *Making Us Crazy:* DSM *– The Psychiatric Bible and the Creation of Mental Disorders* (New York, 1997).

4 Allan Young, *The Harmony of Illusions: The Invention of Post-traumatic Stress Disorder* (Princeton, NJ, 1995), p. 5.

5 Ibid., p. 290.

6 Michael W. Otto, Aude Henin, Dina R. Hirshfeld-Becker, Mark H. Pollack, Joseph Biederman and Jerrold F. Rosenbaum, 'Postraumatic Stress Disorder Symptoms following Media Exposure to Tragic Events: Impact of 9/11 on Children at Risk for Anxiety Disorders', *Journal of Anxiety Disorders*, 21 (2007), pp. 888–902; Allan Young, 'Who Put the Stress on Post-traumatic Stress and What Makes It Work?', seminar presented at the University of Exeter, 11 November 2008.

7 Richard Noll, *American Madness: The Rise and Fall of Dementia Praecox* (Cambridge, MA, 2011); Young, *Harmony of Illusions*.

8 David Healy, *Mania: A Short History of Bipolar Disorder* (Baltimore, MD, 2008), pp. 135–60.

9 Kay Redfield Jamison, *Touched with Fire: Manic Depressive Illness and the Artistic Temperament* (New York, 1994).

10 David Healy, 'The Latest Mania: Selling Bipolar Disorder', PLOS *Medicine*, 3 (2006), p. 0443.

11 Ibid., p. 0442.

12 Maurice W. Laufer, Eric Denhoff and Gerald Solomons, 'Hyperkinetic Impulse Disorder in Children's Behavior Problems', *Psychosomatic Medicine*, 19 (1957), p. 41; Rick Mayes and Adam Rafalovich, 'Suffer the Restless Children: The Evolution of ADHD and Paediatric Stimulant Use, 1900–1980', *History of Psychiatry*, 18 (2007), p. 444.

13 Laufer, Denhoff and Solomons, 'Hyperkinetic Impulse Disorder', pp. 39, 43.

14 Maurice W. Laufer and Eric Denhoff, 'Hyperkinetic Behavior Syndrome in Children', *Journal of Pediatrics*, 50 (1957), pp. 463–74; Laufer, Denhoff and Solomons, 'Hyperkinetic Impulse Disorder'.

15 Laufer, Denhoff and Solomons, 'Hyperkinetic Impulse Disorder', pp. 39, 48.

16 Howard Fischer, '50 Years Ago in the *Journal of Pediatrics*: Hyperkinetic Behavior Syndrome in Children', *Journal of Pediatrics*, 150

(2007), p. 520.
17 Laufer, Denhoff and Solomons, 'Hyperkinetic Impulse Disorder', p. 41.
18 Ibid., p. 45.
19 Laufer and Denhoff, 'Hyperkinetic Behavior Syndrome', p. 463.
20 Laufer, Denhoff and Solomons, 'Hyperkinetic Impulse Disorder', p. 44.
21 Ibid., p. 41.
22 Ibid., pp. 44–6.
23 Justin M. Call, 'Some Problems and Challenges in the Geography of Child Psychiatry', *Journal of the American Academy of Child Psychiatry*, 15 (1976), p. 156.
24 Ilana Löwy, 'The Strength of Loose Concepts – Boundary Concepts, Federative Experimental Strategies and Disciplinary Growth: The Case of Immunology', *History of Science*, 30 (1992), pp. 371–3.
25 Ibid., pp. 45–8.
26 James J. McCarthy, 'SEIMCS [Special Education Instruction Materials Centers] and the Teacher of Children with Learning Disabilities: A Useful Partnership', *Exceptional Children*, 34 (1967/8), p. 627.
27 Leo Kanner, *Child Psychiatry*, 3rd edn (Springfield, IL, 1957), p. 528; Jules Schrager, Janet Lindy, Saul Harrison, John McDermott and Paul Wilson, 'The Hyperkinetic Child: An Overview of the Issues', *Journal of the American Academy of Child Psychiatry*, 5 (1966), p. 528.
28 Gerald Grob, *The Mad among Us: A History of the Care of America's Mentally Ill* (New York, 1994), p. 193.
29 Palmer Hoyt, 'What Is Ahead for Our Schools', *Grade Teacher*, 76 (1958–9), p. 20.
30 Mark Jackson, *The Borderland of Imbecility: Medicine, Society and the Fabrication of the Feeble Mind in Late Victorian and Edwardian England* (Manchester, 2000), p. 1.
31 Ibid., p. 2.
32 Ibid., p. 12.
33 William W. Brickman, 'Educational Developments in the United States during 1957 and 1958', *International Review of Education*, 5 (1959), pp. 117–18.
34 Vital Statistics of the United States, 'Live Births, Birth Rates, and Fertility Rates, by Race of Child: United States, 1909–80', at

www.cdc.gov, accessed 9 February 2011.

35 Irving Bernstein, *Promises Kept: John F. Kennedy's New Frontier* (New York, 1991), p. 219; Elaine Tyler May, *Homeward Bound: American Families in the Cold War Era*, 2nd edn (New York, [1988] 1999), pp. 76, 120–21; Doug Owram, *Born at the Right Time: A History of the Baby-boom Generation* (Toronto, 1996), pp. 6, 116.

36 Paul L. Gardner, 'Guidance: An Orientation for the Classroom Teacher', *Clearing House*, 36 (1961/2), p. 38.

37 Betty Barton and Katharine D. Pringle, 'Today's Children and Youth: I. As Viewed from the States', *Children*, 7 (1960), p. 54.

38 Laufer, Denhoff and Solomons, 'Hyperkinetic Impulse Disorder', 46.

39 Steven Mintz and Susan Kellogg, *Domestic Revolutions: A Social History of Family Life* (New York, 1988), pp. 184–7.

40 Franklin G. Ebaugh, 'Comment: The Case of the Confused Parent', *American Journal of Psychiatry*, 116 (1960), p. 1136.

41 Gerald L. Gutek, *Education in the United States: An Historical Perspective* (Englewood Cliffs, NJ, 1986), pp. 279–80.

42 Steven A. Modée, 'Post Sputnik Panic', *English Journal*, 69 (1980), p. 56, reproduced with permission of the National Council of Teachers of English.

43 Barbara Ehrenreich and Deirdre English, *For Her Own Good: 150 Years of the Experts' Advice to Women* (Garden City, NY, 1979), p. 232. Ironically, Dennis's father, Henry, was an aerospace engineer.

44 Alice V. Keliher, 'I Wonder as I Wander', *Grade Teacher*, 76 (1958–9), p. 143.

45 Harold G. Shane, 'Elementary Schools during the Fabulous Fifties', *The Education Digest*, 26 (1961), p. 19; Toni Taylor, 'Editorial: Take a Good Look This Year', *Grade Teacher*, 76 (1958–9), p. 5.

46 Erik Erikson, 'Youth and the Life Cycle', *Children*, 7 (1960), p. 49.

47 Diane Ravitch, *The Troubled Crusade: American Education, 1945–1980* (New York, 1983), pp. 43–6.

48 *Time* Magazine, 'Progressive Education in the 1940s', at www.youtube.com, accessed 9 February 2011.

49 Stanley E. Ballinger, 'John Dewey: Man Ahead of His Times', *The Education Digest*, 25 (1959–60), pp. 9–11.

50 Ibid.

51 Ibid.

52 Ehrenreich and English, *For Her Own Good*, pp. 226–39.
53 Hoyt, 'What Is Ahead', p. 20.
54 Hyman G. Rickover, *American Education – A National Failure: The Problem of Our Schools and What We Can Learn from England* (New York, 1963), p. 32.
55 Capitals in original. Asa S. Knowles, 'For the Space Age: Education as an Instrument of National Policy', *Phi Delta Kappa*, 39 (1958), p. 306.
56 Lloyd Berkner quoted in Rickover, *American Education*, p. 57.
57 Arthur S. Trace, *What Ivan Knows That Johnny Doesn't* (New York, 1961), p. 3.
58 Anonymous, 'Education: What Ivan Reads', *Time* (17 November 1961), at www.time.com, accessed 11 February, 2011.
59 Rickover, *American Education*, p. 71.
60 James Bryant Conant, *The American High School Today: A First Report to Interested Citizens* (New York, 1959), pp. 45–50, 55–6.
61 Barbara Barksdale Clowse, *Brainpower for the Cold War: The Sputnik Crisis and the National Defense Education Act of 1958* (Westport, CT, 1981); Wayne J. Urban, *More Than Science and Sputnik: The National Defense Education Act of 1958* (Tuscaloosa, AL, 2010).
62 Arthur S. Flemming, 'The Philosophy and Objectives of the National Defense Education Act', *Annals of the American Academy of Political and Social Science*, 327 (1960), p. 132.
63 Ibid., p. 134.
64 Gerard de Groot, *Dark Side of the Moon: The Magnificent Madness of the American Lunar Quest* (New York, 2006).
65 Anthony Davids and Jack Sidmond, 'A Pilot Study – Impulsivity, Time Orientation, and Delayed Gratification in Future Scientists and in Underachieving High School Students', *Exceptional Children*, 29 (1962/3), p. 170.
66 Ibid., p. 174.
67 Phyllis O. Edwards, 'Discipline and the Elementary School', *Grade Teacher*, 74 (1956–7), p. 129.
68 Norma E. Cutts, 'Troublesome or Troubled', *Grade Teacher*, 76 (1958–9), p. 56; Alice V. Keliher, 'You, the Psychologist and the Child', *Grade Teacher*, 74 (1956–7), p. 143; Sol Cohen, 'The Mental Hygiene Movement, the Development of Personality and the School:

The Medicalization of American Education', *History of Education Quarterly*, 23 (1983), p. 35.

69 Gregory Rochlin, 'Discussion of David E. Reiser's "Observations of Delinquent Behavior in Very Young Children"', *Journal of the American Academy of Child Psychiatry*, 2 (1963), p. 66.

70 Keliher, 'You, the Psychologist and the Child', p. 143.

71 Katherine Reeves, 'Each in His Own Good Time', *Grade Teacher*, 74 (1956–7), p.8.

72 Reeves, 'Each in His Own', p. 117.

73 Peter Conrad and Deborah Potter, 'From Hyperactive Children to ADHD Adults: Observations on the Expansion of Medical Categories', *Social Problems*, 47 (2000); Sigmund Gundle, 'Discussion of Masterson, Tucker and Berk's "Psychopathology in Adolescence, IV: Clinical and Dynamic Characteristics"', *American Journal of Psychiatry*, 120 (1963/4), p. 365; James F. Masterson, Jr, 'The Symptomatic Adolescent Five Years Later: He Didn't Grow out of It', *American Journal of Psychiatry*, 123 (1966/7), pp. 1338, 1345; James F. Masterson, Jr, Kenneth Tucker and Gloria Berk, 'Psychopathology in Adolescence, IV: Clinical and Dynamic Characteristics', *American Journal of Psychiatry*, 120 (1963/4), p. 363.

74 Masterson, Jr, 'The Symptomatic Adolescent', pp. 1338–44.

75 Barton and Pringle, 'Today's Children and Youth', p. 55; Alice V. Keliher, 'You and the Psychological Experts', *Grade Teacher*, 74 (1956–7), p. 113; Edward A. Richards, 'Today's Children and Youth: II. As Seen by National Organizations', *Children*, 7 (1960), p. 60.

76 These advertisements began in the 1956–7 volume of *Grade Teacher*.

77 R. H. Eckelberry, 'Editorial Comment: A Year of the Space Age', *Educational Research Bulletin*, 37 (1958), p. 222.

78 Viscount Hailsham quoted in Alice K. Smith, 'Eggheads of the World, Unite!', *Bulletin of the Atomic Scientists*, 14 (1958), p. 151.

79 Daniel Schreiber, 'The Dropout and the Delinquent: Promising Practices Gleaned from a Year of Study', *Phi Delta Kappa*, 44 (1963), p. 217.

80 Stafford L. Warren, 'Implementation of the President's Program on Mental Retardation', *American Journal of Psychiatry*, 121 (1964/5), pp. 550–51.

81 Lyndon B. Johnson quoted in Daniel Schreiber, 'The Low-down on

Dropouts', in PTA *Guide to What's Happening in Education*, ed. Eva H. Grant (New York, 1965), p. 245.

82 Jane D. McLeod and Karen Kaiser, 'Childhood Emotional and Behavioral Problems and Educational Attainment', *American Sociological Review*, 69 (2004); Kathleen G. Nadeau, 'Career Choices and Workplace Challenges for Individuals with ADHD', *Journal of Clinical Psychology*, 61 (2005); Lester Tarnapol, 'Author's Comment', *Exceptional Children*, 36 (1969/70), p. 368.

83 Schreiber, 'The Low-down', p. 246; Daniel W. Snepp, 'Can We Salvage the Drop-outs?', *Clearing House*, 31 (1956/7), p. 49; Claudia Goldin, 'America's Graduation from High School: The Evolution and Spread of Secondary Schooling in the Twentieth Century', *Journal of Economic History*, 58 (1998), pp. 345–7.

84 Schrieber, 'The Low-down', p. 246–7.

85 US Department of Veterans Affairs, 'GI Bill History', at www.gibill.va.gov, accessed 14 February 2011.

86 Rickover, *American Education*, pp. 50–51.

87 James Bryant Conant, *Slums and Suburbs* (New York, 1961), p. 145.

88 Ibid.

89 Eli Ginzberg and Marcia Freedman, 'Problems of Educational and Vocational Development in Adolescence' in *The Psychopathology of Adolescence*, ed. Joseph Zubin and Alfred M. Freedman (New York, 1970), pp. 79–81.

90 Marsh F. Beall, 'Disenchanted Students', *Science*, 175 (1972), p. 123.

91 Dorothy Barclay, 'A Turn for the Wiser', *Pediatrics*, 23 (1959), p. 760.

92 K. Minde, D. Lewin, Gabrielle Weiss, H. Lavigueur, Virginia Douglas and Elizabeth Sykes, 'The Hyperactive Child in Elementary School: A 5 Year, Controlled, Followup', *Exceptional Children*, 38 (1971/2), pp. 219, 221.

93 Ibid., p. 221.

94 Conant, *Slums and Suburbs*, pp. 2–3.

95 Lloyd M. Dunn, 'Special Education for the Mildly Retarded – Is Much of It Justifiable?' *Exceptional Children*, 35 (1968/9), p. 20.

96 Ernest Siegel, 'Learning Disabilities: Substance or Shadow', *Exceptional Children*, 34 (1967/8), p. 436.

97 Howard S. Adelman, 'The Not So Specific Learning Disability Population', *Exceptional Children*, 37 (1970/71), p. 530.

98 Thomas C. Lovitt, 'Assessment of Children with Learning Disabilities', *Exceptional Children*, 34 (1967/8), p. 237.

99 James Bryant Conant, 'Recommendations for the Junior-High School', *The Education Digest*, 26 (1961), p. 7.

100 Conant, *American High School Today*, pp. 44–5.

101 Sabrina E. B. Schuck and Francis M. Crinella, 'Why Children with ADHD Do Not Have Low IQs', *Journal of Learning Disabilities*, 38 (2005), pp. 262–80.

102 S. Alexander Rippa, *Education in a Free Society: An American History*, 7th edn (New York, 1992), pp. 262–3.

103 I. N. Berlin, 'Mental Health Consultation in Schools as a Means of Communicating Mental Health Principles', *Journal of the American Academy of Child Psychiatry*, 1 (1962), pp. 674–5; P. J. Doyle, 'The Organic Hyperkinetic Syndrome', *Journal of School Health*, 32 (1962), pp. 299, 304; Paul L. Gardner, 'Guidance: An Orientation for the Classroom Teacher', *Clearing House*, 36 (1961/2); Eva H. Grant, 'Forward', in *PTA Guide to What's Happening in Education*, ed. Eva H. Grant (New York, 1965), p. iii; T. P. Millar, 'Schools Should Not Be Community Health Centers', *American Journal of Psychiatry*, 125 (1968/9), p. 119; Emily Mumford, 'Teacher Response to School Mental Health Problems', *American Journal of Psychiatry*, 125 (1968/9), pp. 76–8.

104 Rema Lapouse and Mary A. Monk, 'An Epidemiologic Study of Behavior Characteristics in Children', *American Journal of Public Health*, 48 (1958), p. 1134; Keliher, 'You, the Psychologist and the Child', p. 143; William W. Wattenberg, 'Mental Health and Illness', *The Education Digest*, 26 (1961), p. 11.

105 Lovitt, 'Assessment of Children', p. 234.

106 Eric Denhoff, 'To Medicate – to Debate – or to Validate', *Journal of Learning Disabilities*, 4 (1971), p. 469.

107 Ibid.

108 Doyle, 'The Organic Hyperkinetic Syndrome', p. 304; Barbara K. Keogh, 'Hyperactivity and Learning Disorders: Review and Speculation', *Exceptional Children*, 38 (1971/2), p. 101; H. G. Wadsworth, 'A Motivational Approach Towards Remediation of Learning Disabled Boys', *Exceptional Children*, 38 (1971/2), pp. 32–4.

109 John Peterson, 'The Researcher and the Underachiever: Never the

Twain Shall Meet', *Phi Delta Kappa*, 44 (1963), p. 381.
110 Peter Schrag and Diane Divoky, *The Myth of the Hyperactive Child: And Other Means of Child Control* (New York, [1975] 1982), pp. 111–15. See, for example, the increase in advertisements during the 1970s for hyperactivity drugs such as Ritalin and Cylert in journals such as the *American Journal of Psychiatry*.
111 J. Michael Coleman and Earl E. Davis, 'Learning Disabilities: Ten Years Later', *Peabody Journal of Education*, 53 (1976), p. 180.
112 Association of American Universities, 'A National Defense Education Act for the 21st Century Renewing Our Commitment to U.S. Students, Science, Scholarship, and Security' (2006), at www.aau.edu, accessed 11 February 2011; Association of American Universities, 'National Defense Education and Innovation Initiative – Meeting America's Economic and Security Initiatives in the 21st Century' (2006), at www.aau.edu, accessed 11 February 2011.
113 George S. Counts, 'The Real Challenge of Soviet Education', *The Education Digest*, 25 (1959–60), p. 8.
114 Allan V. Horwitz, *Creating Mental Illness* (Chicago, IL, 2003), pp. 18–20.
115 Italics in original. Harry Hendrick, *Child Welfare: Historical Dimensions, Contemporary Debate* (Bristol, 2003), p. 253.

第三章　多動症論争

1 American Psychiatric Association (APA), *Diagnostic and Statistical Manual of Mental Disorders*, 2nd edn (Washington, DC, 1968), p. 50.
2 Dominick Calobrisi, 'Classification of Children's Mental Disorders', *American Journal of Psychiatry*, 125 (1968/9), p. 1458.
3 Ibid., pp. 31–2.
4 Ibid.
5 Ibid., pp. 49–51.
6 Richard L. Jenkins, 'More on Diagnostic Nomenclature', *American Journal of Psychiatry*, 125 (1968/9), p. 1603.
7 Charles E. Rosenberg, *Explaining Epidemics and Other Studies in the History of Medicine* (Cambridge, 1992), pp. 245–56. See also Gerald N. Grob, *From Asylum to Community: Mental Health Policy in Modern America* (Princeton, NJ, 1991), pp. 51, 279.
8 Christopher J. Wardle, 'Review of a Neuropsychiatric Study in

Childhood', *British Journal of Psychiatry*, 119 (1971), p. 565.
9 Roy Porter and Mark S. Micale, 'Introduction: Reflection on Psychiatry and Its Histories', in *Discovering the History of Psychiatry*, ed. Roy Porter and Mark S. Micale (Oxford, 1994), pp. 5–6.
10 See Jack D. Pressman, *Last Resort: Psychosurgery and the Limits of Medicine* (Cambridge, 1998).
11 See Thomas Szasz, 'Psychiatry, Ethics and Criminal Law', *Columbia Law Review*, 58 (1958), pp. 183–98; R. D. Laing, *The Divided Self: An Existential Study in Sanity and Madness* (Harmondsworth, 1960); Erving Goffman, *Asylums: Essays on the Social Situation of Mental Patients and Other Inmates* (Garden City, NY, 1962); Ken Kesey, *One Flew over the Cuckoo's Nest* (New York, 1962); Michel Foucault, *Madness and Civilization: A History of Insanity in the Age of Reason*, trans. Richard Howard (New York, 1965).
12 Howard P. Rome, 'Psychiatry Viewed from the Outside: The Challenge of the Next Ten Years', *American Journal of Psychiatry*, 123 (1967/8), p. 519.
13 Gerald N. Grob, 'Government and Mental Health Policy: A Structural Approach', *The Millbank Quarterly*, 72 (1994), p. 481.
14 Nathan G. Hale, *The Rise and Crisis of Psychoanalysis in the United States* (Oxford, 1995), p. 381.
15 Robert H. Felix, 'State Planning for Participation in the National Mental Health Act', *Public Health Reports*, 62 (1947), pp. 1183, 1191.
16 Gerald N. Grob, 'Creation of the National Institutes of Mental Health', *Public Health Reports*, 111 (1996), pp. 378–80.
17 Grob, 'Government and Mental Health Policy', p. 484.
18 Ibid., p. 485.
19 Reginald S. Lourie, 'The Joint Commission on the Mental Health of Children', *American Journal of Psychiatry*, 122 (1965/6), p. 1280.
20 Charles Hersch, 'The Clinician and the Joint Commission Report: A Dialogue', *Journal of the American Academy of Child Psychiatry*, 10 (1971), p. 407.
21 John F. Kennedy, 'Message from the President of the United States Relative to Mental Illness and Mental Retardation', *American Journal of Psychiatry*, 120 (1963/4), p. 729.
22 C. H. Hardin Branch, 'Presidential Address: Preparedness for Progress', *American Journal of Psychiatry*, 120 (1963/4), p. 2.

23 Ibid.
24 Council of the APA, 'A Tribute to John Fitzgerald Kennedy', *American Journal of Psychiatry*, 120 (1963/4), unnumbered addendum between pp. 728 and 729.
25 Pressman, *Last Resort*, pp. 355–6.
26 Grob, *From Asylum to Community*, p. 100; Hale, *Rise and Crisis*; Edward Shorter, *A History of Psychiatry* (New York, 1997); John J. Leveille, 'Jurisdictional Competition and the Psychoanalytic Dominance of American Psychiatry', *Journal of Historical Sociology*, 15 (2002), p. 252.
27 Leveille, 'Jurisdictional Competition', pp. 252–3.
28 Eveoleen N. Rexford, 'A Developmental Concept of the Problem of Acting Out', *Journal of the American Academy of Child Psychiatry*, 2 (1963), pp. 6–21; Charles A. Malone, 'Some Observations on Children of Disorganized Families and Problems of Acting Out', *Journal of the American Academy of Child Psychiatry*, 2 (1963), pp. 22–49; David E. Reiser, 'Observations of Delinquent Behavior in Very Young Children', *Journal of the American Academy of Child Psychiatry*, 2 (1963), pp. 50–71.
29 Albert J. Solnit, 'Who Deserves Child Psychiatry? A Study in Priorities', *Journal of the American Academy of Child Psychiatry*, 5 (1966), p. 3.
30 Mark A. Stewart, 'Correspondence: Dynamic Orientation', *American Journal of Psychiatry*, 117 (1960), p. 85.
31 L. Borje Lofgren, 'A Comment on "Swedish Psychiatry"', *American Journal of Psychiatry*, 116 (1959), pp. 83–4.
32 Rexford, 'A Developmental Concept', pp. 9–10; Reiser, 'Observations of Delinquent Behavior', pp. 50, 53, 67; Jules Schrager, Janet Lindy, Saul Harrison, John McDermott and Paul Wilson, 'The Hyperkinetic Child: An Overview of the Issues', *Journal of the American Academy of Child Psychiatry*, 5 (1966), p. 529; D. S. Leventhal, 'The Significance of Ego Psychology for the Concept of Minimal Brain Dysfunction in Children', *Journal of the American Academy of Child Psychiatry*, 7 (1968), pp. 242–51; C. M. Heinicke and L. H. Strassman, 'Toward More Effective Research on Child Psychotherapy', *Journal of the American Academy of Child Psychiatry*, 14 (1975), pp. 561–88.
33 George A. Rogers, 'Methylphenidate Interviews in Psychotherapy', *American Journal of Psychiatry*, 117 (1960/1), p. 549; W. Smith, 'Trifluoperazine in Children and Adolescents with Marked Behavior Problems', *American Journal of Psychiatry*, 121 (1964/5), p. 703.

34 J. Weinreb and R. M. Counts, 'Impulsivity in Adolescents and Its Therapeutic Management', *Archives of General Psychiatry*, 2 (1960), pp. 549–50.
35 Alexander Thomas, Herbert Birch, Stella Chess and Lillian C. Robbins, 'Individuality in Responses of Children to Similar Environmental Situations', *American Journal of Psychiatry*, 116 (1960), p. 798; Rexford, 'A Developmental Concept', pp. 10–11; Reiser, 'Observations of Delinquent Behavior', p. 53.
36 Rexford, 'A Developmental Concept', p. 11; Adelaide M. Johnson and S. A. Szurek, 'The Genesis of Antisocial Acting Out in Children and Adults', in *Learning and Its Disorder: Clinical Approaches to the Problems of Childhood*, ed. Irving N. Berlin and S. A. Szurek (Palo Alto, CA, 1965), p. 136; Esther S. Battle and Beth Lacey, 'A Context for Hyperactivity in Children over Time', *Child Development*, 43 (1972), pp. 757, 772.
37 Kathleen W. Jones, *Taming the Troublesome Child: American Families, Child Guidance and the Limits of Psychiatric Authority* (Cambridge, MA, 1999), p. 210.
38 Heather Munro Prescott, *A Doctor of Their Own: The History of Adolescent Medicine* (Cambridge, MA, 1998), p. 108.
39 E. Kahn, 'Is Psychotherapy Science?', *American Journal of Psychiatry*, 117 (1960/1), p. 755; Henry A. Davidson, 'The Image of the Psychiatrist', *American Journal of Psychiatry*, 121 (1964/5), pp. 329–34; Robert H. Felix, 'The Image of the Psychiatrist: Past, Present and Future', *American Journal of Psychiatry*, 121 (1964/5), p. 319; Leon Eisenberg, 'Discussion of Dr. Solnit's Paper "Who Deserves Child Psychiatry? A Study in Priorities"', *Journal of the American Academy of Child Psychiatry*, 5 (1966), p. 20; Judd Marmor, 'The Current Status of Psychoanalysis in American Psychiatry', *American Journal of Psychiatry*, 125 (1968/9), p. 679.
40 John S. Werry, 'The Use of Psychotropic Drugs in Children', *Journal of the American Academy of Child Psychiatry*, 16 (1977), p. 463.
41 Jonathan Michel Metzl, *Prozac on the Couch: Prescribing Gender in the Era of Wonder Drugs* (Durham, NC, 2003), p. 35.
42 Solnit, 'Who Deserves Child Psychiatry', p. 3.
43 Eisenberg, 'Discussion', pp. 20–21.
44 E. A Grootenboer, 'The Relation of Housing to Behavior Disorder', *American Journal of Psychiatry*, 119 (1962/3), p. 471; Malone, 'Some

Observations', pp. 22–3; Stella Chess, Alexander Thomas and Herbert G. Birch, 'Behavior Problems Revisited: Findings of an Anteroperspective Study', *Journal of the American Academy of Child Psychiatry*, 6 (1967), p. 330; John P. Spiegel, 'Social Change and Unrest: The Responsibility of the Psychiatrist', *American Journal of Psychiatry*, 125 (1967/8), pp. 1580–81.

45 Anonymous quoted in Henry A. Davidson, 'Comment: The Reversible Superego', *American Journal of Psychiatry*, 120 (1963/4), p. 192.

46 Eisenberg, 'Discussion', p. 23.

47 Hersch, 'The Clinician and the Joint Commission', p. 411.

48 S. A. Cermak, F. Stein and C. Abelson, 'Hyperactive Children and an Activity Group Therapy Model', *American Journal of Occupational Therapy*, 27 (1973), pp. 311–15.

49 Harold B. Levy, 'Amphetamines in Hyperkinetic Children', *Journal of the American Medical Association*, 216 (1971), p. 1865.

50 Ibid.

51 Eveoleen N. Rexford, 'Child Psychiatry and Child Analysis in the United States', *Journal of the American Academy of Child Psychiatry*, 1 (1962), p. 381.

52 Paulina F. Kernberg, 'The Problem of Organicity in the Child: Notes on Some Diagnostic Techniques in the Evaluation of Children', *Journal of the American Academy of Child Psychiatry*, 8 (1969), p. 537.

53 One exception, which might help to explain why play therapy was not used more often, is described in N. Carrey, 'Interview with Dr. Gabrielle "Gaby" Weiss', *Journal of the Canadian Academy of Child and Adolescent Psychiatry*, 18 (2004), p. 341.

54 Anna Freud, *Normality and Pathology in Childhood* (New York, 1965); Irwin Jay Knopf, *Childhood Psychopathology: A Developmental Approach* (Englewood Cliffs, NJ, 1979), pp. 165–6.

55 Leon Eisenberg, Anita Gilbert, Leon Cytryn and Peter A. Molling, 'The Effectiveness of Psychotherapy Alone and in Conjunction with Perphenazine or Placebo in the Treatment of Neurotic and Hyperactive Children', *American Journal of Psychiatry*, 116 (1960), p. 1092; Sidney Berman, 'Techniques of Treatment of a Form of Juvenile Delinquency, the Antisocial Character Disorder', *Journal of the American Academy of Child Psychiatry*, 3 (1964), p. 24; Edmund F. Kal, 'Organic Versus Functional Diagnoses', *American Journal of Psychiatry*,

125 (1969), p. 1128; Judith Rapoport, Alice Abramson, Duane Alexander and Ira Lott, 'Playroom Observations of Hyperactive Children on Medication', *Journal of the American Academy of Child Psychiatry*, 10 (1971), p. 531.

56 Kennedy, 'Message from the President', pp. 729–37.

57 Will Bradbury, 'An Agony of Learning', *Life* (October 1972); Irving Berstein, *Promises Kept: John F. Kennedy's New Frontier* (New York, 1991), p. 243.

58 Robert E. L. Faris and H. Warren Dunham, *Mental Disorders in Urban Areas* (Chicago, IL, 1939); August B. Hollingshead and Frederick C. Redlich, *Social Class and Mental Illness: A Community Study* (New York, 1958); Alexander Leighton, *My Name is Legion: Foundations for a Theory of Man in Relation to Culture* (New York, 1959); Leo Srole, Thomas S. Langner, Stanley T. Michael, Marvin K. Opler and Thomas A. C. Rennie, *Mental Health in the Metropolis: The Midtown Manhattan Study* (New York, 1962).

59 Spiegel, 'Social Change', pp. 1581–2; Leonard Duhl, 'Dr Duhl Replies', *American Journal of Psychiatry*, 123 (1966/7), pp. 701–11; Henry W. Brosin, 'Response to the Presidential Address', *American Journal of Psychiatry*, 124 (1967/8), p. 7.

60 APA, 'Position Statement on Crisis in Child Mental Health: Challenge for the 1970s, Final Report of the Joint Commission on the Mental Health of Children', *American Journal of Psychiatry*, 125 (1968/9), pp. 1197–1203.

61 Kennedy, 'Message from the President', p. 737.

62 Branch, 'Presidential Address', p. 10; Jack R. Ewalt, 'Presidential Address', *American Journal of Psychiatry*, 121 (1964/5), p. 980; Daniel Blain, 'Presidential Address: Novalescence', *American Journal of Psychiatry*, 122 (1965/6), p. 4; Henry W. Brosin, 'Presidential Address: Adaptation to the Unknown', *American Journal of Psychiatry*, 125 (1968/9), p. 7; Raymond S. Waggoner, Sr, 'Presidential Address: Cultural Dissonance and Psychiatry', *American Journal of Psychiatry*, 127 (1970/1), p. 1.

63 Anonymous, 'Editorial Statement', *Social Psychiatry*, 1 (1966), p. 1.

64 Sir David Henderson quoted in Joshua Bierer, 'Introduction to the Second Volume', *International Journal of Social Psychiatry*, 2 (1956), p. 8.

65 B. Lieber, 'Letter to the Editor', *International Journal of Social Psychiatry*,

2 (1956), pp. 235–7.

66 Michael Harrington, *The Other America* (New York, 1962).

67 Hans Selye, *The Stress of Life* (London, 1957).

68 Malone, 'Some Observations', pp. 22–3; Grootenboer, 'Relation of Housing', p. 471; George E. Gardner, 'Aggression and Violence – The Enemies of Precision Learning in Children', *American Journal of Psychiatry*, 128 (1971/2), p. 446.

69 Anonymous, 'Millions of Children Need Psychiatric Aid', JAMA, 209 (1969), p. 356.

70 Stella Chess, Alexander Thomas, Michael Rutter and Herbert G. Birch, 'Interaction of Temperament and Environment in the Production of Behavior Disturbances in Children', *American Journal of Psychiatry*, 120 (1963/4), p. 147.

71 Irving N. Berlin, 'The Atomic Age, the Nonlearning Child, the Parent', in *Learning and Its Disorders: Clinical Approaches to Problems of Childhood*, ed. Irving N. Berlin and S. A. Szurek (Palo Alto, CA, 1965), p. 84; Chess, Thomas and Birch, 'Behavior Problems Revisited', p. 330.

72 E. A. Goldstein and Leon Eisenberg, 'Child Psychiatry, Mental Deficiency', *American Journal of Psychiatry*, 121 (1964/5), pp. 655–6.

73 Eisenberg, 'Discussion', p. 23; Leon Eisenberg quoted in Jules Schrager, Janet Lindy, Saul Harrison, John McDermott and Wilson, 'The Hyperkinetic Child Syndrome: An Overview of the Issues', *Journal of the American Academy of Child Psychiatry*, 6 (1966), p. 530. See also Leon Eisenberg, 'Foreword', in *Formative Years: Children's Health in the United States, 1880–2000*, ed. Alexandra Minna Stern and Howard Markel (Ann Arbor, MI, 2002), pp. viii–xvi.

74 Irving Philips, Herbert C. Modlin, Irving N. Berlin, Leon Eisenberg, Howard P. Rome and Raymond W. Waggoner, 'The Psychiatrist, the APA, and Social Issues: A Symposium', *American Journal of Psychiatry*, 128 (1971/2), p. 684.

75 Berlin, 'Atomic Age', pp. 65–6.

76 Eleanor Pavenstedt, 'Introduction to the Symposium on Research on Infancy and Early Childhood', *Journal of the American Academy of Child Psychiatry*, 1 (1962), pp. 5–10; Eleanor Pavenstedt, 'Psychiatric Services for Underprivileged Children', *International Psychiatry Clinics*, 8 (1971), pp. 101–41.

77 Malone, 'Some Observations', pp. 22–3.
78 Lourie, 'Joint Commission', p. 1280.
79 APA, 'Position Statement', pp. 1197–8.
80 Joseph D. Noshpitz, 'Toward a National Policy for Children', *Journal of the American Academy of Child Psychiatry*, 13 (1974), p. 390.
81 David L. Bazelon, 'The Problem Child – Whose Problem?', *Journal of the American Academy of Child Psychiatry*, 13 (1974), p. 199.
82 Brosin, 'Response', pp. 7–8.
83 Brosin, 'Presidential Address', p. 5.
84 John W. Gardner quoted in Brosin, 'Presidential Address', p. 7.
85 Solnit, 'Who Deserves Child Psychiatry?', p. 7.
86 Ibid., p. 2.
87 Leo H. Bartemeier, 'The Future of Psychiatry: The Report on the Joint Commission on Mental Illness and Health', *American Journal of Psychiatry*, 16 (1959/60), p. 978.
88 Oscar B. Markey, 'Bridges or Fences?', *Journal of the American Academy of Child Psychiatry*, 2 (1963), p. 375; Edward J. A. Nuffield, 'Child Psychiatry Limited: A Conservative Viewpoint', *Journal of the American Academy of Child Psychiatry*, 7 (1968), pp. 217–21; Robert M. Eisendrath, 'A Lack of Zip and a Sense of Gold', *American Journal of Psychiatry*, 123 (1967/8), p. 708.
89 C. Keith Conners, 'Symptom Patterns in Hyperkinetic, Neurotic, and Normal Children', *Child Development*, 41 (1970), pp. 677–8.
90 John I. Langdell, 'Phenylketonuria: Some Effects of Body Chemistry on Learning', *Journal of the American Academy of Child Psychiatry*, 6 (1967), p. 166.
91 Rapoport et al., 'Playroom Observations', p. 524.
92 John S. Werry, 'An Overview of Pediatric Psychopharmacology', *Journal of the American Academy of Child Psychiatry*, 21 (1982), p. 3.
93 C. Keith Conners and Leon Eisenberg, 'The Effects of Methylphenidate on Symptomology and Learning in Disturbed Children', *American Journal of Psychiatry*, 120 (1963), p. 458.
94 Don Mahler, 'Review of the Film: *The Hyperactive Child*', *Exceptional Children*, 38 (1971/2), p. 161; Schrag and Divoky, *The Myth of the Hyperactive Child*, pp. 80–84.
95 Dorothea M. Ross and Sheila A. Ross, *Hyperactivity: Research, Theory, and Action* (New York, 1976), p. 99.

96 David Herzberg, *Happy Pills in America: From Miltown to Prozac* (Baltimore, MD, 2009), p. 27

97 Andrea Tone, *The Age of Anxiety: A History of America's Turbulent Affair with Tranquilizers* (New York, 2009); Nicolas Rasmussen, *On Speed: The Many Lives of Amphetamine* (New York, 2008).

98 JAMA, 209 (1969), pp. 609–10.

99 Leonard Cammer, 'Treatment Methods and Fashions in Treatment', *American Journal of Psychiatry*, 118 (1961/2), p. 448.

100 Ilina Singh, 'Bad Boys, Good Mothers, and the "Miracle" of Ritalin', *Science in Context*, 15 (2002), p. 593.

101 Eric Denhoff quoted in Robert Reinhold, 'Drugs That Help to Control the Unruly Child', *New York Times* (5 July 1970), p. 96.

102 Anonymous, 'Drugs Seem to Help Hyperactive Children', JAMA, 214 (1970), p. 2262; Larry B. Silver, 'The Playroom Diagnostic Evaluation of Children with Neurologically Based Learning Disabilities', *Journal of the American Academy of Child Psychiatry*, 15 (1976), p. 253; Leighton Y. Huey, Mark Zetin, David S. Jankowsky and Lewis L. Judd, 'Adult Minimal Brain Dysfunction and Schizophrenia', *American Journal of Psychiatry*, 134 (1977), pp. 1563–5; Werry, 'Use of Psychotropic Drugs', p. 453.

103 Leon Tec, 'An Additional Observation on Methylphenidate in Hyperactive Children', *American Journal of Psychiatry*, 127 (1970/1), p. 1424.

104 Maurice Laufer in Anonymous, 'Drugs Seem to Help Hyperactive Children', JAMA, 214 (1970), p. 2262; B. D. Garfinkel, C. D. Webster and L. Sloman, 'Methylphenidate and Caffeine in the Treatment of Children with Minimal Brain Dysfunction', *American Journal of Psychiatry*, 132 (1975), p. 723; A. R. Lucas and M. Weiss, 'Methylphenidate Hallucinosis', JAMA, 217 (1971) , pp. 1079–81.

105 Joaquim Puig-Antich, Laurence L. Greenhill, Jon Sassin, Edward J. Sachar, 'Growth Hormone, Prolactin and Cortisol Responses and Growth Patterns in Hyperkinetic Children Treated with Dextro-Amphetamine', *Journal of the American Academy of Child Psychiatry*, 17 (1976), p. 457.

106 Joseph O. Cole, 'Psychopharmacology: The Picture Is Not Entirely Rosy', *American Journal of Psychiatry*, 127 (1971), pp. 224–5.

107 Robert L. Spitzer and Dennis P. Cantwell, 'The DSM-III Classification of Psychiatric Disorders of Infancy, Childhood, and

Adolescence', *Journal of the American Academy of Child Psychiatry*, 18 (1979), pp. 356–70.

108 Werry, 'Overview', pp. 3, 8.

109 Michael Rutter and David Shaffer, 'DSM-III: A Step Forward or Back in Terms of the Classification of Child Psychiatric Disorders', *Journal of the American Academy of Child Psychiatry*, 18 (1979), pp. 371–94.

110 Spitzer and Cantwell, 'DSM-III', p. 363.

111 Felix, 'Image of the Psychiatrist', pp. 318–22.

112 Allan V. Horwitz, 'Pharmaceuticals and the Medicalization of Social Life', in *The Risks of Prescription Drugs*, ed. Donald W. Light (New York, 2010), p. 94.

113 Nick Clegg quoted in 'Nick Clegg on Mental Health Investment', BBC News, 2 February 2011, at www.bbc.co.uk, accessed 7 March 2011.

第四章　リタリン：魔法の弾丸か黒魔術か

1 Rock Brynner and Trent Stephens, *Dark Remedy: The Impact of Thalidomide and Its Revival as a Vital Medicine* (Cambridge, MA, 2001), pp. 122–61.

2 See James Mills, *Cannabis Britannica: Empire, Trade and Prohibition, 1800–1928* (Oxford, 2005); Virginia Berridge, *Opium and the People* (London, 1999).

3 James Mills, 'Cannabis in the Commons; Colonial Networks, Missionary Politics and the Origins of the Indian Hemp Drugs Commission 1893–4', *Journal of Colonialism and Colonial History*, 6 (2005).

4 Erika Dyck, *Psychedelic Psychiatry: LSD from Clinic to Campus* (Baltimore, MD, 2008), p. 53.

5 Ibid., p. 73.

6 Ibid., pp. 103–7.

7 Nicolas Rasmussen, *On Speed: The Many Lives of Amphetamine* (New York, 2008), p. 219.

8 Richard L. Myers, *The 100 Most Important Chemical Compounds* (Westport, CT, 2007), p. 178.

9 Ibid.; C. Stier, 'The Use of Ritalin, a Central Nervous System Stimulant, in Depressive States and for the Support of Electric Shock

Therapy', *Therapie der Gegenwart*, 94 (1955), pp. 92–5; George A. Rogers, 'Methylphenidate Interviews in Psychotherapy', *American Journal of Psychiatry*, 117 (1960/1), pp. 549–50.

10 Rasmussen, *On Speed*, pp. 27–35, 149–52.

11 Ilina Singh, 'Not Just Naughty: Fifty Years of Stimulant Drug Advertising', in *Medicating Modern America*, ed. Andrea Tone and Elizabeth Siegel Watkins (New York, 2007), pp. 134–5.

12 Nathan William Moon, 'The Amphetamine Years: A Study of the Medical Applications and Extramedical Consumption of Psychostimulant Drugs in the Postwar United States, 1945–1980', PhD thesis, Georgia Tech University, 2009, p. 56.

13 Moon, 'Amphetamine Years', pp. 150–52.

14 David Healy, *The Antidepressant Era* (Cambridge, MA, 1997), pp. 43–5.

15 Peter Schrag and Diane Divoky, *The Myth of the Hyperactive Child: And Other Means of Child Control* (New York, [1975] 1981), p. 84; Walter Sneader, *Drug Discovery: A History* (Chichester, 2005), pp. 432–45.

16 Anonymous, 'New Drug Rouses Mental Patients', *The Science News-Letter*, 68 (1955), p. 184; Anonymous, 'Drugs Check Oldsters Behavior Problems', *The Science News-Letter*, 68 (1955), p. 373; Anonymous, 'Drugs Help Oldsters', *The Science News-Letter*, 69 (1956), p. 68; Chauncy D. Leake, 'Newer Stimulant Drugs', *American Journal of Nursing*, 58 (1958), pp. 966–8.

17 Nancy Tomes, 'The Great American Medicine Show Revisited', *Bulletin of the History of Medicine*, 79 (2005), p. 635.

18 Ibid.

19 Moon, 'Amphetamine Years', p. 131.

20 Ibid., p. 56.

21 Christopher Windham, 'Ritalin Shows Promise in Treating Lethargy, Depression in Elderly', *Wall Street Journal* (17 July 2003), at www.aegis.org, accessed 15 March 2011; K. Ritchie, S. Artero, F. Portet, A. Brickman, J. Muraskin, E. Beanino, M. L. Ancelin and L. Carrière, 'Caffeine, Cognitive Functioning, and White Matter Lesions in the Elderly: Establishing Causality from Epidemiological Evidence', *Journal of Alzheimers Disease*, 20 (2010), pp. S161–6.

22 J. Leslie LeHew quoted in Moon, 'Amphetamine Years', p. 75.

23 Edward Shorter, *Before Prozac: The Troubled History of Mood Disorders in Psychiatry* (Oxford, 2009), pp. 39–41; Moon, 'Amphetamine Years',

pp. 57–9, 63–8, 79–83.

24 Anonymous, 'Images in Psychiatry: Charles Bradley, MD, 1902–1979', *American Journal of Psychiatry*, 155 (1998), p. 968.

25 C. Keith Conners and Leon Eisenberg, 'The Effects of Methylphenidate on Symptomology and Learning in Disturbed Children', *American Journal of Psychiatry*, 120 (1963/4), p. 458.

26 Peter Conrad, 'The Discovery of Hyperkinesis: Notes on the Medicalization of Deviant Behavior', *Social Problems*, 23 (1975), p. 16.

27 Frederic T. Zimmerman and Bessie B. Burgemeister, 'Action of Methyl-Phenidylacetate (Ritalin) and Resperine in Behavior Disorders of Children and Adults', *American Journal of Psychiatry*, 115 (1958/9), p. 325.

28 J. G. Millichap, 'The Paradoxical Effects of CNS Stimulants on Hyperkinetic Behavior', *International Journal of Neurology*, 10 (1975), pp. 241–51; M. J. Millard and L. J. Sandish, 'The Paradoxical Effect of Central Nervous System Stimulants on Hyperactivity: A Paradox Unexplained by the Rate-dependent Effect', *Journal of Nervous and Mental Disorders*, 170 (1982), pp. 499–501; C. E. Drouin, M. Page and B. D. Waterhouse, 'Methylphenidate Enhances Noradrenergic Transmission and Suppresses Mid- and Long-Latency Sensory Responses in the Primary Somatosensory Cortex of Awake Rats', *Journal of Neurophysiology*, 96 (2006), pp. 622–32.

29 George Lytton and Mauricio Knobel, 'Diagnosis and Treatment of Behavior Disorders in Children', *Diseases of the Nervous System*, 20 (1959), pp. 334–40.

30 Leon Eisenberg, Anita Gilbert, Leon Cytryn, Peter A. Molling, 'The Effectiveness of Psychotherapy Alone and in Conjunction with Perphenazine or Placebo in the Treatment of Neurotic and Hyper-kinetic Children', *American Journal of Psychiatry*, 116 (1959), pp. 1088–93.

31 Ibid., p. 1092.

32 Conners and Eisenberg, 'Effects of Methylphenidate', pp. 458–64.

33 Ibid., p. 458.

34 Leon Eisenberg, Roy Lachman, Peter A. Molling, Arthur Lockner, James D. Mizelle and C. Keith Conners, 'A Psychopharmacologic Experiment in a Training School for Delinquent Boys', *American Journal of Orthopsychiatry*, 33 (1963), pp. 431–47.

35 Conners and Eisenberg, 'Effects of Methylphenidate', p. 460.
36 Ibid., p. 461.
37 Zimmerman and Burgemeister, 'Action of Methyl-Phenidylacetate', p. 323; Joel Zrull, Jack C. Westman, Bettie Arthur and Dale L. Rice, 'A Comparison of Diazepam, D-Amphetamine, and Placebo in the Treatment of Hyperkinetic Syndrome in Children', *American Journal of Psychiatry*, 121 (1964/5), pp. 388–9; Gabrielle Weiss, Klaus Minde, Virginia Douglas, John Werry and Donald Sykes, 'Comparison of the Effects of Chlorpromazine, Dextroamphetamine and Methylphenidate on the Behaviour and Intellectual Functioning of Hyperactive Children', *Canadian Medical Association Journal*, 104 (1971), pp. 20–25.
38 Conners and Eisenberg, 'Effects of Methylphenidate', p. 462. Conners's caution foreshadows his role in the controversy over the Feingold diet and hyperactivity a decade later. Conners was one of the few researchers involved in the debates who vacillated regarding Feingold's hypothesis that food additives triggered hyperactivity. His opinion on the matter shifted back and forth numerous times, testifying not to his indecision, but his recognition of the highly complex nature of Feingold's hypothesis and how to test it (see chapter Five for more details). It should also be remembered that Eisenberg was one of the few biological psychiatrists who heartily supported the theory behind and action endorsed by social psychiatry.
39 Joel P. Zrull, 'Discussion', *American Journal of Psychiatry*, 120 (1963/4), pp. 463–4.
40 Robert Reinhold, 'Drugs That Help to Control the Unruly Child', *New York Times* (5 July 1970), p. 96.
41 Ibid.
42 Ibid.
43 Robert Reinhold, 'Rx for Child's Learning Malady', *New York Times* (3 July 1970), p. 27.
44 Ibid.
45 Ibid.
46 It is interesting that the two articles just cited, both written by Robert Reinhold, were published days after another article in the *New York Times*, written by another journalist, reporting that there would be a government study into fears that Ritalin was being over-prescribed.
47 Richard D. Young quoted in Robert Reinhold, 'Learning Parley

Divided on Drugs', *New York Times* (6 February 1968), p. 40.

48 Sidney J. Adler quoted in Reinhold, 'Learning Parley', p. 40.

49 Ibid.

50 Constance Holden, 'Amphetamines: Tighter Controls on the Horizon', *Science*, 194 (1976), pp. 1027–8; Rasmussen, *On Speed*, pp. 182–221.

51 Lester Grinspoon and Peter Hedblom, *Speed Culture: Amphetamine Use and Abuse in America* (Cambridge, MA, 1975), p. 11.

52 Harold M. Schmeck, Jr, 'Tighter Control Asked on 2 Drugs', *New York Times* (17 July 1971), p. 8.

53 Ibid.

54 Rasmussen, *On Speed*, p. 219.

55 Reinhold, 'Rx', p. 27.

56 Schrag and Divoky, *Myth of the Hyperactive Child*, p. 84; Leighton Y. Huey, Mark Zetin, David S. Janowsky and Lewis L. Judd, 'Adult Minimal Brain Dysfunction and Schizophrenia: A Case Report', *American Journal of Psychiatry*, 134 (1977), p. 1563; Stella Chess and Susan G. Gordon, 'Psychosocial Development and Human Variance', *Review of Research in Education*, 11 (1984), p. 35.

57 Robert M. Veatch, 'Drugs and Competing Drug Ethics', *Hastings Center Studies*, 2 (1974), p. 72.

58 Grinspoon and Hedblom, *Speed Culture*, p. 228.

59 Nat Hentoff, 'Drug-Pushing in the Schools: The Professionals (1)', *Village Voice* (25 May 1972), p. 21.

60 Ibid.

61 Schrag and Divoky, *Myth of the Hyperactive Child*, p. 84.

62 Leon Oettinger quoted in Schrag and Divoky, *Myth of the Hyperactive Child*, p. 85.

63 Ibid., p. 112.

64 Ibid., pp. 84–5, 111–16.

65 Ibid., pp. 111–12, 115–16.

66 Will Bradbury, 'An Agony of Learning', *Life* (14 October 1973).

67 Robert L. Sprague and Kenneth D. Gadow, 'The Role of the Teacher in Drug Treatment', *School Review*, 85 (1976), p. 121.

68 Weiss et al., 'Comparison of the Effects', p. 24.

69 Ibid.

70 Ibid., p. 20.

71 L. Oettinger, Jr and L. V. Majovski, 'Methylphenidate: A Review', *Southern Medical Journal*, 69 (1976), pp. 161–3.
72 J. O. Cole, 'Hyperkinetic Children: The Use of Stimulant Drugs Evaluated', *American Journal of Orthopsychiatry*, 45 (1975), pp. 28–37; M. Schleifer, G. Weiss, N. Cohen, M. Elman, E. Kruger, 'Hyperactivity in Preschoolers and the Effect of Methylphenidate', *American Journal of Orthopsychiatry*, 45 (1975), pp. 38–50.
73 Patricia O. Quinn and Judith L. Rapoport, 'One-Year Follow-up of Hyperactive Boys Treated with Imipramine or Methylphenidate', *American Journal of Psychiatry*, 132 (1975), pp. 241–5; Fay Shafto and Stephen Sulzbacher, 'Comparing Treatment Tactics with a Hyperactive Preschool Child: Stimulant Medication and Programmed Teacher Intervention', *Journal of Applied Behavior Analysis*, 10 (1977), pp. 13–20.
74 Leon Tec, 'An Additional Observation on Methylphenidate in Hyperactive Children', *American Journal of Psychiatry*, 127 (1970/1), p. 1424; Roger D. Freeman, 'Minimal Brain Dysfunction, Hyperactivity, and Learning Disorders: Epidemic or Episode?', *School Review*, 85 (1976), pp. 9–10; John S. Werry, 'The Use of Psychotropic Drugs in Children', *Journal of the American Academy of Child Psychiatry*, 16 (1977), p. 451.
75 Robert C. Schnackenberg, 'Caffeine as a Substitute for Schedule II Stimulants in Hyperkinetic Children', *American Journal of Psychiatry*, 130 (1973), pp. 796–8.
76 David Pineda, Alfredo Ardila, Monica Rosselli, Beatriz E. Arias, Gloria C. Henao, Luisa F. Gomez, Sylvia E. Mejia and Martha L. Miranda, 'Prevalence of Attention-Deficit/Hyperactivity Disorder Symptoms in 4- to 17-year-old Children in the General Population', *Journal of Abnormal Child Psychology*, 27 (1999), pp. 455–62.
77 Barry D. Garfinkel, Christopher D. Webster and Leon Sloman, 'Methylphenidate and Caffeine in the Treatment of Children with Minimal Brain Dysfunction', *American Journal of Psychiatry*, 132 (1975), pp. 723–8.
78 Robert D. Huestis, L. Eugene Arnold and Donald J. Smeltzer, 'Caffeine Versus Methylphenidate and d-Amphetamine in Minimal Brain Dysfunction: A Double-blind Comparison', *American Journal of Psychiatry*, 132 (1975), pp. 868–70; Philip Firestone, Jean Davey, John

T. Goodman and Susan Peters, 'The Effects of Caffeine and Methylphenidate on Hyperactive Children', *Journal of the American Academy of Child Psychiatry*, 17 (1978), pp. 445–56.

79 Richard A. Johnson, James B. Kenney and John B. Davis, 'Developing School Policy for Use of Stimulant Drugs for Hyperactive Children', *The School Review*, 85 (1976), p. 82.

80 Robert Maynard, 'Omaha Pupils Given "Behavior" Drugs', *Washington Post* (29 June 1970), p. A1; United States Congressional House Government and Operations Committee, 'Federal Involvement in the Use of Behavior Modification Drugs on Grammar School Children in the Right to Privacy Inquiry', 91st Congress, 2nd Session (Washington, DC, 1970).

81 Johnson, Kenney and Davis, 'Developing School Policy', pp. 91–2.

82 Ibid., p. 78.

83 H. Lennard, L. Epstein, A. Bernstein and D. Ransom, 'Hazards Implicit in Prescribing Psychoactive Drugs', *Science*, 169 (1970), pp. 438–41.

84 Mark Stewart quoted in Anonymous, 'Classroom Pushers', *Time* (26 February 1973), at www.time.com, accessed 23 March 2011.

85 Freeman, 'Minimal Brain Dysfunction', p. 11.

86 Klaus K. Minde, 'The Hyperactive Child', *Canadian Medical Association Journal*, 112 (1975), p. 130.

87 Ibid.

88 Fred F. Glancy, Jr, quoted in Diane Divoky, 'Learning-disability "Epidemic"', *New York Times* (15 January 1975), p. 61.

89 John Hurst quoted in Anonymous, 'Classroom Pushers'.

90 T. Paramenter quoted in Johnson, Kenney and Davis, 'Developing School Policy', pp. 80–81.

91 Anonymous, 'Classroom Pushers'.

92 Ibid.

93 Rasmussen, *On Speed*, pp. 233–4.

94 Ibid.

95 Minde, 'Hyperactive Child', p. 130.

96 Stanley Krippner, Robert Silverman, Michael Cavallo and Michael Healy, 'Stimulant Drugs and Hyperkinesis: A Question of Diagnosis', *Literacy Research and Instruction*, 13 (1974), p. 219.

97 Lawrence Diller, 'The Run on Ritalin: Attention Deficit Disorder and

Stimulant Treatment in the 1990s', *The Hastings Center Report*, 26 (1996), p. 12.
98 Maurice Laufer quoted in Reinhold, 'Drugs that Help Control the Unruly Child', p. 96.
99 Daniel M. Martin quoted in Anonymous, 'Those Mean Little Kids', *Time* (18 October 1968), at www.time.com, accessed 29 March 2011.
100 James Swanson quoted in Jonathan Leo, 'American Preschoolers on Ritalin', *Society* (January/February 2002), p. 53.
101 Sidney Adler quoted in Anonymous, 'Drugs for Learning', *Time* (10 August 1970), at www.time.com, accessed 29 March 2011.
102 Maurice Laufer quoted in Anonymous, 'Drugs for Learning'.
103 Adam Rafalovich, 'Disciplining Domesticity: Framing the ADHD Parent and Child', *Sociological Quarterly*, 42 (2001), p. 379.
104 Anonymous, 'Mean Little Kids'.
105 Ilina Singh, 'Bad Boys, Good Mothers, and the "Miracle" of Ritalin', *Science in Context*, 15 (2002), pp. 577–603.
106 Christopher McAllister, 'The (Re)Legitimization of State Violence in Britain and the USA', in *(Re)Constructing Cultures of Violence and Peace*, ed. Richard Jackson (Amsterdam, 2004), p. 46.
107 Ilina Singh and Kelly Kelleher, 'Neuroenhancement in Young People: Proposal for Research, Policy, and Clinical Management', *AJOB Neuroscience*, 1 (2010), p. 3.
108 Ibid., p. 9.
109 Steve Salvatore, 'Group Issues Guidelines for Monitoring Ritalin in Children', CNN International Edition online (9 November 1998), at www.edition.cnn.com, accessed 20 March 2011.
110 Fred A. Baughman, Jr, *The ADHD Fraud: How Psychiatry Makes 'Patients' out of Normal Children* (Victoria, BC, 2006), p.1.
111 Lawrence Smith, 'Death from Ritalin: The Truth behind ADHD', at www.ritalindeath.com, accessed 4 April 2011.
112 Thomas E. Wilens, Jefferson B. Prince, Thomas J. Spencer and Joseph Biederman, 'Stimulants and Sudden Death: What Is a Physician to Do?', *Pediatrics*, 118 (2006), p. 1215.
113 Steven E. Nissen, 'ADHD Drugs and Cardiovascular Risk', *New England Journal of Medicine*, 354 (2006), pp. 1147–8.
114 Leslie Iverson, *Speed, Ecstasy, Ritalin: The Science of Amphetamines* (Oxford, [2006] 2008), p. 64.

115 Matthew Knight, 'Stimulant Drug Therapy for Attention-Deficit Disorder (with or without Hyperactivity) and Sudden Cardiac Death', *Pediatrics*, 119 (2007), pp. 154–5.
116 Wilens et al., 'Stimulants and Sudden Death', p. 1215.
117 Lydia Furman, 'Stimulants and Sudden Death: What Is the Real Risk?' *Pediatrics*, 119 (2007), p. 409.
118 Leo, 'American Preschoolers on Ritalin', p. 55.
119 Rasmussen, *On Speed*, p. 259.

第五章　代替の治療的接近法

1 Cleo Jeppson quoted in Elaine Jarvik, 'The Calming of the Hyperactive', *Utah Holiday* (May 1978), p. 48.
2 Jarvik, 'Calming of the Hyperactive', p. 50.
3 William McLennand, 'Hyperactive Children', *American Psychologist*, 35 (1980) pp. 392–3.
4 L. Eugene Arnold, 'Alternative Treatments for Adults with Attention-Deficit Hyperactivity Disorder (ADHD)', *Annals of the New York Academy of Sciences*, 931 (2001), pp. 310–41.
5 Francis Hare, *The Food Factor in Disease* (London, 1905); B. Raymond Hoobler, 'Some Early Symptoms Suggesting Protein Sensitization in Infancy', *American Journal of Diseases of Children*, 12 (1916), pp. 129–33; W. Ray Shannon, 'Neuropathic Manifestations in Infants and Children as a Result of Anaphylactic Reaction to Foods Contained in Their Dietary', *American Journal of Disease of Children*, 24 (1922), pp. 89–94; Arthur C. Coca, *Familial Nonreaginic Food-allergy* (Springfield, IL, 1943); Albert H. Rowe, *Clinical Allergy Due to Foods, Inhalants, Contactants, Fungi, Bacteria and Other Causes* (London, 1937); Theron G. Randolph, 'Allergy as a Causative Factor of Fatigue, Irritability and Behavior Problems of Children', *Journal of Pediatrics*, 31 (1947), pp. 560–72; H. M. Davison, 'Cerebral Allergy', *Southern Medical Journal*, 42 (1949), pp. 712–16. Other allergists, particularly those influenced by psychoanalysis, believed that the relationship flowed in the other direction. Allergies were a psychosomatic phenomenon triggered by emotional disturbance. Carla Keirns, 'Better Than Nature: The Changing Treatment of Asthma and Hay Fever in the United States, 1910–1945', *Studies in History and*

Philosophy of Biological and Biomedical Sciences, 34 (2003), pp. 511–31; Mark Jackson, '"Allergy Con Amore": Psychosomatic Medicine and the "Asthmogenic Home" in the Mid-twentieth Century', in *Health and the Modern Home*, ed. Mark Jackson (New York, 2007), pp. 153–74.

6 Shannon, 'Neuropathic Manifestations', p. 91.

7 T. Wood Clarke, 'The Relation of Allergy to Character Problems in Children: A Survey', *Annals of Allergy*, 8 (1950), pp. 175–87.

8 Ibid., p. 178.

9 Frederic Speer, 'The Allergic Tension-Fatigue Syndrome in Children', *International Archives of Allergy and Applied Immunology*, 12 (1958), pp. 207–14.

10 William G. Crook, Walton W. Harrison and Stanley E. Crawford, 'Allergy – The Unanswered Challenge in Pediatric Research, Education and Practice', *Pediatrics*, 21 (1958), pp. 649–54.

11 Theron G. Randolph, 'Clinical Ecology as It Affects the Psychiatric Patient', *International Journal of Social Psychiatry*, 12 (1966), p. 251.

12 M. A. Stewart, 'Hyperactive Children', *Scientific American*, 222 (1970), p. 94; Oliver J. David, 'Association between Lower Level Lead Concentrations and Hyperactivity in Children', *Environmental Health Perspectives*, 7 (1974), pp. 17–25.

13 R. R. Byers quoted in David, 'Lower Lead Concentrations', pp. 18–19.

14 David, 'Lower Lead Concentrations'.

15 E. K. Silbergeld and A. M. Goldberg, 'Hyperactivity: A Lead-induced Behavior Disorder', *Environmental Health Perspectives*, 7 (1974), pp. 227–32.

16 David, 'Lower Lead Concentrations', p. 24.

17 C. J. Bullpitt, 'Lead and Hyperactivity', *Lancet* (25 November 1972), p. 1144.

18 D. Krehbiel, G. A. Davis, L. M. LeRoy and R. E. Bowman, 'Absence of Hyperactivity in Lead-exposed Developing Rats', *Environmental Health Perspectives*, 18 (1976), pp. 147–57.

19 J. T. Nigg, M. Nikolas, G. Mark Knottnerus, K. Cavanagh and K. Friderici, 'Confirmation and Extension of Association of Blood Level Lead with Attention-Deficit/Hyperactivity Disorder (ADHD) and ADHD Symptom Domains and Population-typical Exposure Levels', *Journal of Child Psychology and Psychiatry*, 51 (2010), pp. 58–65; Paul A. Eubig, Andréa Aguiar and Susan L. Schantz, 'Lead and PCBs as Risk

Factors for Attention Deficit/Hyperactivity Disorder', *Environmental Health Perspectives*, 118 (2010), pp. 1654–67; Anonymous, 'Poisoning the Mind', *The Economist* (4 February 2010).

20 Nachum Vaisman, Nehemia Kaysar, Yahalomit Zaruk-Adasha, Dori Pelled, Gérard Brichon, Georges Zwingelstein and Jacques Bodennec, 'Correlation between Changes in Blood Fatty Acid Composition and Visual Sustained Attention Performance in Children with Inattention: Effect of Dietary n–3 Fatty Acids Containing Phospholipids', *American Journal of Clinical Nutrition*, 87 (2008), pp. 1070–80; M. Arns, S. de Ridder, M. Breteler and A. Coenen, 'Efficacy of Neurofeedback Treatment in ADHD: The Effects on Inattention, Impulsivity and Hyperactivity: A Meta-analysis', *Clinical EEG and Neuroscience*, 40 (2009), pp. 180–89; J. Rucklidge, M. Taylor and K. Whitehead, 'Effect of Micronutrients on Behavior and Mood in Adults with ADHD: Evidence from an 8-Week Open Label Trial with Natural Extension', *Journal of Attention Disorders*, 15 (2011), pp. 79–91.

21 For more on the history of the Feingold hypothesis, see: Matthew Smith, *An Alternative History of Hyperactivity: Food Additives and the Feingold Diet* (New Brunswick, NJ, 2011).

22 Benjamin F. Feingold, *Why Your Child Is Hyperactive* (New York, 1974), pp. 1–3.

23 Feingold, *Why Your Child Is Hyperactive*, p. 11

24 Ibid., p. 17.

25 Feingold's theory was also reported in less reputable publications, such as the *National Enquirer* and *Penthouse*.

26 Morton Mintz, 'Study Links Food Additives to Hyperactive Children', *Washington Post* (29 October 1973), pp. A1, A9; United States Congress, 'Food Additives and Hyperactivity in Children', USA Congressional Record 119 (30 October 1973), pp. S1936–19742.

27 Ben F. Feingold, *Introduction to Clinical Allergy* (Springfield, IL, 1973). Feingold's list of publications on topics unrelated to hyperactivity is too long to be listed here, but included publications in *California Medicine*, *JAMA*, *Experimental Parasitology*, *Proceedings of the Society for Experimental Biology and Medicine*, *Psychosomatic Medicine* and *Annals of Allergy*.

28 Feingold would later publish his hyperactivity theory in less

prestigious publications, such as the *Delaware Medical Journal* and *Ecology of Disease*. Ben F. Feingold, 'A View from the Other Side [A Speech to the Newspaper Food Editors and Writers Association]', (Milwaukee, WI, 8 June 1977), at www.feingold.org, accessed 4 March 2011.

29 Ben F. Feingold quoted in C. Keith Conners, *Food Additives and Hyperactive Children* (New York, 1980), p. 12.

30 John S. Werry, 'Food Additives and Hyperactivity', *Medical Journal of Australia*, 2 (1976), p. 282.

31 Harvey Levenstein, *Paradox of Plenty: A Social History of Eating in Modern America* (Oxford, 1993), p. 112.

32 NACHFA, *Report to the Nutrition Foundation* (New York, 1975).

33 NACHFA, *Final Report to the Nutrition Foundation* (New York, 1980); American Council on Science and Health, *Food Additives and Hyperactivity* (Summit, NJ, 1984); David Rosner and Gerald Markowitz, 'Industry Challenges to the Principle of Prevention in Public Health: The Precautionary Principle in Historical Perspective', *Public Health Reports*, 117 (2002), pp. 508–9.

34 Esther H. Wender, 'Food Additives and Hyperkinesis', *American Journal of Diseases of Children*, 131 (1977) pp. 1204–6. Such concerns were rebuffed in subsequent studies which calculated exactly how much vitamin C was consumed by children on the diet. Joanna Dwyer, Patricia H. Harper, Charles H. Goyette and C. Keith Conners, 'Nutrient Intakes of Children on the Hyperkinesis Diet', *Journal of the American Dietetic Association*, 73 (1980), pp. 515–20.

35 Feingold, *Why Your Child Is Hyperactive*, pp. 36–7.

36 National Institutes of Health, 'Defined Diets and Childhood Hyperactivity', NIH Consensus Statement Online, 4 (13–15 January 1982), at www.consensus.nih.gov, accessed 7 April 2011.

37 C. M. Carter, M. Urbanowicz, R. Hemsley, L. Mantilla, S. Strobel, P. J. Graham and E. Taylor, 'Effects of a Few Food Diet in Attention Deficit Disorder', *Archives of Disease in Childhood*, 69 (1993), p. 568.

38 NACHFA, *Final Report*, p. 10.

39 Bernard Rimland, 'The Feingold Diet: An Assessment of the Reviews by Mattes, by Kavale and Forness and Others', *Journal of Learning Disabilities*, 16 (1983), p. 331.

40 Terry L. Rose, 'The Functional Relationship between Artificial Food

Colors and Hyperactivity', *Journal of Applied Behavior Analysis*, 11 (1978), p. 441; James W. Swanson and Marcel Kinsbourne, 'Food Dyes Impair Performance of Hyperactive Children on a Laboratory Learning Test', *Science*, 207 (1980), pp. 1485–7.

41 NACHFA, *Final Report*, p. 10.

42 T. J. Sobotka, 'Estimates of Average, 90th Percentile and Maximum Daily Intakes of FD & C Artificial Food Colors in One Day's Diets among Two Age Groups of Children', *Food and Drug Administration Memorandum*, July 1976.

43 NACHFA, *Final Report*, p. 11.

44 Anonymous, 'Feingold's Regimen for Hyperkinesis', *Lancet*, 2 (1979), p. 617.

45 J. Preston Harley, Roberta S. Ray, Lawrence Tomasi, Peter L. Eichman, Charles G. Matthews, Raymond Chun, Charles S. Cleeland and Edward Traisman, 'Hyperkinesis and Food Additives: Testing the Feingold Hypothesis', *Pediatrics*, 61 (1978), p. 825.

46 Ben F. Feingold, 'Hyperkinesis and Learning Disabilities Linked to the Ingestion of Artificial Food Colors and Flavors', Speech to the American Academy of Pediatrics, New York Hilton Hotel, 8 November 1977, at www.feingold.org, accessed 28 January 2009; J. Ivan Williams and Douglas M. Cram, 'Diet in the Management of Hyperkinesis: A Review of the Tests of Feingold's Hypotheses', *Canadian Psychiatric Association Journal*, 23 (1978), pp. 245–6; Bernard Weiss, 'Food Additives as a Source of Behavioral Disturbance in Children', *Neurotoxicology*, 7 (1986), p. 200.

47 Conners, *Food Additives and Hyperactive Children*, p. 39.

48 Mortimer D. Gross, Ruth A. Tofanelli, Sharyl M. Butzirus and Earl W. Snodgrass, 'The Effects of Diets Rich in and Free from Additives on the Behaviour of Children with Hyperkinetic and Learning Disorder', *Journal of the American Academy of Child and Adolescent Psychiatry*, 26 (1987), pp. 54–5.

49 Harley et al., Hyperkinesis and Learning Disabilities', p. 821; Feingold, 'Hyperkinesis and Learning Disabilities'.

50 J. A. Mattes and R. Gittelman, 'Effects of Artificial Food Colorings in Children with Hyperactive Symptoms', *Archives of General Psychiatry*, 38 (1981), p. 717.

51 C. Keith Conners, *Feeding the Brain: How Foods Affect Children* (New

York, 1989), p. 12.

52 Williams and Cram, 'Diet in the Management of Hyperkinesis', p. 243.

53 Bonnie J. Kaplan, Jane McNicol, Richard A. Conte, H. K. Moghadam, 'Dietary Replacement in Preschool-aged Hyperactive Boys', *Pediatrics*, 83 (1989), p. 7.

54 Ibid., p. 53.

55 Rimland, 'The Feingold Diet', p. 331.

56 Werry, 'Food Additives', p. 282.

57 Ibid.

58 William G. Crook, 'Adverse Reactions to Food Can Cause Hyperkinesis', *American Journal of Diseases of Childhood*, 132 (1978), pp. 819–20.

59 Feingold, *Why Your Child Is Hyperactive*, p. 160.

60 Ibid.

61 Benjamin F. Feingold, 'The Role of Diet in Behaviour', *Ecology of Disease*, 1 (1982), pp. 154–5.

62 For more on Feingold families, see Smith, *Alternative History of Hyperactivity*, chapter Eight.

63 Jeffrey A. Mattes, 'The Feingold Diet: A Current Reappraisal', *Journal of Learning Disabilities*, 16 (1983), p. 319.

64 B. Bateman, J. O. Warner, E. Hutchinson, T. Dean, P. Rowlandson, C. Grant, J. Grundy, C. Fitzgerald and J. Stephenson, 'The Effects of a Double-blind, Placebo Controlled, Artificial Food Colourings and Benzoate Preservative Challenge on Hyperactivity in a General Population Sample of Preschool Children', *Archives of Disease in Childhood*, 89 (2004), pp. 506–11.

65 Donna McCann, Angelina Barrett, Alison Cooper, Debbie Crumpler, Lindy Dalen, Kate Grimshaw, Elizabeth Kitchin, Kris Lok, Lucy Porteous, Emily Prince, Edmund Sonuga-Barke, John O. Warner and Jim Stevenson, 'Food Additives and Hyperactive Behaviour in 3-year-old and 8/9-year-old Children in the Community: A Randomised, Double-Blinded, Placebo-Controlled Trial', *Lancet*, 370 (2007), p. 1566.

66 Ibid.

67 FSA, 'FSA Advice to Parents on Food Colours and Hyperactivity', at www.food.gov.uk, accessed 14 April 2011; EFSA, 'EFSA Publishes Safety Assessments of Three Food Colours' (21 April 2010), at www.efsa.europa.eu, accessed 14 April 2011.

68 Alison Schonwald, 'ADHD and Food Additives Revisited', AAP *Grand Rounds*, 19 (2008), p. 17.

69 Steven Reinberg, 'FDA Panel Delays Action on Dyes Used in Foods' (31 March 2011), http://health.msn.com, accessed 14 April 2011.

第六章　世界の多動症

1 ADHD World Federation, at www.adhd-federation.org, accessed 22 November 2011.

2 Guilherme Polanczck, Maurício Silva de Lima, Bernardo Lessa Horta, Joseph Biederman and Luis Augusto Rohde, 'The Worldwide Prevalence of ADHD: A Systematic and Metaregression Analysis', *American Journal of Psychiatry*, 164 (2007), pp. 942–8.

3 Terrie E. Moffit and Maria Melchior, 'Why Does the Worldwide Prevalence of Childhood Attention Deficit Hyperactivity Disorder Matter?', *American Journal of Psychiatry*, 164 (2007), pp. 856.

4 Polanczck et al., 'Worldwide Prevalence', p. 947.

5 Steven V. Faraone, Joseph Sergeant, Christopher Gillberg and Joseph Biederman, 'The Worldwide Prevalence of ADHD: Is It an American Condition?', *World Psychiatry*, 2 (2003), p. 104.

6 Other researchers have done similar reviews of the epidemiological literature, but have only focused on the 1990s, which similarly skews the epidemiology of hyperactivity in the long term. Faraone et al., 'Worldwide Prevalence'.

7 Horacio Fabrega, Jr, 'Cultural and Historical Foundations of Psychiatric Diagnosis', in *Culture and Psychiatric Diagnosis: A DSM-IV Perspective*, ed. Juan E. Mezzich, Arthur Kleinman, Horacio Fabrega, Jr, and Delores L. Parron (Washington, DC, 1996), pp. 3–12.

8 Dana Birksted-Breen, Sarah Flanders and Alain Gibealt, eds, *Reading French Psychoanalysis* (London, 2009).

9 Adam Feinstein, *A History of Autism: Conversations with the Pioneers* (London, 2010), p. 6.

10 CDC, 'Increasing Prevalence of Parent-Reported Attention-Deficit/Hyperactivity Disorder among Children – United States, 2003 and 2007', *Morbidity and Mortality* Weekly Report, 59 (2010), pp. 1439–43, at www.cdc.gov, accessed 20 April 2011.

11 Dominique P. Béhague, 'Psychiatry and Politics in Pelotas, Brazil:

The Equivocal Quality of Conduct Disorder and Related Diagnoses', *Medical Anthropological Quarterly*, 23 (2009), pp. 455–82.

12 See Erika Dyck and Christopher Fletcher, eds, *Locating Health: Historical and Anthropological Investigations of Place and Health* (London, 2010).

13 M. Roy Schwartz, 'Globalization and Medical Education', *Medical Teacher*, 23 (2001), pp. 533–4.

14 Ethan Watters, *Crazy Like Us: The Globalization of the Western Mind* (New York, 2011). Watters' book is also published as *Crazy Like Us: The Globalization of the American Psyche.*

15 Sami Timimi and Begum Maitra, 'ADHD and Globalization', in *Rethinking ADHD: From Brain to Culture*, ed. Sami Timimi and Jonathan Leo (Basingstoke, 2009), pp. 203–4.

16 Ibid., p. 204.

17 Ibid., p. 209.

18 Pierre Elliot Trudeau, 'Speech to the Press Club', 25 March 1969, at http://archives.cbc.ca, accessed 21 April 2011.

19 Ed Kromer, 'Sleeping with the Elephant', *The McGill Reporter* (21 November 2002), at www.mcgill.ca, accessed 21 April 2011; CDC, 'Uninsured Americans: Newly Released Health Insurance Statistics', at www.cdc.gov, accessed 21 April 2011.

20 Stuart Laidlaw, 'Public Health Care Scores Big as MDs Study Privatization' (12 August 2009), at www.healthzone.ca, accessed 21 April 2011.

21 Abraham Flexner, *Medical Education in the United States and Canada* (New York, 1910).

22 Patrick Sullivan, 'Privatization If Necessary, Not Necessarily Privatization: CMA' (19 August 2005), at www.cma.ca, accessed 21 April 2011.

23 Sidney Katz, '"Speed" for Unruly Pupils Questioned', *Toronto Star* (25 March 1971); Anonymous, 'Accidents in the Home Threaten the Pre-Schooler', *Toronto Star* (22 July 1971).

24 J. Mackay, 'The Psychiatric Problems of the Teenager', *Canadian Family Physician*, 14 (1968), pp. 21–6.

25 P. Susan Stephenson, 'Drugs in Child Psychiatry', *Canadian Family Physician*, 15 (1969), p. 32.

26 The team's long list of hyperactivity-related publications began with J. S. Werry, Gabrielle Weiss and Virginia Douglas, 'Studies on the

Hyperactive Child – I. Some Preliminary Findings', *Canadian Psychiatric Association Journal*, 9 (1964), pp. 120–30.

27 Gabrielle Weiss quoted in N. Carrey, 'Interview with Dr Gabrielle "Gaby" Weiss', *Journal of the Canadian Academy of Child and Adolescent Psychiatry*, 18 (2004), p. 341.

28 Oddly, Weiss's reflections about the effectiveness of Chlorpromazine differ from the findings she and her team published in other articles, which state that the drug did reduce the hyperactivity in most children studied. J. S. Werry, Gabrielle Weiss, Virginia Douglas and Judith Martin, 'Studies on the Hyperactive Child – III: The Effects of Chlorpromazine upon Behavior and Learning Ability', *Journal of the American Academy of Child Psychiatry*, 5 (1966), pp. 292–312.

29 Gabrielle Weiss, Elena Kruger, Ursel Danielson and Meryl Elman, 'Effect of Long-term Treatment of Hyperactive Children with Methylphenidate' *Canadian Medical Association Journal*, 112 (1975), pp. 159–65; L. Hechtman, G. Weiss, J. Finkelstein, A. Werner and R. Benn, 'Hyperactives as Young Adults: Preliminary Report', *Canadian Medical Association Journal*, 115 (1976), pp. 625–30; Lily Hechtman, Gabrielle Weiss, 'Long-term Outcome of Hyperactive Children', *American Journal of Orthopsychiatry*, 53 (1983), pp. 532–41.

30 Lily Hechtman, Gabrielle Weiss and Kay Metrakos, 'Hyperactive Individuals as Young Adults: Current and Longitudinal Electro-encephalographic Evaluation and Its Relation to Outcome', *Canadian Medical Association Journal*, 118 (1978), p. 919; G. Weiss, L. Hechtman, T. Perlman, J. Hopkins and A. Wener, 'Hyperactives as Young Adults: A Controlled Prospective Follow-up of 75 Children', *Archives of General Psychiatry*, 36 (1979), pp. 675–81; B. Greenfield, L. Hechtman and G. Weiss, 'Two Subgroups of Hyperactives as Adults: Correlations of Outcome', *Canadian Journal of Psychiatry*, 31 (1986), pp. 505–8.

31 L. Hechtman, G. Weiss, T. Perlman, 'Hyperactives as Young Adults: Past and Current Substance Abuse and Antisocial Behavior', *American Journal of Orthopsychiatry*, 54 (1984), pp. 415–25.

32 Weiss quoted in Carrey, 'Interview', p. 341.

33 Ibid.

34 G. Weiss, L. Hechtman and T. Perlman, 'Hyperactives as Young Adults: School, Employer, and Self-Rating Scales Obtained during Ten-year Follow-up Evaluation', *American Journal of Orthopsychiatry*,

48 (1978), pp. 438–45.
35 K. K. Minde and Nancy J. Cohen, 'Hyperactive Children in Canada and Uganda: A Comparative Evaluation', *Journal of the American Academy of Child Psychiatry*, 17 (1978), pp. 476–87.
36 Ibid., pp. 483–4.
37 Klaus K. Minde, 'The Hyperactive Child', *Canadian Medical Association Journal*, 112 (1975), p. 130.
38 N. J. Cohen and K. Minde, 'The "Hyperactive Syndrome" in Kindergarten: Comparison of Children with Pervasive and Situational Symptoms', *Journal of Child Psychology and Psychiatry*, 24 (1983), pp. 443–55.
39 Donald H. Sykes, Virginia I. Douglas, Gabrielle Weiss and Klaus K. Minde, 'Attention in Hyperactive Children and the Effect of Methylphenidate (Ritalin)', *Journal of Child Psychology and Psychiatry*, 12 (1971), pp. 129–39.
40 Ibid.; Donald H. Sykes, Virginia I. Douglas and Gert Morgenstern, 'The Effect of Methylphenidate (Ritalin) on Sustained Attention in Hyperactive Children', *Psychopharmacologia*, 25 (1972), pp. 262–74; V. I. Douglas, 'Stop, Look and Listen: The Problem of Sustained Attention and Impulse Control in Hyperactive and Normal Children', *Canadian Journal of Behavioural Science*, 4 (1972), pp. 259–82; Donald H. Sykes, Virginia I. Douglas and Gert Morgenstern, 'Sustained Attention in Hyperactive Children', *Journal of Child Psychology and Psychiatry*, 14 (1973), pp. 213–20.
41 J. E. Goggin, 'Sex Difference in the Activity Level of Preschool Children as a Possible Precursor of Hyperactivity', *Journal of Genetic Psychology*, 127 (1975), pp. 75–81; A. James and E. Taylor, 'Sex Differences in the Hyperkinetic Syndrome of Childhood', *Journal of Child Psychology and Psychiatry*, 31 (1990), pp. 437–46.
42 P. O. Quinn, 'Treating Adolescent Girls and Women with ADHD: Gender-specific Issues', *Journal of Clinical Psychology*, 61 (2005), pp. 579–87.
43 Ray Holland, 'Hyperactivity in Children', *Canadian Medical Association Journal*, 140 (1989), pp. 896–7.
44 Canadian Paediatric Society, 'Use of Methylphenidate for Attention Deficit Hyperactivity Disorder', *Canadian Medical Association Journal*, 142 (1990), pp. 817–18.

45 J. L. Rapoport, I. T. Lott, D. F. Alexander and A. U. Abramson, 'Urinary Noradrenaline and Playroom Behaviour in Hyperactive Children', *Lancet*, 296 (1970), p. 1141.

46 Mark A. Stewart, 'Urinary Noradrenaline and Playroom Behaviour in Hyperactive Children', *Lancet*, 297 (1971), p. 140.

47 J.W.G. Gibb and J. F. MacMahon, 'Arrested Mental Development Induced by Lead-Poisoning', BMJ, 1 (1955), pp. 320–23; D. A. Pond, 'Psychiatric Aspects of Epileptic and Brain-damaged Children', BMJ, 2 (1961), pp. 1377–82, 1454–9; Philip Graham and Michael Rutter, 'Organic Brain Syndrome: Child Psychiatric Disorder', BMJ, 3 (1968), pp. 695–700.

48 C. Ounsted, 'The Hyperkinetic Syndrome in Epileptic Children', *Lancet*, 269 (1955), pp. 303–11; T.T.S. Ingram, 'A Characteristic Form of Overactive Behaviour in Brain Damaged Children', *Journal of Mental Science*, 102 (1956), pp. 550–58; Frederick Edward Kratter, 'The Physiognomic, Psychometric, Behavioural and Neurological Aspects of Phenylketonuria', *Journal of Mental Science*, 105 (1959), pp. 421–7.

49 Michael Knipe, '"Concentration Drug" Used in Schools', *The Times* (1 July 1970), p. 6; Anonymous, 'Neurology: Hyperactive Children', *The Times* (19 May 1976), p. 6; Mark Vaughan, 'Schoolchildren "Put on Drugs Because Class Behaviour Does Not Fit"', *The Times* (1 December 1977), p. 5.

50 Dorothy V. M. Bishop, 'Which Neurodevelopmental Disorders Get Researched and Why?', PPLOS ONE, 5 (2010), e15112, at www.ncbi.nlm.nih.gov, accessed 27 April 2011.

51 Steven Box, 'Preface', in *The Myth of the Hyperactive Child: And Other Means of Child Control* (New York, [1975] 1981), pp. 17, 23.

52 Lionel Hersov quoted in Rachel Cullen, 'Should Naughty Children Be Drugged?', *The Times* (15 September 1981), p. 11. Resistance to psychopharmacology in the UK is somewhat ironic considering the prominent British pharmaceutical industry and the fact that a good deal of the world's Ritalin is produced in the UK. International Narcotics Control Board (INCB), *Psychotropic Substances* (Vienna, 2009), p. 38.

53 Michael Rutter, 'Brain Damage Syndromes in Childhood: Concepts and Findings', *Journal of Child Psychology and Psychiatry*, 18 (1977),

p. 18. Such thinking persists today: Nicky Hart and Louba Benassaya, 'Social Deprivation or Brain Dysfunction: Data and the Discourse of ADHD in Britain and North America', in *Rethinking ADHD: From Brain to Culture*, ed. Sami Timimi and Jonathan Leo (Basingstoke, 2009), pp. 218–51.

54 Michael Rutter, J. Tizzard, W. Yule, P. Graham, T. Whitmore, 'Research Report: Isle of Wight Studies, 1964–1974', *Psychological Medicine*, 6 (1976), pp. 313–32; Michael Rutter, 'Isle of Wight Revisited: Twenty-Five Years of Child Psychiatric Epidemiology', in *Annual Progress in Child Psychiatry and Child Development*, ed. Stella Chess and Margaret E. Hertzig (New York, 1990), p. 148.

55 J. E. Oliver and A. H. Buchanan, 'Generations of Maltreated Children and Multiagency Care in One Kindred', *British Journal of Psychiatry*, 135 (1979), pp. 289–303.

56 N. Richamn and P. Graham, 'Prevalence of Behaviour Problems in 3-year-old Children', *Journal of Child Psychology and Psychiatry*, 16 (1975), p. 285.

57 Anonymous, 'Minimal Brain Dysfunction', *Lancet*, 302 (1973), p. 488.

58 Anonymous, 'Hyperactivity', *Lancet*, 312 (1978), p. 561; Box, 'Preface', pp. 17, 23–4.

59 Anonymous, 'Minimal Brain Dysfunction', pp. 487–8; Mark A. Stewart and B. H. Burne, 'Minimal Brain Dysfunction', *Lancet*, 302 (1973), p. 852.

60 Box, 'Preface', p. 24.

61 Hyperactive Children's Support Group, 'Our Publications', at www.hacsg.org.uk, accessed 27 April 2011.

62 Anonymous, 'Feingold's Regimen for Hyperkinesis', *Lancet*, 314 (1979), pp. 617–18; Trevor Fishlock, 'Lead in Petrol: Bad for Cars but Far Worse for Children's Health', *The Times* (13 December 1979), p. 15; Anonymous, 'Food Additives and Hypereactivity', *Lancet*, 319 (1982), pp. 662–3; Des Wilson, 'Petrol: Must Our Children Still Be Poisoned?', *The Times* (8 February 1982), p. 8; Suzanne Greaves, 'With Added Goodness?' *The Times* (21 August 1985), p. 11.

63 Andrew Wadge, 'Colours and Hyperactivity', at www.fsascience.net, accessed 27 April 2011. My own experience speaking to parents, health professionals and the general public in the UK and North America also suggests a much greater willingness for British people

to endorse the possibility that food additives could trigger hyperactivity.

64 WHO, *International Classification of Disease*, vol. 9 (Geneva, 1978); E. Taylor and S. Sandberg, 'Hyperactive Behavior in English Schoolchildren: A Questionnaire Survey', *Journal of Abnormal Child Psychology*, 12 (1984), pp. 143–56.

65 Geoffrey Thorley, 'Hyperkinetic Syndrome of Childhood: Clinical Characteristics', *British Journal of Psychiatry*, 144 (1984), p. 16.

66 Anonymous, 'Does Hyperactivity Matter?', *Lancet*, 327 (1986), pp. 73–74.

67 Eric A. Taylor, 'Childhood Hyperactivity', *British Journal of Psychiatry*, 149 (1986), p. 570.

68 E. Taylor, R. Schachar, G. Thorley and M. Wieselberg, 'Conduct Disorder and Hyperactivity: I. Separation of Hyperactivity and Antisocial Conduct in British Child Psychiatric Patients', *British Journal of Psychiatry*, 149 (1986), pp. 760–67.

69 M. Prendergast, E. Taylor, J. L. Rapoport, J. Bartlo, M. Donnelly, A. Zametkin, M. B. Ahearn, G. Dunn and H. M. Wieselberg, 'The Diagnosis of Childhood Hyperactivity: A US-UK Cross-National Study of DSM-II and ICD-9', *Journal of Child Psychology and Psychiatry*, 29 (1988), p. 290; J. M. Swanson, J. A. Sergeant, E. Taylor, E.J.S. Sonuga-Barke, P. S. Jenson and D. P. Cantwell, 'Attention-Deficit Hyperactivity Disorder and Hyperkinetic Disorder', *Lancet*, 351 (1998), pp. 429–33.

70 NICE, 'Attention Deficit Hyperactivity Disorder', *NICE Clinical Guideline*, 72 (2008), p. 6.

71 P. Hill and E. Taylor, 'An Auditable Protocol for Treating Attention Deficit/Hyperactivity Disorder', *Archives of Disease in Childhood*, 84 (2001), pp. 404–9.

72 Tracy Alloway, Julian Elliott and Jone Holmes, 'The Prevalence of ADHD-like Symptoms in a Community Sample', *Journal of Attention Disorders*, 14 (2010), pp. 52–6.

73 NICE, *Attention Deficit Hyperactivity Disorder: Diagnosis and Management of ADHD in Children, Young People and Adults* (London, 2009), p. 16, at www.nice.org.uk, accessed 2 May 2011.

74 A. Thapar, R. Harrington, K. Ross and P. McGuffin, 'Does the Definition of ADHD Affect Heritability?', *Journal of the American*

Academy of Child and Adolescent Psychiatry, 39 (2000), pp. 1528–36; J. Kuntsi and J. Stevenson, 'Psychological Mechanisms in Hyperactivity: II. The Role of Genetic Factors', *Journal of Child Psychology and Psychiatry*, 42 (2001), pp. 211–19.

75 NICE, *Attention Deficit Hyperactivity Disorder*, p. 34.

76 Ibid., p. 533.

77 Ibid., pp. 28–9.

78 Ibid., pp. 70–74.

79 Ibid., p. 303.

80 For a pithy account of the American approach, see Russell A. Barkley, 'International Consensus Statement on ADHD', *Clinical Child and Family Psychology Review*, 5 (2002), pp. 89–111. Although the Statement is nominally 'International', the vast majority of the signees are American.

81 INCB, *Report of the International Narcotics Control Board for 2009* (Vienna, 2009), p. 26.

82 Sami Timimi, 'Why Diagnosis of ADHD Has Increased So Rapidly in the West: A Cultural Perspective', in *Rethinking ADHD: From Brain to Culture*, ed. Sami Timimi and Jonathan Leo (Basingstoke, 2009), pp. 145–6.

83 Feinstein, *History of Autism*.

84 Sami Timimi, 'The McDonaldization of Childhood: Children's Mental Health in Neo-Liberal Cultures', *Transcultural Psychiatry*, 47 (2010), pp. 697–8.

85 Timimi and Maitra, 'ADHD and Globalization', p. 213.

86 R. J. Simmons, 'Observations of Child Psychiatry in China', *Canadian Journal of Psychiatry*, 28 (1983), pp. 124–7; Y. C. Shen, Y. F. Wang and X. L. Yang, 'An Epidemiological Investigation of Minimal Brain Dysfunction in Six Elementary Schools in Beijing', *Journal of Child Psychology and Psychiatry*, 26 (1985), pp. 777–87.

87 Timimi and Maitra, 'ADHD and Globalization', p. 211.

88 Xiao-Song Gai, Gong-Rui Lan and Xi-Ping Lui, 'A Meta-analytic Review on Treatment Effects on Attention Deficit/Hyperactivity Disorder Children in China', *Acta Psychologica Sinica*, 40 (2008), pp. 1190–96.

89 S. G. Crawford, 'Specific Learning Disabilities and Attention-Deficit Hyperactivity Disorder: Under-recognized in India', *Indian Journal of*

Medical Science, 61 (2007), pp. 637–8.

90 Jin-Pang Leung, 'Attention Deficit-Hyperactivity Disorder in Chinese Children', in *Growing Up the Chinese Way: Chinese Child and Adolescent Development*, ed. Sing Lau (Hong Kong, 1997), p. 221; P. Sitholey, V. Agarwal and S. Chamoli, 'A Preliminary Study of Factors Affecting Adherence to Medication in Clinic Children with Attention-Deficit/Hyperactivity Disorder', *Indian Journal of Psychiatry*, 53 (2011), pp. 41–4.

91 Claire E. Wilcox, Rachel Washburn and Vikram Patel, 'Seeking Help for Attention Deficit Hyperactivity Disorder in Developing Countries: A Study of Parental Explanatory Models in Goa, India', *Social Science and Medicine*, 64 (2007), pp. 1600–10.

92 H. Zoëga, K. Furu, M. Halldórsson, P. H. Thomsen, A. Sourander and J. E. Martikainen, 'Use of ADHD Drugs in Nordic Countries: A Population-based Comparison Study', *Acta Psychiatrica Scandinavia*, 123 (2011), pp. 360–67; Markku Jahnukainen, 'Different Children in Different Countries: ADHD in Canada and Finland', in *(De)Constructing ADHD: Critical Guidance for Teachers and Teacher Educators*, ed. Linda J. Graham (New York, 2009), p. 63.

93 Jonathan Gornall, 'Hyperactivity in Children: The Gillberg Affair', BMJ, 335 (2007), pp. 370–73.

結論　上手に多動症を、か

1 P. S. Latham and P. H. Latham, 'Attention Deficit Hyperactivity Disorder ADHD, Education, and the Law', *NYU Child Study Center*, 3 (1998), pp. 1–4; Peter Conrad and Deborah Potter, 'From Hyperactive Children to ADHD Adults: Observations on the Expansion of Medical Categories', *Social Problems*, 47 (2000), pp. 559–82.

2 Claudia Wallis, Hannah Bloch, Wendy Cole and James Willwerth, 'Attention Deficit Disorder: Life in Overdrive', *Time* (18 July 1994), at www.time.com, accessed 10 May 2011.

3 Ibid.

4 Ibid.

5 Ibid.

6 Ibid.

7 Meredith Melnick, 'Faking It: Why Nearly 1 in 4 Adults Who Seek

Treatment Don't Have ADHD', *Time* (28 April 2011), at http://healthland.time.com, accessed 11 May 2011; Paul Marshall, Ryan Schroeder, Jeffrey O'Brien, Rebecca Fischer, Adam Ries, Brita Blesi and Jessica Barker, 'Effectiveness of Symptom Validity Measures in Identifying Cognitive and Behavioral Symptom Exaggeration in Adult Attention Deficit Hyperactivity Disorder', *The Clinical Neuropsychologist*, 24 (2010), pp. 1204–37.

8 Marshal et al., 'Effectiveness of Symptom Validity', p. 1205.

9 Linda Caroll, 'Adults Who Claim to Have ADHD? 1 in 4 May be Faking It', MSNBC.com (25 April 2011), at www.msnbc.msn.com, accessed 11 May 2011.

10 Anjan Chatergee quoted in Melnick, 'Faking It'.

11 Adrian Goldberg, 'Unscrupulous Parents Seek ADHD Diagnoses for Benefits', BBC News (6 February 2011), at www.bbc.co.uk, accessed 11 May 2011.

12 Rick Green and Patrick McKenna, *ADD & Loving It?!* (Totally ADD/Big Brain Productions, 2009), see http://totallyadd.com, accessed 11 May 2011. Green and McKenna are comedians who, among other projects, acted on *The Red Green Show*, Canada's longest running comedy series (1991–2006). Green played Bill Smith, a bumbling outdoorsman whose madcap do-it-yourself projects, involving copious amounts of duct tape, often end in disaster. McKenna played Harold Green, a nerdy man-child who is the foil for his uncle, Red Green, played by Steve Smith. Given Bill's disorderly, chaotic schemes, and Harold's manic, clumsy and outspoken tendencies, it is likely that their characters could have been diagnosed with ADHD. But that would not have made for such a funny show.

13 Rick Green, 'Incurable but Treatable', at http://totallyadd.com (14 May 2010), accessed 11 May 2011.

14 Erik Piepenberg, 'Living in an ADD World: Lisa Loomer Talks about "Distracted"', *New York Times* (4 March 2009), at http://artsbeat.blogs.nytimes.com, accessed 11 May 2011.

15 Judith Warner, *We've Got Issues: Children and Parents in the Age of Medication* (New York, 2010).

16 Tim Weber, 'Davos 2011: We're All Hyper-Connected – Now What?' BBC News (29 January 2011), at www.bbc.co.uk, accessed 11 May 2011.

17 Ilina Singh has examined this issue from a sociological perspective.

For example, Ilina Singh, 'Will The "Real Boy" Please Behave: Dosing Dilemmas for Parents of Boys with ADHD', *American Journal of Bioethics*, 5 (2005), pp. 34–47.
18 Marcus Weaver-Hightower, 'The "Boy Turn" in Research on Gender and Education', *Review of Educational Research*, 73 (2003), pp. 471–98.
19 Kimberly A. Bazar, Anthony J. Yun, Patrick Y. Lee, Stephanie M. Daniel and John D. Doux, 'Obesity and ADHD May Represent Different Manifestations of a Common Environmental Oversampling Syndrome: A Model for Revealing Mechanistic Overlap among Cognitive, Metabolic, and Inflammatory Disorders', *Medical Hypotheses*, 66 (2006), pp. 263–9; Sherry L. Pagoto, Carol Curtin, Stephanie C. Lemon, Linda G. Bandini, Kristin L. Schneider, Jamie S. Bodenlos and Yunsheng Ma, 'Association between Adult Attention Deficit/Hyperactivity Disorder and Obesity in the US Population', *Obesity*, 17 (2009), pp. 539–44.
20 Anonymous, 'Treadmills Put N.B. Students on Learning Track', CBC News, at www.cbc.ca, accessed 12 May 2011.
21 Richard Louv, *Last Child in the Woods: Saving Our Children from Nature Deficit Disorder* (Chapel Hill, NC, 2005).
22 See www.bluegym.org.uk, accessed 13 May 2011.
23 Sheila Riddell, Jean Kane, Gwynedd Lloyd, Gillean McCluskey, Joan Stead and Elisabet Weedon, 'School Discipline and ADHD: Are Restorative Practices the Answer?' in *(De)constructing ADHD: Critical Guidance for Teachers and Teacher Educators*, ed. Linda J. Graham (New York, 2009), pp. 187–204.
24 Sheila M. Rothman and David J. Rothman, *The Pursuit of Perfection: The Promise and Perils of Medical Enhancement* (New York, 2003).
25 Keith Wailoo, 'Old Story, Updated: Better Living Through Pills', *New York Times* (13 November 2007), at www.nytimes.com, accessed 12 May 2011.
26 Jonathan Abrams, 'Kaman Recalls Childhood Frustrations', *Los Angeles Times*, 15 January 2008.

参考文献

Anderson, Camilla, *Society Pays the High Cost of Minimal Brain Damage in America* (New York, 1972)

Apple, Rima D., *Perfect Motherhood: Science and Childrearing in America* (New Brunswick, NJ, 2006)

Barkley, Russell, *Attention-deficit Hyperactivity Disorder: A Handbook for Diagnosis and Treatment*, 3rd edn (New York, 2006)

Bernstein, Irving, *Promises Kept: John F. Kennedy's New Frontier* (New York, 1991)

Bradley, Charles, 'The Behavior of Children Receiving Benzedrine', *American Journal of Psychiatry*, 94 (1937), pp. 577–85

—, 'Benzedrine and Dexedrine in the Treatment of Children's Behavior Disorders', *Pediatrics*, 5 (1950), pp. 24–37

Brancaccio, Maria Teresa, 'Educational Hyperactivity: The Historical Emergence of a Concept', *Intercultural Education*, 11 (2000), pp. 165–77

Breggin, Peter, *Talking Back to Ritalin: What Doctors Aren't Telling You about Stimulants for Children* (Monroe, ME, 1998)

Brumberg, Joan Jacobs, *Fasting Girls: The History of Anorexia Nervosa* (Cambridge, MA, 1989)

Clouston, Thomas S., 'Stages of Overexcitability, Hypersensitiveness and Mental Explosiveness and Their Treatment by the Bromides', *Scottish Medical and Surgical Journal*, 4 (1899), pp. 481–90

Collins, Harry, and Trevor Pinch, *Dr Golem: How to Think About Medicine* (Chicago, IL, 2005)

Conant, James Bryant, *The American High School Today: A First Report to Interested Citizens* (New York, 1959)

—, *Slums and Suburbs* (New York, 1961)

Conners, C. Keith, *Food Additives and Hyperactive Children* (New York, 1980)
—, *Feeding the Brain: How Foods Affect Children* (New York, 1989)
Conners, C. Keith, and Leon Eisenberg, 'The Effects of Methylphenidate on Symptomology and Learning in Disturbed Children', *American Journal of Psychiatry*, 120 (1963), pp. 458–64
Conrad, Peter, 'The Discovery of Hyperkinesis: Notes on the Medicalization of Deviant Behavior', *Social Problems*, 23 (1975), pp. 12–21
—, *Identifying Hyperactive Children: The Medicalization of Deviant Behavior* (Toronto, 1976)
Conrad, Peter, and Deborah Potter, 'From Hyperactive Children to ADHD Adults: Observations on the Expansion of Medical Categories', *Social Problems*, 47 (2000), pp. 559–82
Cooter, Roger, ed., *In the Name of the Child: Health and Welfare, 1880–1940* (London, 1992)
Crichton, Alexander, *An Inquiry into the Nature and Origin of Mental Derangement Comprehending a Concise System of the Physiology and Pathology of the Human Mind and a History of the Passions and their Effects* (London, 1798)
DeGrandpre, Richard, *Ritalin Nation: Rapid-fire Culture and the Transformation of Human Consciousness* (New York, 1999)
Diller, Lawrence, 'The Run on Ritalin: Attention Deficit Disorder and Stimulant Treatment in the 1990s', *Hastings Center Report*, 26 (1996), pp. 12–18
Dyck, Erika, *Psychedelic Psychiatry: LSD from Clinic to Campus* (Baltimore, MD, 2008)
Dyck, Erika, and Christopher Fletcher, eds, *Locating Health: Historical and Anthropological Investigations of Place and Health* (London, 2010)
Ehrenreich, Barbara, and Deirdre English, *For Her Own Good: 150 Years of the Experts' Advice to Women* (Garden City, NY, 1979)
Feingold, Ben F., *Why Your Child is Hyperactive* (New York, 1974)
Fleck, Ludwik, *Genesis and Development of a Scientific Fact* [1935] (Chicago, IL, 1979)
Foucault, Michel, *Madness and Civilization: A History of Insanity in the Age of Reason*, trans. Richard Howard (New York, 1965)
Freud, Anna, *Normality and Pathology in Childhood* (New York, 1965)
Garber, Stephen W., Marianne Daniels Garber and Robyn Freedman Spizman, *Beyond Ritalin: Facts about Medication and Other Strategies for Helping Children, Adolescents, and Adults with Attention Deficit Disorder*

(New York, 1996)
Gittins, Diana, *The Child in Question* (London, 1998)
Grinspoon, Lester, and Peter Hedblom, *Speed Culture: Amphetamine Use and Abuse in America* (Cambridge, MA, 1975)
Grob, Gerald N., *From Asylum to Community: Mental Health Policy in Modern America*, (Princeton, NJ, 1991)
—, *The Mad among Us: A History of the Care of America's Mentally Ill* (New York, 1994)
Gutek, Gerald L., *Education in the United States: An Historical Perspective* (Englewood Cliffs, NJ, 1986)
Hacking, Ian, 'Making up People', in *The Science Studies Reader*, ed. Mario Biagioli (New York, 1999), 161–71
Haggett, Ali, *Desperate Housewives, Neuroses and the Domestic Environment, 1945–1970* (London, 2012)
Hale, Nathan G., *The Rise and Crisis of Psychoanalysis in the United States* (Oxford, 1995)
Hartmann, Thom, *Attention Deficit Disorder: A Different Perception* (Grass Valley, CA, 1997)
Hayes, Sarah, 'Rabbits and Rebels: The Medicalization of Maladjusted Children in Mid-twentieth Century Britain', in *Health and the Modern Home*, ed. Mark Jackson (New York, 2007), pp. 128–52
Healy, David, *The Antidepressant Era* (Cambridge, MA, 1997)
—, *Let Them Eat Prozac: The Unhealthy Relationship between the Pharmaceutical Industry and Depression* (New York, 2004)
—, *Mania: A Short History of Bipolar Disorder* (Baltimore, MD, 2008)
Hendrick, Harry, *Child Welfare: Historical Dimensions, Contemporary Debate* (Bristol, 2003)
Herzberg, David, *Happy Pills in America: From Miltown to Prozac* (Baltimore, MD, 2009)
Hoffmann, Heinrich, *Struwwelpeter: Merry Stories and Funny Pictures* (New York, [1844] 1848), at http://www.gutenberg.org
Horwitz, Allan V., *Creating Mental Illness* (Chicago, IL, 2003)
Iversen, Leslie, *Speed, Ecstasy, Ritalin: The Science of Amphetamines* (Oxford, [2006] 2008)
Jackson, Mark, *The Borderland of Imbecility: Medicine, Society and the Fabrication of the Feeble Mind in Late Victorian and Edwardian England* (Manchester, 2000)

Joint Commission on the Mental Health of Children, *Social Change and the Mental Health of Children* (New York, 1973)

Jones, Kathleen W., *Taming the Troublesome Child: American Families, Child Guidance, and the Limits of Psychiatric Authority* (Cambridge, MA, 1999)

Kanner, Leo, *Child Psychiatry*, 3rd edn (Springfield, IL, 1957)

Kennedy, John F., 'Message from the President of the United States Relative to Mental Illness and Mental Retardation', *American Journal of Psychiatry*, 120 (1963/4), pp. 729–37

Kuhn, Thomas, *The Structure of Scientific Revolutions*, 3rd edn (Chicago, IL, [1962] 1996)

Kutchins, Herb, and Stuart A. Kirk, *Making Us Crazy: DSM – The Psychiatric Bible and the Creation of Mental Disorders* (New York, 1997)

Lakoff, Andrew, 'Adaptive Will: The Evolution of Attention Deficit Disorder', *Journal of the History of the Behavioral Sciences*, 36 (2000), pp. 149–69

Laufer, Maurice W., and Eric Denhoff, 'Hyperkinetic Behavior Syndrome in Children', *Journal of Pediatrics*, 50 (1957), pp. 463–74

Laufer, Maurice W., Eric Denhoff and Gerald Solomons, 'Hyperkinetic Impulse Disorder in Children's Behavior Problems', *Psychosomatic Medicine*, 19 (1957), pp. 38–49

Löwy, Ilana, 'The Strength of Loose Concepts – Boundary Concepts, Federative Experimental Strategies and Disciplinary Growth: The Case of Immunology', *History of Science*, 30 (1992), pp. 371–96

Mackarness, Richard, *Not All in the Mind: How Unsuspected Food Allergy Can Affect Your Body AND Your Mind* (London, 1976)

Marland, Hilary, and Marijke Gijswijt-Hofsra, eds, *Cultures of Child Health in Britain and the Netherlands in the Twentieth Century* (Amsterdam, 2003)

Maté, Gabor, *Scattered Minds: A New Look at the Origins and Healing of Attention Deficit Disorder* (Toronto, 1999)

Mayes, Rick, and Adam Rafalovich, 'Suffer the Restless Children: The Evolution of ADHD and Paediatric Stimulant Use, 1900–1980', *History of Psychiatry*, 18 (2007), pp. 435–57

Metzl, Jonathan Michel, *Prozac on the Couch: Prescribing Gender in the Era of Wonder Drugs* (Durham, NC, 2003)

Mezzich, Juan E., Arthur Kleinman, Horacio Fabrega, Jr, and Delores L. Parron, eds, *Culture and Psychiatric Diagnosis: A DSM-IV Perspective* (Washington, DC, 1996)

Micale, Mark S., *Approaching Hysteria: Disease and Its Interpretations* (Princeton, NJ, 1995)
Mintz, Steven, and Susan Kellogg, *Domestic Revolutions: A Social History of Family Life* (New York, 1988)
Modée, Steven A., 'Post Sputnik Panic', *English Journal*, 69 (1980), p. 56
Moon, Nathan William, 'The Amphetamine Years: A Study of the Medical Applications and Extramedical Consumption of Psychostimulant Drugs in the Postwar United States, 1945–1980', PhD thesis, Georgia Tech University, 2009
Owram, Doug, *Born at the Right Time: A History of the Baby-boom Generation* (Toronto, 1996)
Porter, Roy, *The Greatest Benefit to Mankind: A Medical History of Humanity from Antiquity to the Present* (London, 1999)
Porter, Roy, and Mark S. Micale, eds, *Discovering the History of Psychiatry* (Oxford, 1994)
Prescott, Heather Munro, *A Doctor of Their Own: The History of Adolescent Medicine* (Cambridge, MA, 1998)
Pressman, Jack D., *Last Resort: Psychosurgery and the Limits of Medicine* (Cambridge, 1998)
Rafalovich, Adam, 'The Conceptual History of Attention-deficit/Hyperactivity Disorder: Idiocy, Imbecility, Encephalitis, and the Child Deviant, 1877–1929', *Deviant Behavior*, 22 (2001), pp. 93–115
—, 'Disciplining Domesticity: Framing the ADHD Parent and Child', *The Sociological Quarterly*, 42 (2001), pp. 373–93
—, *Framing ADHD Children: A Critical Examination of the History, Discourse, and Everyday Experience of Attention Deficit/Hyperactivity Disorder* (Lanham, MD, 2004)
Rafferty, Max, *Suffer, Little Children* (New York, 1963)
Randolph, Theron G., and Ralph W. Moss, *An Alternative Approach to Allergies: The New Field of Clinical Ecology Unravels the Environmental Causes of Mental and Physical Ills* (New York, 1980)
Rapp, Doris J., *Allergies and the Hyperactive Child* (New York, 1979)
Rasmussen, Nicolas, *On Speed: The Many Lives of Amphetamine* (New York, 2008)
Ravitch, Diane, *The Troubled Crusade: American Education, 1945–1980* (New York, 1983)
Rickover, Hyman G., *American Education – A National Failure: The Problem of*

Our Schools and What We Can Learn from England (New York, 1963)
Rippa, S. Alexander, *Education in a Free Society: An American History*, 7th edn (New York, 1992)
Rosenberg, Charles E., *Explaining Epidemics and Other Studies in the History of Medicine* (Cambridge, 1992)
Ross, Dorothea M., and Sheila A. Ross, *Hyperactivity: Research, Theory, and Action* (New York, 1976)
Rothman, Sheila M., and David J. Rothman, *The Pursuit of Perfection: The Promise and Perils of Medical Enhancement* (New York, 2003)
Rutter, Michael J. Tizzard, W. Yule, P. Graham, T. Whitmore, 'Research Report: Isle of Wight Studies, 1964–1974', *Psychological Medicine*, 6 (1976), pp. 313–32
Sandberg, Seija, and Joanne Barton, 'Historical Development', in *Hyperactivity and Attention Disorders of Childhood*, ed. Seija Sandberg (Cambridge, 2002), pp. 1–29.
Schrag, Peter, and Diane Divoky, *The Myth of the Hyperactive Child: And Other Means of Child Control* (New York, [1975] 1982)
Shorter, Edward, *From Paralysis to Fatigue: A History of Psychosomatic Illness in the Modern Era* (New York, 1992)
—, *A History of Psychiatry* (New York, 1997)
—, *Before Prozac: The Troubled History of Mood Disorders in Psychiatry* (Oxford, 2009)
Silbergeld, E. K., and A. M. Goldberg, 'Hyperactivity: A Lead-induced Behavior Disorder', *Environmental Health Perspectives*, 7 (1974), pp. 227–32
Singh, Ilina, 'Bad Boys, Good Mothers, and the "Miracle" of Ritalin, *Science in Context*, 15 (2002), pp. 577–603.
—, 'Biology in Context: Social and Cultural Perspectives on ADHD, *Children & Society*, 16 (2002), pp. 360–67
—, 'Boys Will Be Boys: Fathers' Perspectives on ADHD Symptoms, Diagnosis, and Drug Treatment', *Harvard Review of Psychiatry*, 11 (2003), pp. 308–16
—, 'Doing Their Jobs: Mothering with Ritalin in a Culture of Mother-blame', *Social Science & Medicine*, 59 (2004), pp. 1193–1205
—, 'Will The "Real Boy" Please Behave: Dosing Dilemmas for Parents of Boys with ADHD', *American Journal of Bioethics*, 5 (2005), pp. 34–47
Singh, Ilina, and Kelly Kelleher, 'Neuroenhancement in Young People:

Proposal for Research, Policy, and Clinical Management', AJOB *Neuroscience*, 1 (2010), pp. 3–16

Smith, Matthew, 'Psychiatry Limited: Hyperactivity and the Evolution of American Psychiatry, 1957–1980', *Social History of Medicine*, 21 (2008), pp. 541–59

—, 'The Uses and Abuses of the History of Hyperactivity', in *(De)Constructing* ADHD*: Critical Guidance for Teachers and Teacher Educators*, ed. Linda J. Graham (New York, 2010)

—, 'A Place for Hyperactivity: Sputnik, the Cold War "Brain Race" and the Origins of Hyperactivity in the United States, 1957–1968', in *Locating Health*, ed. Erika Dyck and Christopher Fletcher (London, 2011)

—, *An Alternative History of Hyperactivity: Food Additives and the Feingold Diet* (New Brunswick, NJ, 2011)

Spring, Joel, *The American School, 1642–1990: Varieties of Historical Interpretation of the Foundations and Development of American Education*, 2nd edn (White Plains, NY, 1990)

Stewart, John, 'The Scientific Claims of British Child Guidance, 1918–1945', *British Journal for the History of Science*, 42 (2009), pp. 407–32

Still, George F., 'The Goulstonian Lectures on Some Abnormal Psychical Conditions in Children', *Lancet*, 159 (1902), pp. 1008–12; 1077–82; 1163–8

Thomson, Mathew, *Psychological Subjects: Identity, Culture and Health in Twentieth-century Britain* (Oxford, 2009)

Timimi, Sami, *Naughty Boys: Anti-social Behaviour,* ADHD *and the Role of Culture* (New York, 2005)

Timimi, Sami, and Begum Maitra, eds, *Critical Voices in Child and Adolescent Mental Health* (London, 2006)

Timimi, Sami, and Jonathan Leo, eds, *Rethinking* ADHD*: From Brain to Culture* (Basingstoke, 2009)

Tone, Andrea, 'Listening to the Past: Psychiatry, History, and Anxiety', *Canadian Journal of Psychiatry*, 50 (2005), pp. 373–80

—, *The Age of Anxiety: A History of America's Turbulent Affair with Tranquilizers* (New York, 2009)

Welshman, John, *From Transmitted Deprivation to Social Exclusion: Policy, Poverty and Parenting* (Bristol, 2007)

Wender, Paul H., *Minimal Brain Dysfunction in Children* (New York, 1971)

Winchell, Carol Ann, *The Hyperkinetic Child: A Bibliography of Medical,*

Educational, and Behavioral Studies (Greenwood, CT, 1975)
Young, Allan, *The Harmony of Illusions: Inventing Post-traumatic Stress Disorder* (Princeton, NJ, 1995)
Zipes, Jack, *Sticks and Stones: The Troublesome Success of Children's Literature from Slovenly Peter to Harry Potter* (New York, 2002)

訳者あとがきの文献

Barkley, R.A. (2006). Comorbid disorders, social and family adjustment, and subtyping. In Barkley, R.A. (ed.). *Attention-Deficit Hyperactivity Disorder: A Handbook for Diagnosis and Treatment, third edition* (pp. 184-218). New York, Guilford.

Diller, L.H. (1998). *Running on Ritalin: A Physician Reflects on Children, Society and Performance in a Pill.* New York, Bantam Books.

Diller, L.H.(2006). *The Last Normal Child: Essays on the Intersection of Kids, Culture, and Psychiatric Drugs.* Connecticut, Praeger.

Dykman, R. & Ackerman, P.T. (1991). Attention deficit disorder and specific reading disabilities: Separate but often overlapping disorders. *Journal of Learning Disabilities,* 24, 96-103.

Healy, D. (1997). *The Antidepressant Era.* Cambridge, Mass., Harvard University Press. 林建郎，田島治訳 (2004). 抗うつ薬の時代―うつ病治療薬の光と影―. 東京，星和書店.

Healy, D. (2003). *Let Them Eat Prozac: The Unhealthy Relationship Between the Pharmaceutical Industry and Depression.* New York, New York University Press. 田島治監修，谷垣暁美訳 (2005). 抗うつ薬の功罪―SSRI 論争と訴訟―. 東京，みすず書房.

Hildt, E., Lieb.,K. & Franke, A.G.(2014). Life context of pharmacological academic performance enhancement among university students: a qualitative approach. *BMC Medical Etics,* 15:23.

Hinshaw, S.P. & Ellison, K. (2015). *ADHD: What Everyone Needs to Know.* Oxford, Oxford University Press.

Loney, J. (1980). Hyperkinesis comes of age: What do we know and where should we go? *American Journal of Orthopsychiatry,* 50, 28-42.

Polanczyk, G., de Lima, M.S., Horta, B.L. et al.(2007). The worldwide prevalence of ADHD: A systematic review and metaregression analysis. *American Journal of Psychiatry,* 164, 942-948.

Rutter, M., Tizard, J. & Witmore, K. (1970). *Education, Health and Behaviour,* London, Longman.

Schrag, P. & Divoky, D. (1975). *The Myth of the Hyperactive Child, and Other Means of Child Control.* New York, Pantheon Books.

Simonoff, E., Pickles, A., Charman, T. et al. (2008). Psychiatric disorders in children with autism spectrum disorders: Prevalence, comorbidity, and associated factors in a population-derived sample. *Journal of the American Academy of Child and Adolescent Psychiatry,* 47, 921-929.

Stevenson, J., Buitelaar, J., Cortese, S. et al. (2014). Research review: The role of diet in the treatment of attention-deficit/hyperactivity disorder: An appraisal of the evidence on efficacy and recommendations on the design of future studies. *Journal of Child Psychology and Psychiatry,* 55, 416-427.

■著者紹介

マシュー・スミス（Matthew Smith）

Strathclyde 大学の講師であり，Wellcome Trust の Fellow である。過去に Roy Porter Prize および Pressman-Burroughs Wellcome Award を受賞している。2012 年には，BBC Radio 3 New Generation Thinker に指名されている。本書以後に 2015 年には *Another Person's Poison: A History of Food Allergy*. New York, Columbia University Press を上梓している。

■訳者紹介

石坂好樹（いしさか　よしき）

兵庫県出身。1973年京都大学医学部を卒業後，公立豊岡病院で勤務ののち，1981年から京都大学医学部付属病院勤務，2005年から京都桂病院勤務，2016年から児童心理治療施設ももの木学園に勤務，現在に至る。専攻は臨床精神医学，児童青年精神医学。

主な著書に『月光のプリズム―心理療法から見た心の諸相―』『自閉症考現箚記』『自閉症とサヴァンなひとたち』（以上，星和書店）などがある。訳書も多数。

花島綾子（はなしま　あやこ）

千葉県出身。臨床心理士。2001年京都大学大学院教育学研究科博士課程満期修了，北陸大学教職員課程講師を経て，2005年から京都桂病院勤務，現在に至る。

訳書に『児童精神医学の基礎』（F. バーカー著，共訳，金剛出版），『アスペルガー症候群の天才たち』（M. フィッツジェラルド著，共訳，星和書店）がある。

村上晶郎（むらかみ　あきお）

兵庫県出身。1994年東京大学大学院理学系研究科博士課程満期退学，2008年東京大学大学院人文社会系研究科博士課程満期退学，2011年群馬大学医学部卒業後，2014年4月から京都桂病院精神科勤務，2016年4月から京都大学大学院医学系研究科博士課程に在籍，現在に至る。

主な著書に『哲学の振る舞い』（共著，東信堂），訳書に『入門哲学の名著』（N. ウォーバートン著，共訳，ナカニシヤ出版）がある。

ハイパーアクティブ：ADHDの歴史はどう動いたか

2017年10月5日　初版第1刷発行

著　　者　マシュー・スミス
訳　　者　石坂好樹，花島綾子，村上晶郎
発 行 者　石 澤 雄 司
発 行 所　株式会社星　和　書　店
〒168-0074　東京都杉並区上高井戸1-2-5
電 話　03（3329）0031（営業部）／03（3329）0033（編集部）
FAX　03（5374）7186（営業部）／03（5374）7185（編集部）
http://www.seiwa-pb.co.jp
印刷・製本　中央精版印刷株式会社

Printed in Japan　　ISBN978-4-7911-0965-4